中国心胸血管麻醉学会推荐读物

胸 科 麻 醉 实 践

Thoracic Anesthesia Procedures

中国心胸血管麻醉学会推荐读物

胸 科 麻 醉 实 践

Thoracic Anesthesia Procedures

原　　著　Alan D. Kaye
　　　　　Richard D. Urman

主　　译　郑　晖　冯　艺

名誉主译　孙　莉

主　　审　王天龙

北京大学医学出版社

XIONGKE MAZUI SHIJIAN

图书在版编目（CIP）数据

胸科麻醉实践 /（美）艾伦·D. 凯（Alan D. Kaye），（美）理查德·D. 厄曼（Richard D. Urman）原著；郑晖，冯艺主译. —北京：北京大学医学出版社，2024.6
书名原文：Thoracic Anesthesia Procedures
ISBN 978-7-5659-2979-3

Ⅰ. ①胸… Ⅱ. ①艾… ②理… ③郑… ④冯… Ⅲ. ①胸部外科手术－麻醉学 Ⅳ. ① R655 ② R614

中国国家版本馆 CIP 数据核字（2023）第 170374 号

北京市版权局著作权合同登记号：图字：01-2022-2950

原著：Thoracic Anesthesia Procedures by Alan D. Kaye，Richard D. Urman
原书 ISBN：9780197506127
© Oxford University Press 2021

Thoracic Anesthesia Procedures was originally published in English in 2021. This translation is published by arrangement with Oxford University Press. Peking University Medical Press is solely responsible for this translation from the original work and Oxford University Press shall have no liability for any errors, omissions or inaccuracies or ambiguities in such translation or for any losses caused by reliance thereon.

Thoracic Anesthesia Procedures 以英文形式于 2021 年首次出版。本译著经 Oxford University Press 授权，由北京大学医学出版社负责出版，Oxford University Press 对译文中的错误、疏漏、不准确、歧义及因此而产生的损失不负有责任。

Simplified Chinese Translation © 2024 by Peking University Medical Press.
All Rights Reserved.
简体中文版 © 2024 北京大学医学出版社

胸科麻醉实践

主　　译：郑　晖　冯　艺
出版发行：北京大学医学出版社
地　　址：（100191）北京市海淀区学院路 38 号　北京大学医学部院内
电　　话：发行部 010-82802230；图书邮购 010-82802495
网　　址：http://www.pumpress.com.cn
E-mail：booksale@bjmu.edu.cn
印　　刷：北京金康利印刷有限公司
经　　销：新华书店
责任编辑：陶佳琦　　责任校对：靳新强　　责任印制：李　啸
开　　本：889 mm×1194 mm　1/16　印张：12.25　字数：385 千字
版　　次：2024 年 6 月第 1 版　2024 年 6 月第 1 次印刷
书　　号：ISBN 978-7-5659-2979-3
定　　价：160.00 元
版权所有，违者必究
（凡属质量问题请与本社发行部联系退换）

译校者名单

主　　译　郑　晖　冯　艺

名誉主译　孙　莉

副 主 译　张国华　倪　诚　张　冉　闫　琦

主　　审　王天龙

秘　　书　王宝娜　韩侨宇

译 校 者　（按姓名汉语拼音排序）

丁　超　中国医学科学院肿瘤医院

冯　艺　北京大学人民医院

韩侨宇　北京大学人民医院

侯渊涛　北京大学人民医院

李清月　北京大学人民医院

李　月　北京大学人民医院

刘　超　中国医学科学院肿瘤医院

马晓冉　北京大学人民医院

穆　冰　中国医学科学院肿瘤医院

倪　诚　中国医学科学院肿瘤医院

孙　亮　北京大学人民医院

王宝娜　中国医学科学院肿瘤医院

武林鑫　中国医学科学院肿瘤医院

许军军　北京大学人民医院

闫　琦　北京大学人民医院

阎　涛　中国医学科学院肿瘤医院

张国华　中国医学科学院肿瘤医院

张　静　中国医学科学院肿瘤医院

张明珠　中国医学科学院肿瘤医院

张　冉　北京大学人民医院

赵亚杰　北京大学人民医院

郑　晖　中国医学科学院肿瘤医院

策　　划　赵　楠
统　　筹　黄大海

主译简介

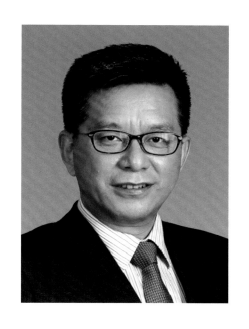

郑晖，医学博士，博士生导师，中国医学科学院肿瘤医院麻醉科主任。兼任中国抗癌协会肿瘤麻醉与镇痛专业委员会副主任委员，中国心胸血管麻醉学会胸科麻醉分会常务委员兼秘书长，北京肿瘤学会麻醉学专业委员会候任主任委员等。担任《中华麻醉学杂志》、*Frontiers* 系列杂志等杂志的编委和审稿专家。长期从事肿瘤麻醉的临床及研究工作，尤其擅长胸科疑难危重手术的围术期管理。

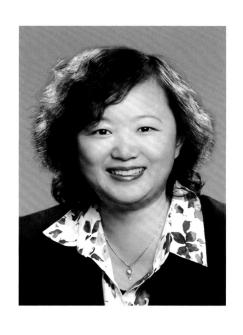

冯艺，医学博士，教授，博士生导师，现任北京大学人民医院麻醉科主任，疼痛医学科主任。中华医学会疼痛学分会副主任委员，中国医师协会麻醉学医师分会常务委员，中华医学会麻醉学分会委员，中国女医师协会疼痛专业委员会会长，北京市住院医师规范化培训麻醉专业委员会主任委员。《医学参考报 - 疼痛学专刊》主编，《中华麻醉学杂志》《中国疼痛医学杂志》常务编委。发表国内外核心期刊论文 200 余篇，主编（译）专著 20 余部。曾获北京大学"优秀住培教师"、北京市住院医师规范化培训优秀管理人员奖、北京市住院医师规范化培训"优秀专业基地主任"、北京大学医学部教学名师奖、北京市高等学校教学名师奖。

名誉主译、主审简介

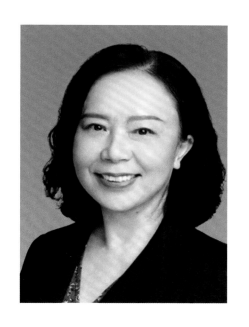

孙莉，医学博士，教授，主任医师，博士研究生导师。中国心胸血管麻醉学会常务理事，中国抗癌协会理事，中国抗癌协会肿瘤麻醉与镇痛专业委员会首任主任委员，中国心胸血管麻醉学会胸科麻醉专业委员会主任委员，中俄医科大学联盟疼痛学术委员会副主任委员，世界疼痛医师协会中国分会常务委员。担任《中华麻醉学杂志》《国际麻醉学与复苏杂志》等杂志的编委。深圳市"三名工程"团队引进学科带头人并获1000万科研基金。

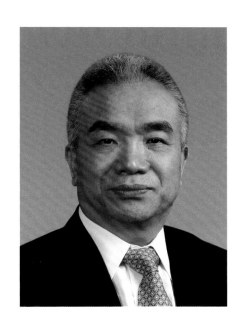

王天龙，主任医师，教授，博士研究生导师，现任首都医科大学宣武医院麻醉手术科主任。中华医学会麻醉学分会候任主任委员，国家老年麻醉联盟（NAGA）主席，欧洲麻醉学与重症监护学会（ESAIC）考试委员会委员，北京医学会麻醉学分会主任委员。《中华麻醉学杂志》副总编辑。先后获得国家级及省部级科研项目20余项，累积科研基金1000余万元。发表SCI论文100余篇，国内外核心期刊论文400余篇，主编、主译专著10余部，执笔及参与专家共识/指南编写20多部。率先提出老年患者全麻下多模式脑监测、麻醉下危重症诊疗、围术期预防性精准多模式镇痛（PPMA）、围术期体液零平衡等理论，并付诸临床研究与实践。主办"老年患者麻醉与围术期管理"病例云查房项目，累计受众超过150万人次。创建中华医学会麻醉学分会老年人麻醉学组和国家老年麻醉联盟（NAGA），有力地推动了中国老年麻醉事业的发展。

中文版序

《胸科麻醉实践》一书经过两位主译——郑晖教授和冯艺教授，以及翻译和审校团队的共同努力，成功与广大读者见面了。本书的原著由 Alan D. Kaye 和 Richard D. Urman 两位教授主编，牛津大学出版社出版，将胸科麻醉的基础理论和临床技术、临床实践进展，以及胸科麻醉学领域的最新循证医学证据介绍给麻醉学科和相关科室的从业人员。本书的翻译出版有利于提高国内胸科麻醉同道的临床实践水平；帮助大家汲取国际最新的进展和理念，掌握胸科麻醉的各项技术；提升包括住院医师在内的各类医师的规范化培训水平。

中国麻醉学界正处于从麻醉学向围术期医学发展的重要时期，作为一名合格的麻醉医师，应该掌握更加全面的内科和病理生理学知识，尤其是胸科麻醉领域所涉及的复杂气道管理、呼吸支持治疗、影像诊断学、心肺急症的围术期诊疗能力都是考验中国麻醉医师围术期综合管理能力的重要内容。因此，我们有必要站在更高的层面学习胸科麻醉领域的理论和实践内容，推进我们的临床工作，开展高质量的胸科麻醉研究工作。

《胸科麻醉实践》一书纳入了围术期麻醉学与胸科加速康复等一系列新理念和新模式，从过往病例的经验和临床实践的角度展开书中的内容，提出有价值的临床和科学问题。相信大家阅读后，会对原著作者和翻译团队的用心有更深的感悟。再次感谢郑晖教授和冯艺教授领导的译校团队所完成的出色工作，祝大家工作顺利。

王天龙

2024 年 5 月

译者前言一

胸科麻醉是麻醉学科的重要组成部分。20世纪中叶，肺隔离技术的发明具有里程碑式的意义，为胸科手术的发展奠定了基础。胸科手术因胸廓内的解剖结构以及重要器官分布而尤为复杂，围术期呼吸循环并发症发生率高，患者死亡率高，而现代胸腔镜辅助技术、机器人手术等现代胸科手术技术的发展又为麻醉学科提出了新的挑战。本书的一大特色是从呼吸生理学、胸部解剖学及影像学等多学科角度详细介绍了胸科手术相关基本理论知识，并且从胸科手术医生的视角，描述了肺部、纵隔及食管等不同部位的手术操作步骤，以及麻醉医师需要关注的要点，从而为麻醉医师、住院医师及基层麻醉医师在胸科麻醉方面提供了有针对性的理论及实践指导。本书的另一个特色是强调实践，从胸科手术的术前评估、术前准备、术中肺隔离技术，到术后并发症的防治以及胸科加速康复的实施，每一项内容都事无巨细、图文并茂。

本书译校者为来自中国医学科学院肿瘤医院和北京大学人民医院的麻醉医师，他们以英文原版为依据，结合他们多年胸科麻醉实践经验及知识积累对本书进行了细致翻译，翻译时兼顾了专业术语和中文用词习惯，并对译文进行了反复推敲，力求做到准确、清晰流畅和易于阅读，以期为麻醉同道在胸科麻醉方面的知识及技术更新提供参考。在此，也向北京大学医学出版社的编辑致谢，是她们的努力保证了本书的顺利出版。

尽管全体译校人员竭尽全力，但书中难免存在一些疏漏甚至错误之处，恳请各位读者不吝批评和指正。

郑晖

2024 年 5 月

译者前言二

随着近年来胸科手术技术的快速发展，一本实用、系统、清晰的临床胸科麻醉实践指导用书对于广大麻醉医师全面而深入地掌握胸科麻醉理论及临床实践具有重要意义。

本书汇总了胸科麻醉各个方面的专业知识及临床经验，涵盖了从呼吸生理学、胸部解剖学、术前评估到各种胸科手术的麻醉管理以及胸科加速康复等多方面内容，并展现了近年来胸科手术及麻醉的新技术、新进展与新趋势。

通过译校者团队的共同努力，我们尽可能真实、准确地呈现这本胸科麻醉专著的精髓，从而为提高胸科手术围术期麻醉管理质量、提升胸科疾病患者的围术期安全、进一步改善患者术后生活质量提供参考。

冯艺

2024 年 5 月

原著献词

感谢我的妻子 Dr. Kim Kaye 以及我的孩子 Aaron 和 Rachel Kaye，
你们是最好的家人，是一个男人一生中最需要的人。
献给我的母亲 Florence Feldman，是她造就了今天的我，
感谢所有我在过去 30 多年有幸照顾过的病人。
感谢我的导师、朋友、哥哥 Adam、妹妹 Sheree 和其他家人，感谢你们对我一生的支持。

——Alan D. Kaye

感谢我的病人，他们启发我写出这本书来帮助其他医生改善他们的治疗水平。
感谢我的导师们给予我的鼓励和支持。
感谢我的学生和受训者们，他们激励我写出本书来让他们使用以更好地为照顾他们的病人做准备。
致我的家人——我的妻子 Dr. Zina Matlyuk-Urman 博士，我的女儿 Abigail 和 Isabelle，你们让这一切成为可能。
最后，感谢我的父母，Tanya 和 Dennis Urman。

——Richard D. Urman

原著前言

从历史上看，胸部创伤或疾病在大多数情况下都被认为是致命的。医生和科学家用了上百年的时间来了解人体解剖学和生理学才能发展外科技术，为外科医师和麻醉医师提供在狭小空间内治疗胸部疾病的知识和技能。

如今，技术进步为奇迹般地治疗感染、解剖学疾病、血管异常、恶性肿瘤、良性肿物和其他胸部疾病铺平了道路。这些治疗方法可促进多种临床病症的治愈，而麻醉技术的发展可以减少术后疼痛并改善预后。

我们希望《胸科麻醉实践》一书能为相关医学生、住院医师、研究人员和主治医师提供胸外科手术和麻醉操作技术的灵感。我们组织了一批来自多个医学领域和专业学科的专家，为您呈现这本易于阅读且非常直观的专著，在书中我们分享了胸外科麻醉领域的经验和知识。欢迎您提出宝贵意见，并希望您喜欢这本聚焦于胸科疾病治疗和麻醉的专著。

原著者名单

Harendra Arora, MD, FASA, MBA
Professor
Department of Anesthesiology
University of North Carolina School
of Medicine
Chapel Hill, NC, USA

Alexandra L. Belfar, MD
Assistant Professor
Department of Anesthesiology
Michael E. DeBakey Veterans Affairs
Medical Center
Department of Anesthesiology
Baylor College of Medicine
Houston, TX, USA

Joseph Capone, DO
Resident
Department of Anesthesiology
Advocate Illinois Masonic Medical Center
Chicago, IL, USA

Indranil Chakraborty, MBBS, MD, DNB
Professor
Department of Anesthesiology
College of Medicine, University of Arkansas for
Medical Sciences
Little Rock, AR, USA

Xiangdong Chen, MD, PhD
Chairman and Professor
Department of Anesthesiology
Tongji Medical College Wuhan Union Hospital
Huazhong University of Science & Technology
Wuhan, China

Daniel Demos, MD
Assistant Professor of Surgery
Division of Thoracic and Cardiac Surgery
Department of Surgery
University of Florida College of Medicine
Gainesville, FL, USA

Yi Deng, MD
Assistant Professor of Cardiothoracic
Anesthesiology and Critical Care Medicine
Associate Director of Cardiothoracic
Anesthesiology at Ben Taub Hospital
Department of Anesthesiology
Baylor College of Medicine
Houston, TX, USA

Tricia Desvarieux, MD
Assistant Professor of Anesthesiology
and Critical Care Medicine
Department of Anesthesiology and
Critical Care Medicine
George Washington University School of
Medicine & Health Sciences
Washington, DC, USA

Kevin Duong, MD
Resident Physician
Department of Anesthesiology
Baylor College of Medicine
Houston, TX, USA

Zipei Feng, MD, PhD
Resident Physician
Department of Otolaryngology
Baylor College of Medicine
Houston, TX, USA

Loren Francis, MD
Cardiothoracic Anesthesiologist
Department of Anesthesia and
Perioperative Medicine
Medical University of South Carolina
Charleston, SC, USA

Parker D. Freels, MD
Physician
Department of Radiology
University of Florida College of Medicine
Jacksonville, FL, USA

Giuseppe Giuratrabocchetta, MD
Department of Anesthesiology
University of Florida College of Medicine
Jacksonville, FL, USA

Thimothy Graham, MD
Department of Radiology
University of Florida College of Medicine
Jacksonville, FL, USA

Priya Gupta, MD
Associate Professor
Department of Anesthesiology
College of Medicine, University of Arkansas for
Medical Sciences
Little Rock, AR, USA

Gary R. Haynes, MD, MS, PhD, FASA
Professor and the Merryl and Sam Israel Chair in
Anesthesiology
Department of Anesthesiology
Tulane University School of Medicine
New Orleans, LA, USA

Phi Ho, MD
Resident Physician
Department of Anesthesiology
Baylor College of Medicine
Houston, TX, USA

Jose C. Humanez, MD
Assistant Professor
Department of Anesthesiology
University of Florida College of Medicine
Jacksonville, FL, USA

George M. Jeha
Medical Student
Louisiana State University Health Sciences Center
New Orleans, LA, USA

William Johnson, MD
Resident Physician
Department of Anesthesiology
Baylor College of Medicine
Houston, TX, USA

Tyler Kabes, MD
Resident Physician
Department of Anesthesiology
University of Florida College of Medicine
Gainesville, FL, USA

Alan D. Kaye, MD, PhD, DABA, DABPM,
DABIPP, FASA
Vice-Chancellor of Academic Affairs, Chief
Academic Officer, and Provost
Tenured Professor of Anesthesiology,
Pharmacology, Toxicology, and Neurosciences
LSU School of Medicine
Shreveport, LA, USA

W. Kirk Fowler, MD
Physician
Department of Anesthesiology
University of Florida College of Medicine
Gainesville, FL, USA

Neeraj Kumar, MD
Assistant Professor
Department of Anesthesiology
College of Medicine, University of Arkansas for
Medical Sciences
Little Rock, AR, USA

Henry Liu, MD, MS, FASA
Professor of Anesthesiology
Department of Anesthesiology and
Perioperative Medicine
Penn State Milton S. Hershey Medical Center
Hershey, PA, USA

Brian P. McClure, MD
Assistant Professor
Department of Anesthesiology
Tulane University School of Medicine
New Orleans, LA

Edward McGough, MD
Associate Professor of Anesthesia
Divisions of Critical Care Medicine and
Cardiac Anesthesia
Program Director
Cardiothoracic Anesthesia Fellowship
Department of Anesthesiology
University of Florida College of Medicine
Gainesville, FL, USA

Jared McKinnon, MD
Assistance Professor
Department of Anesthesiology and
Perioperative Medicine
Medical University of South Carolina
Charleston, SC, USA

Travis Meyer, MD
Physician
Department of Radiology
University of Florida Health, Clinical Center
Jacksonville, FL, USA

Paul Mongan, MD
Professor
Department of Anesthesiology
University of Florida College of Medicine
Jacksonville, FL, USA

Juan C. Mora, MD
Assistant Professor of Anesthesiology
Department of Anesthesiology
University of Florida College of Medicine
Gainesville, FL, USA

Melissa Nikolaidis, MD
Assistant Professor of Anesthesiology
Department of Anesthesiology
Director of Cardiothoracic Anesthesiology at
Ben Taub Hospital
Baylor College of Medicine
Houston, TX, USA

Geoffrey D. Panjeton, MD
Fellow
Department of Anesthesiology
University of Florida College of Medicine
Gainesville, FL, USA

Hess Panjeton, MD
Northside Anesthesiology Consultants
Atlanta, GA, USA

Kishan Patel, MD
Physician
Department of Anesthesiology
University of Florida College of Medicine
Jacksonville, FL, USA

Tiffany D. Perry

Raymond Pla, MD
Assistant Professor of Medicine
Department of Anesthesiology and Critical Care
George Washington University School of Medicine
Washington, DC, USA

Rene Przkora, MD, PhD
Professor of Anesthesiology and Chief,
Pain Medicine Division
Department of Anesthesiology
University of Florida College of Medicine
Gainesville, FL, USA

Jordan S. Renschler
Medical Student
Louisiana State University Health
Sciences Center
New Orleans, LA, USA

Nahel Saied, MD
Professor of Anesthesiology and Critical Care
University of Arkansas for Medical Sciences
Little Rock, AR, USA

Saurin Shah, MD
Department of Anesthesiology
University of Florida College of Medicine
Jacksonville, FL, USA

Geetha Shanmugam, MD
Assistant Professor of Medicine
Department of Anesthesiology and
Critical Care
George Washington University School of
Medicine
Washington, DC, USA

Kevin Sidoran, MD
Resident Physician
Department of Anesthesiology and Critical Care
George Washington University Hospital
Washington, DC, USA

Alan Smeltz, MD
Assistant Professor
Department of Anesthesiology
University of North Carolina School of
Medicine
Chapel Hill, NC, USA

Hanan Tafesse, MD
Anesthesia Resident
Department of Anesthesiology
The George Washington University Hospital
Washington, DC, USA

Antony Tharian, MD
Program Director
Department of Anesthesiology
Advocate Illinois Masonic Medical Center
Chicago, IL, USA

Richard D. Urman, MD, MBA, FASA
Associate Professor
Department of Anesthesiology
Perioperative and Pain Medicine
Brigham and Women's Hospital
Boston, MA, USA

Jeffrey D. White, MD
Clinical Associate
Department of Anesthesiology
University of Florida College of Medicine
Gainesville, FL, USA

Justin W. Wilson, MD
Associate Professor of Anesthesiology
and Director
Division of Cardiothoracic Anesthesiology
Department of Anesthesiology
University of Texas Health Science Center at
San Antonio
San Antonio, TX, USA

Lacey Wood, DO
Resident
Department of Anesthesiology
Advocate Illinois Masonic Medical Center
Chicago, IL, USA

Richard D. Urman, MD, MBA,
FASA
Associate Professor
Department of Anesthesiology
Perioperative and Pain Medicine
Brigham and Women's Hospital
Boston, MA, USA

Mengjie Wu, MD
Resident Physician
Department of Anesthesiology
UT Houston
Houston, TX, USA

Gregory C. Wynn, MD
Associate Professor
Department of Radiology
University of Florida College of Medicine
Jacksonville, FL, USA

Zhongyuan Xia, MD, PhD
Professor and Chairman
Department of Anesthesiology
Renmin Hospital of Wuhan University,
Hubei General Hospital
Wuhan, China

Manxu Zhao, MD, MS
Director
Department of Anesthesiology
Cedar Sinai Medical Center
Los Angeles, CA, USA

Alan D. Kaye, MD, PhD, DABA, DABPM, DABIPP, FASA
Vice-Chancellor of Academic Affairs, Chief
Academic Officer, and Provost
Tenured Professor of Anesthesiology,
Pharmacology, Toxicology, and Neurosciences
LSU School of Medicine
Shreveport, LA, USA

目　录

第1章

呼吸生理学

临床医生的基本概念

Jordan S. Renschler，George M. Jeha，Alan D. Kaye
张明珠 译 | 郑 晖 闫 琦 审校

患者体位的生理学及解剖学考虑

简介

患者体位应尽可能有利于暴露手术视野，同时减少对患者的潜在伤害。摆放患者体位时需要注意避免干扰呼吸或循环系统，避免压迫皮肤、外周神经，避免可能造成的肌肉骨骼不适。在调整患者最佳体位时，需综合考虑手术时长、外科医生的习惯、采用的麻醉方式以及患者个体化的危险因素，如年龄和体重[1]。

仰卧位

仰卧位是最常用的手术体位，对患者造成的风险最低[2]（图 1.1）。仰卧位时，脊柱处于正位，双腿伸直。当患者从直立位变为仰卧位时，功能残气量（functional residual capacity，FRC）会减少 0.8 ～ 1 L[2,3]。麻醉诱导后，由于肋间肌和膈肌松弛，FRC会再减少 0.4 ～ 0.5 L。FRC 的减少可导致小气道塌陷及氧合降低。

侧卧位：闭合胸腔

侧卧位常用于髋部、腹膜后和胸部手术（图 1.2）。在摆放侧卧位前，先在仰卧位下将患者麻醉，然后转动患者，使非手术侧与床接触。调整体位时应同时转动肩部和髋部，以防扭转脊柱和大血管，使下侧腿于髋部屈曲，上侧腿完全伸展。当患者处于仰卧位时，FRC 和双肺总容量减少。侧卧位时，由于重力作用，下侧肺的灌注增加；但同时，腹内压及纵隔下移会导致下侧肺顺应性降低[2]。对于上侧肺，则是灌注下降而通气增加。这些变化可导致通气 - 血流比例显著失衡。

开放胸腔

侧卧位时，开放胸腔会产生额外的生理变化。当胸腔大范围打开时，可以消除胸壁对上侧肺的限制。这会增加肺通气，但加重通气 - 血流比例失衡[4]。由

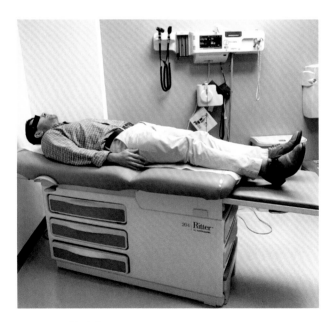

● 图 1.1 仰卧位

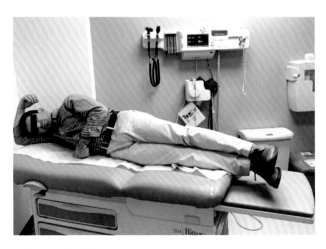

● 图 1.2 侧卧位

于对侧的闭合胸腔会产生负压，纵隔会向对侧摆动，导致血流动力学变化，造成潜在风险。对侧的闭合胸腔还可以抽吸开放侧胸腔的肺内空气，导致反常呼吸[5]。

肺隔离技术

简介

手术时，可能需要使用肺隔离技术以优化手术入路。单侧肺塌陷后，外科医生可以更容易地进入胸腔而避免刺伤肺。在严重肺部感染或出血时，单肺通气还可以保护健侧肺不被患侧肺污染。本节讨论的肺隔离技术使用双腔支气管导管和支气管封堵器。

解剖学标志

气管是进入呼吸系统的通道，由 C 形软骨环支撑以保持通畅。软骨环维持气管的结构，在气管后侧的部分并不连贯。气管在隆突（习称隆突，正文保留习称）处分为左右主支气管（图 1.3）。需要注意的是，右主支气管走行更垂直一些，通常较短较宽。右主支气管连接右肺，右肺有三个肺叶——上叶、中叶和下叶——而左肺仅由上叶和下叶组成，由左主支气管连接。每个肺叶由源自各主支气管的次级支气管供应。次级支气管进一步分为细支气管。

双腔支气管导管

对于大多数胸科病例，使用双腔支气管导管是解剖性和生理性肺隔离的主要方法。双腔支气管导管由两根不等长的气管导管贴合塑形而成。长管带有一个蓝色气囊，用来置于主支气管中，而短管带有一个透明气囊，置于气管中（图 1.4）。通过给气管内的气囊充气，给主支气管内的气囊放气，可以实现双肺通气；而给支气管内的气囊充气时，可以实现肺隔离[6]。

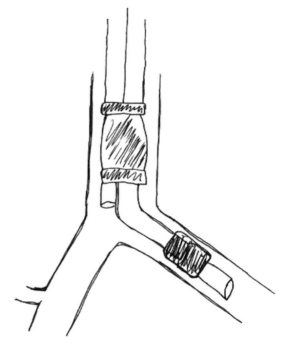

• **图 1.4** 气管在隆突处分成左右主支气管

- 双腔支气管导管分左右型号。成人双腔支气管导管有不同的型号：25 Fr、28 Fr、32 Fr、35 Fr、37 Fr、39 Fr 和 41 Fr。39 Fr 和 41 Fr 常用于成年男性，而 35 Fr 和 37 Fr 用于成年女性[7]。选择型号时，应避免因管腔过大而造成气道创伤或缺血，但管腔大小也应足以在气囊充气后能充分隔离肺。插管时，导管应能无阻力地插入。型号较小的导管更容易移位，吸引和通气也更困难。也有适用于气管造口术患者的双腔支气管导管，这种导管相对短一些，气管内部分和气管外部分之间有弯曲度。
- 双腔支气管导管套件：
    ◎ 双腔支气管导管
    ◎ 两个导管端口的通气转换接头

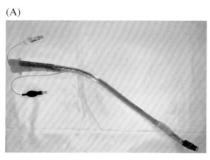
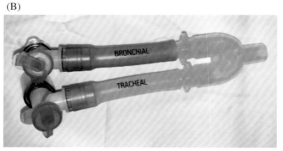

• **图 1.3** 双腔支气管导管（39 Fr），图示可见气管端、支气管端、口咽弧度、气管气囊和支气管气囊（A）。支气管端和气管端的放大图像（B）

- 两个导管端口的延长管
- 管芯
- 吸痰管
- 能向非通气肺实施持续正压通气的装置（因制造商而异）
- 其他设备：
  - 喉镜片
  - 纤维支气管镜
  - 听诊器
  - 止血钳，用于钳夹非通气侧的延长管路
- 盲插[7]：
  - 准备：操作开始前，准备并组装好设备，以防耽误时间。润滑管芯并将其置入双腔支气管导管中。将转换接头连接到两个端口的延长管上。
  - 插管：用直接喉镜暴露声门。以支气管导管尖端为导向送入双腔支气管导管，这样可以使导管凹曲面朝向前方通过声带，直到支气管气囊也通过声门时由另一位医生抽出管芯。使用左侧管时，将气管导管向左旋转 90°，右侧管则向右旋转 90°。继续送入导管直到感到阻力。连接转换接头 / 延长接头。适当调整导管位置，将气管气囊充气。通过观察胸部起伏和听诊确认双肺通气状况。确认支气管侧的通气状况时，将支气管气囊充气，每次 1 ml，直到不再漏气。阻断气管导管侧的气流，并打开气管导管外侧端口的密封盖，与大气相通。夹闭支气管导管侧的气流以确认另一侧肺已通过气管导管被隔离。使用包装中提供的转换接头将双腔支气管导管连接到呼吸机回路。呼气末二氧化碳（$ETCO_2$）可帮助确认导管在气管中。吸入 100% 纯氧为患者充分供氧。
  - 确认位置：通过气管导管置入纤维支气管镜（金标准），通过听诊和（或）肺部超声来确认导管的正确位置。
  - 相对禁忌证：双腔支气管导管型号较大，加之其本身的设计特点，常导致置管困难；因此相对禁忌证包括困难气道、下颌活动受限、气管狭窄和预先存在气管瘘口。上述情况推荐使用单腔气管导管（单腔管）辅以支气管封堵器。
- 注意事项：
  - 左侧双腔支气管导管更为安全，因为左主支气管比右主支气管长。
  - 右肺上叶支气管开口靠近隆突，导致右侧双腔

- 支气管导管的置入更具挑战性[8]。
- 复习既往肺部影像可能有助于确定右肺上叶开口和右主支气管的相对位置。

支气管封堵器

支气管封堵器是选择性单肺通气的另一种方法。封堵器是一种尖端带有气囊的导管，当气囊充气后可以阻塞它所在支气管以下的肺叶。相比于闭口式支气管封堵器，开口式支气管封堵器的用途更多，可以提供持续气道正压和进行气道吸引[6]，最小的型号是 2 Fr，可用于 3.5 mm 或 4.0 mm 的气管导管。对于小儿，正确置入支气管封堵器尤其困难。为确保将支气管封堵器正确对位，置管时必须看到关键的解剖结构。使用纤维支气管镜是确认支气管封堵器正确对位的可靠方法。

相比于双腔支气管导管，支气管封堵器的优势在于可用于气道存在创伤的患者，可以通过已置入的气管导管直接放置，可以选择性阻塞肺叶[9,10]。缺点包括放置有难度（尤其是阻塞右肺上叶时），到位后也更容易移位。

- 放置支气管封堵器
  - 准备：插管前，确认纤维支气管镜和支气管封堵器可同时通过气管导管。
  - 插管：使用单腔气管导管插入气管。通过听诊和呼气末 CO_2 确认气管内插管。在放置支气管封堵器之前，用 100% 的吸入气氧浓度给患者进行充分通气。
  - 放置支气管封堵器：利用封堵器的环 / 套索将封堵器附在纤维支气管镜的最远端。将连接好的支气管封堵器送入气管导管，使用纤维支气管镜检查气道，并引导封堵器进入目标主支气管。松开封堵器与纤维支气管镜连接的环 / 套索，放置支气管封堵器。将纤维支气管镜回撤至隆突上方，检查主支气管。在这个视野下，按照制造商的说明书用空气或盐水充盈气囊。取出纤维支气管镜并听诊以确认封堵器的位置。确认气道峰压合适而不会过高。
- 风险：支气管封堵器在放置期间可能会对气管黏膜造成局部损伤。此外，支气管封堵器过大或气囊过度充盈会损害气道黏膜。如果支气管封堵器的气囊在气管内充盈，则双侧肺的通气会被阻塞。

支气管镜检查

支气管镜检查可以显示气道，并在诊断和治疗中发挥作用。支气管镜有两种主要类型，硬性和软性支气管镜。硬性支气管镜是带有斜角尖端的金属管道。软性支气管镜有多种类型。传统上，它们有一根环绕着光纤系统的可弯曲长管，并带有一个光源。镜柄包含目镜、尖端活动控制杆、吸引按钮和吸引管道[11]。硬性支气管镜和软性支气管镜的适应证相似，但软性支气管镜更适用于确认双腔支气管导管和支气管封堵器的定位[12]。

支气管镜检查的适应证	
诊断	治疗
气管食管瘘、咯血处理、慢性咳嗽、喘鸣、肺癌淋巴结分期、肺门淋巴结肿大、气管软化、移植后监测、肺部浸润	肺切除、咯血处理、异物取出、气道扩张和支架置入、灌洗、肿瘤减灭、哮喘支气管热成型术[13]

当使用双腔支气管导管或支气管封堵器时，纤维支气管镜检查是确认导管位置和肺隔离的可靠方法[14]。要确定目标肺是否能够充分通气，仅听诊并不可靠。双腔支气管导管的位置不当可导致通气不足、低氧、肺不张和呼吸衰竭[15]。

使用纤维支气管镜确认盲插的气管导管位置时，需将其置入气管导管管腔并确认[11]：

- 支气管导管位于正确的支气管中。
- 支气管导管气囊不遮蔽隆突。
- 气管环在前，纵行肌肉纤维在后。

将支气管镜置入支气管导管管腔时：
- 对于左侧导管，可视下确认左侧上、下支气管的开口，确保支气管导管末端没有阻塞到某个支气管。
- 对于右侧导管，由于存在不同的型号和角度，应确保支气管导管侧孔开口与右肺上叶支气管开口处于最佳对位。可视下确定右肺中叶及下叶支气管是可通气的。

支气管镜可协助放置双腔支气管导管，方法是将支气管镜放入支气管管腔，并在支气管镜引导下将双腔支气管导管放置到正确位置。

- 并发症：使用支气管镜的潜在并发症包括喉痉挛、支气管痉挛、低氧血症、黏膜损伤导致出血、气胸、心律失常和低氧加重。行支气管镜检查须利大于弊。

胸科手术患者麻醉时的肺功能变化

简介

在胸科麻醉期间，肺功能会显著降低，第1秒用力呼气容积（forced expiratory volume in 1 second, FEV_1）、用力肺活量（forced vital capacity, FVC）和FRC降低近50%[16]。麻醉药，尤其是吸入性麻醉药，可导致高碳酸血症和低氧血症。胸科麻醉期间，反射抑制、分泌物增加、血流动力学变化以及肋骨运动改变可进一步导致肺功能变化。这些改变会增加低氧血症及肺不张的风险，导致呼吸系统并发症，而呼吸系统并发症是围术期发病率和死亡率的主要原因。

肺力学及肺功能

肺的主要功能是维持氧合并清除血液中的 CO_2，从而在细胞水平上进行呼吸。颈动脉体和延髓的化学感受器通过感受动脉血中的 CO_2 分压调节呼吸驱动力。开放肺泡和肺内毛细血管是气体扩散的场所。肺泡通气（alveolar ventilation, Va）是指肺泡与外界环境之间发生的气体交换，而灌注（perfusion, Q）是指流入肺内的血流量。肺组织的灌注严重依赖于重力，因此肺部灌注最多的区域随患者体位而改变[17]。不同的胸科麻醉方法和患者体位会导致 Va 和 Q 改变。胸科麻醉会剂量依赖性地降低每分钟通气量，即 1 分钟肺内通气总量[18]。FRC 和 FEV_1 的进一步降低会导致肺泡塌陷和肺内分流增加。使用呼气末正压和肺复张可以部分改善降低的肺功能，从而改善患者的整体预后。机械通气时可以通过增加肺通气量和减少肺不张来改善 Va/Q[19]。

预测术后肺功能

FEV_1 和 CO_2 弥散率是接受部分肺切除术的胸科麻醉患者术前的定量评估参数。FEV_1 是衡量呼吸力学的指标，而 CO_2 弥散量（DLCO）衡量的是肺实质功能。FEV_1 和 DLCO 的降低与呼吸系统并发症发生率和死亡率增加有关[20]。FEV_1 正常时也应测量DLCO，因为它可以预测无气流受限的患者的并发症发生率[21,22]。

第 1 秒用力呼气容积

> 预测的术后 $FEV_1\%$ = 术前 $FEV_1\%$ × (1 – % 切除的功能性肺组织 /100)

如果预测的术后 FEV1 百分比 (ppoFEV1%) 高于 40%，则出现术后呼吸系统并发症的风险较低，而 ppoFEV1% 低于 30% 则风险较高[23]。术后，剩余肺会代偿，最终 FEV1 可略有升高[24]。

CO_2 弥散量

> 预测的术后 DLCO = 术前 DLCO × (1 – % 切除的功能性肺组织 /100)

弥散能力衡量的是气体穿过肺泡 - 毛细血管膜的能力。预测的术后 DLCO 百分比低于 40% 与术后心肺并发症增加相关[21]。DLCO 是肺切除术后并发症发生率和死亡率的最强预测指标，在 FEV_1 正常的情况下也可以预测心肺并发症。DLCO 值还与术后生活质量和长期生存率相关[22]。指南建议所有行肺切除的患者术前都应测量 DLCO。

单肺通气

简介

在大多数情况下，接受机械通气的患者的双侧肺同时膨胀和塌陷。然而，在某些情况下，将两侧肺机械性分离，使一侧肺通气而另一侧肺塌陷是有益的，称为单肺通气（one-lung ventilation，OLV）。OLV 常用于在胸科手术中暴露手术视野，或将健侧肺与对侧病理性肺从解剖学上隔离开来。

单肺通气的适应证

OLV 常用于改善各类外科手术的手术视野，包括：

- 肺切除术（包括全肺切除术、肺叶切除术和楔形切除术）。
- 视频辅助胸腔镜手术（包括楔形切除术、活检术和胸膜固定术）。
- 纵隔手术。
- 食管手术。
- 胸部血管手术。
- 胸椎手术。

- 微创心脏瓣膜手术。

OLV 的非手术适应证包括[6]：

- 保护性隔离一侧肺与对侧病变的肺，例如：
  ◎ 肺部出血。
  ◎ 感染或脓性分泌物。
- 在以下情况行控制性通气：
  ◎ 气管支气管外伤。
  ◎ 支气管胸膜瘘或支气管皮肤瘘。

肺隔离的方法

有三种方法可实现肺隔离：

1. 单腔气管导管：单腔气管导管与普通气管导管的区别在于前者的外径更小，气囊更小，长度更长。相比双腔支气管导管，单腔气管导管很少用于肺隔离，但在紧急情况下，可用于某些气管支气管解剖异常的患者或幼儿[8,9]。将单腔气管导管置于左 / 右主支气管，可仅使插管侧肺通气，而对侧肺则自然塌陷。
2. 双腔支气管导管：自 20 世纪 30 年代问世以来，双腔支气管导管一直是最常用的肺隔离方法。它由两个独立的管腔设计而成：一个支气管管腔和一个气管管腔，可以对任一侧肺进行隔离、选择性通气和间歇性吸引[6,8,9]。
3. 支气管封堵器：支气管封堵器是带有可充气气囊的管芯，可放置在主支气管内，并使封堵器远端的肺塌陷[9,25,26]。

生理学

由于阻塞了一侧肺的通气，单肺通气改变了正常的呼吸生理。而干扰正常的呼吸生理常导致低氧血症。单肺通气下的低氧血症可归因于多种因素，包括氧储备降低、肺部受压、血红蛋白氧解离以及通气血流比[8,27,28]。

- 氧储备降低：OLV 期间一侧肺塌陷，导致 FRC 降低，机体氧储备降低。此外，胸腔内的疾病过程也可能导致氧储备降低。
- 肺部受压：通气侧肺受压可导致低氧血症。在 OLV 期间，通气侧肺可受纵隔下移的压迫。膈肌松弛后，腹腔内容物的重量也可能导致通气侧肺受压[6,28,29]。

- 血红蛋白氧解离：在 OLV 期间，由于一侧肺不通气，用于气体交换的肺泡表面积减少接近一半，导致动脉血氧分压降低而 CO_2 水平升高。结果是血红蛋白 - 氧解离更快。这种现象叫做玻尔效应（Bohr effect）[8,28,30]。
- 通气 - 血流比例：正常情况下，通气和灌注在解剖学上是匹配的。然而在 OLV 期间，一侧肺的通气被阻断，而灌注不受影响。这种灌注的浪费导致肺内分流和相对低氧血症。但实际上，分流程度比预计的要低。原因如下[6,8]：
  ◦ 对不通气侧肺进行的操作会部分阻碍其血液供应。
  ◦ 患者侧卧位时，重力作用可导致通气侧肺的灌注增加。
  ◦ 由于低氧性肺血管收缩，低氧及低通气肺区域的血流会被分流到通气更好的肺区域。

最佳驱动压

驱动压（ΔP）为吸气末气道压（平台压，P_{plat}）与呼气末气道正压（positive end-expiratory airway pressure，PEEP）之间的差值。驱动压包括两部分：跨肺压（ΔP_L）和施加到胸壁的压力（ΔP_{cw}）。通过重新调整标准呼吸顺应性（C_{RS}）公式，显示驱动压等于潮气量（VT）除以 C_{RS}。因此，驱动压可以理解为根据患者 C_{RS} 调整的潮气量，因此与整体肺应力有关。当调整潮气量时，以驱动压为安全阈值，可降低插管患者的肺部应力。尽管最佳驱动压尚在研究中，但目前普遍认为驱动压的安全范围是 14 ~ 18 cm H_2O [31-33]。

$$\Delta P = P_{plat} - PEEP$$

$$C_{RS} = \frac{VT}{P_{plat} - PEEP} = \frac{VT}{\Delta P}$$

$$\Delta P = \frac{VT}{C_{RS}}$$

最佳呼气末气道正压

PEEP 定义为呼气末气道内正压。在机械通气期间，外源性 PEEP 可使不张的肺组织保持开放，从而提高氧合并最大限度地减少通气血流比失调。但是，如果 PEEP 过高，可能会导致平台压升高和随之而来的气压伤。对于 OLV 使用小潮气量的患者，通常建议应用 5 ~ 10 cmH_2O 的 PEEP[34,35]。对于患有阻塞性气道疾病的患者，通气时应小心，因为这些患者有相

对较高的内源性 PEEP，使外源性 PEEP 造成的影响难以预测。内源性 PEEP 是机械通气的并发症之一，在肺未完全排空时出现，导致呼气末气体滞留。如果这一过程在每个呼吸周期中重复，将导致平台压病理性升高[34,36]。容易产生内源性 PEEP 的因素包括：

- 气道炎症和痰栓导致气道动态性阻塞。
- 肺顺应性增大（例如，阻塞性气道疾病的患者）。
- 呼吸机设置为潮气量过大或呼气时间过短。
- 人工气道带来的阻力，例如双腔支气管导管。

液体管理的生理影响：限制 vs 目标导向

围术期和术中液体管理的目标是维持正常血容量、电解质稳态和组织稳态。尽管术中液体治疗的最佳成分和容量仍不确定，但众所周知，维持血管内容量充足对改善手术预后很重要。围术期血管内容量失衡的可能原因包括[37]：

- 术前禁食导致脱水。
- 机械性肠道准备。
- 不断发展的疾病过程导致的炎症、间质水肿及体液丢失。
- 术中持续性出血。
- 术中自发性出汗。
- 手术时间过长。
- 麻醉药导致的血管舒张。

理想状态是维持正常血容量，因为低血容量以及高血容量导致的组织水肿都与不良后果相关：

低血容量后果	组织水肿后果
血压降低	肺水肿
心输出量降低	肠道蠕动减缓
组织灌注不足	凝血障碍
休克	伤口愈合受损
多器官衰竭	伤口裂开

低氧性肺血管收缩：生理学和对麻醉的影响

简介

在体循环中，低氧可导致动脉舒张，以满足周围组织的代谢需求。相反，肺内的动脉会因低氧而收

缩。这种独特的稳态机制，被称为低氧性肺血管收缩，可使血液从肺部缺氧的区域转移到氧合较好的区域，从而改善肺炎、肺不张、急性呼吸窘迫综合征等疾病状态下的摄氧能力。

生理学

低氧性肺血管收缩的机制在于肺动脉平滑肌和内皮细胞（氧敏感细胞）对于血氧水平的微小变化非常敏感。低氧通过抑制钾离子通道，使平滑肌细胞去极化，激活钙离子通道，导致肺动脉收缩。胞质中钙离子水平的升高触发了低氧性肺血管收缩[27,38,39]。

对麻醉的影响

OLV 时，一侧肺的隔离导致另一侧肺的通气降到最低。这种浪费的通气造成了右向左的肺内分流，容易导致全身性低氧血症。然而，在 OLV 的麻醉期间，由于低氧性肺血管收缩机制，血液分流到通气更佳的区域，右向左分流被最小化了[27,38,39]。如果这一机制受损，患者将更容易发生全身性低氧血症。麻醉医生充分了解低氧性肺血管收缩是很重要的，对于插管状态下的手术患者，如何优化这种生理现象应该是未来临床试验的研究方向。

参考资料

1. Hagan K, Gottumukkala V. Surgical positioning: physiology and perioperative implications. In: DE Longnecker, SC Mackey, MF Newman, WS Sandberg, WM Zapol, eds. *Anesthesiology*. 3rd ed. New York, NY: McGraw-Hill Education:316–325.
2. Armstrong M, Moore RA. *Anatomy, patient positioning*. StatPearls. http://www.ncbi.nlm.nih.gov/pubmed/30020692. Published 2020. Accessed February 11, 2020.
3. Mezidi M, Guérin C. Effects of patient positioning on respiratory mechanics in mechanically ventilated ICU patients. *Ann Transl Med*. 2018;6(19):10. doi:10.21037/19858
4. McLean SR, Lohser J. Physiology of the lateral decubitus position, open chest, and one-lung ventilation. In: PD Slinger, RS Blank, J Campos, J Lohser, K McRae, eds. *Principles and Practice of Anesthesia for Thoracic Surgery*. Cham, Switzerland: Springer International; 2019:93–105. doi:10.1007/978-3-030-00859-8_5
5. Positioning in thoracic surgery. *Open Anesthesia*. https://www.openanesthesia.org/positioning_in_thoracic_surgery/. Published 2020. Accessed February 29, 2020.
6. Mehrotra M, Jain A. Single lung ventilation. StatPearls. http://www.ncbi.nlm.nih.gov/pubmed/30855898. Published 2019. Accessed February 29, 2020.
7. Bora V, Arthur ME. Double lumen endobronchial tubes. StatPearls. http://www.ncbi.nlm.nih.gov/pubmed/30570987. Published 2019. Accessed February 11, 2020.
8. Purohit A, Bhargava S, Mangal V, Parashar VK. Lung isolation, one-lung ventilation and hypoxaemia during lung isolation. *Indian J Anaesth*. 2015;59(9):606–617. doi:10.4103/0019-5049.165855
9. Narayanaswamy M, McRae K, Slinger P, et al. Choosing a lung isolation device for thoracic surgery: a randomized trial of three bronchial blockers versus double-lumen tubes. *Anesth Analg*. 2009;108(4):1097–1101. doi:10.1213/ane.0b013e3181999339
10. Neustein SM. The use of bronchial blockers for providing one-lung ventilation. *J Cardiothorac Vasc Anesth*. 2009;23(6):860–868. doi:10.1053/j.jvca.2009.05.014
11. Hertz MI, Gustafson P. Bronchoscopy. In: JH Abrams, P Druck, FB Cerra, eds. *Surgical Critical Care*. 2nd ed. Boca Raton, FL: CRC/Taylor and Francis; 2005:905–914.
12. Arndt GA, Buchika S, Kranner PW, DeLessio ST. Wire-guided endobronchial blockade in a patient with a limited mouth opening. *Can J Anaesth*. 1999;46(1):87–89. doi:10.1007/BF03012521
13. Galway U, Zura A, Khanna S, Wang M, Turan A, Ruetzler K. Anesthetic considerations for bronchoscopic procedures: a narrative review based on the Cleveland clinic experience. *J Thorac Dis*. 2019;11(7):3156–3170. doi:10.21037/jtd.2019.07.29
14. Klein U, Karzai W, Bloos F, et al. Role of fiberoptic bronchoscopy in conjunction with the use of double-lumen tubes for thoracic anesthesia. *Anesthesiology*. 1998;88(2):346–350. doi:10.1097/00000542-199802000-00012
15. Kabadayi S, Bellamy MC. Bronchoscopy in critical care. *BJA Educ*. 2017;17(2):48–56. doi:10.1093/bjaed/mkw040
16. Bigler DR. Lung function changes during anesthesia and thoracic surgery. *Ugeskr Laeger*. 2003;165(3):232–235.
17. Lohser J, Ishikawa S. Physiology of the lateral decubitus position, open chest and one-lung ventilation. In: PD Slinger, RS Blank, J Campos, J Lohser, K McRae, eds. *Principles and Practice of Anesthesia for Thoracic Surgery*. Cham, Switzerland: Springer; 1995:71–82. doi:10.1007/978-1-4419-0184-2_5
18. Saraswat V. Effects of anaesthesia techniques and drugs on pulmonary function. *Indian J Anaesth*. 2015;59(9):557–564. doi:10.4103/0019-5049.165850
19. Blank RS, Colquhoun DA, Durieux ME, et al. Management of one-lung ventilation: impact of tidal volume on complications after thoracic surgery. *Anesthesiology*. 2016;124(6):1286–1295. doi:10.1097/ALN.0000000000001100
20. Ponce MC, Sharma S. Pulmonary function tests. StatPearls. http://www.ncbi.nlm.nih.gov/pubmed/29493964. Published 2020. Accessed February 29, 2020.
21. Liptay MJ, Basu S, Hoaglin MC, et al. Diffusion lung capacity for carbon monoxide (DLCO) is an independent prognostic factor for long-term survival after curative lung resection for cancer. *J Surg Oncol*. 2009;100(8):703–707. doi:10.1002/jso.21407
22. Ferguson MK, Dignam JJ, Siddique J, Vigneswaran WT, Celauro AD. Diffusing capacity predicts long-term survival after lung resection for cancer. *Eur J Cardiothorac Surg*. 2012;41(5):e81–e86. doi:10.1093/ejcts/ezs049
23. Brunelli A, Kim AW, Berger KI, Addrizzo-Harris DJ. ACCP. *Chest*. 2013;143(5):e166S–e190S. doi:10.1378/chest.12-2395
24. Handy JR, Asaph JW, Skokan L, et al. What happens to patients undergoing lung cancer surgery? Outcomes and quality of life before and after surgery. *Chest*. 2002;122(1):21–30. doi:10.1378/chest.122.1.21
25. Inoue H, Shohtsu A, Ogawa J, Koide S, Kawada S. Endotracheal tube with movable blocker to prevent aspiration of intratracheal bleeding. *Ann Thorac Surg*. 1984;37(6):497–499. doi:10.1016/s0003-4975(10)61140-x
26. Dumans-Nizard V, Liu N, Laloë P-A, Fischler M. A comparison of the deflecting-tip bronchial blocker with a wire-guided blocker or left-sided double-lumen tube. *J Cardiothorac Vasc Anesth*. 2009;23(4):501–505. doi:10.1053/j.jvca.2009.02.002
27. Evans AM. Hypoxic pulmonary vasoconstriction. *Essays Biochem*. 2007;43:61–76. doi:10.1042/BSE0430061
28. Brinkman JE, Sharma S. *Physiology, respiratory drive*. StatPearls. https://www.ncbi.nlm.nih.gov/books/NBK482414/. Published 2020. Accessed on February 3, 2020.
29. Mortola JP. How to breathe? Respiratory mechanics and breathing pattern. *Respir Physiol Neurobiol*. 2019;261:48–54. doi:10.1016/j.resp.2018.12.005
30. Tyuma I. The Bohr effect and the Haldane effect in human hemoglobin. *Jpn J Physiol*. 1984;34(2):205–216. doi:10.2170/jjphysiol.34.205
31. Williams EC, Motta-Ribeiro GC, Melo MFV. Driving pressure and transpulmonary pressure: how do we guide safe mechanical ventilation? *Anesthesiology*. 2019;131(1):155–163. doi:10.1097/ALN.0000000000002731
32. Amato MBP, Meade MO, Slutsky AS, et al. Driving pressure and survival in the acute respiratory distress syndrome. *N Engl J Med*. 2014;372(8):747–755. doi:10.1056/NEJMsa1410639
33. Neto AS, Hemmes SNT, Barbas CSV, et al. Association between driving pressure and development of postoperative pulmonary complications in patients undergoing mechanical ventilation for general anaesthesia: a meta-analysis of individual patient data. *Lancet Respir Med*. 2016;4(4):272–280. doi:10.1016/S2213-2600(16)00057-6
34. Mora Carpio AL, Mora JI. *Positive end-expiratory pressure (PEEP)*. StatPearls. https://www.ncbi.nlm.nih.gov/books/NBK441904/. Published 2020. Accessed on February 15, 2020.
35. Motta-Ribeiro GC, Hashimoto S, Winkler T, et al. Deterioration of regional lung strain and inflammation during early lung injury. *Am J Respir Crit Care Med*. 2018;198(7):891–902. doi:10.1164/rccm.201710-2038OC
36. Blankman P, Hasan D, Erik GJ, Gommers D. Detection of "best" positive end-expiratory pressure derived from electrical impedance tomography parameters during a decremental positive end-expiratory pressure trial. *Crit Care*. 2014;18(3):R95. doi:10.1186/cc13866
37. Jacob M, Chappell D, Hofmann-Kiefer K, Conzen P, Rehm M. A rational approach to perioperative fluid management. *Anesthesiology*. 2008;109(4):723–740. doi:10.1097/ALN.0b013e3181863117
38. Dunham-Snary KJ, Wu D, Sykes EA, et al. Hypoxic pulmonary vasoconstriction: from molecular mechanisms to medicine. *Chest*. 2017;151(1):181–192. doi:10.1016/j.chest.2016.09.001
39. Khan M, Sharma S. *Physiology, pulmonary vasoconstriction*. StatPearls. https://www.ncbi.nlm.nih.gov/books/NBK499962/. Published 2020. Accessed on January 27, 2020.

第2章

胸部影像学

胸科麻醉的实施

Parker D. Freels，Gregory C. Wynn，Travis Meyer，Giuseppe Giuratrabocchetta

张明珠 译 | 郑 晖 闫 琦 审校

简介

尽管已经引进了更为先进的横断面成像技术，但胸片仍然是最常用的放射学检查之一，常用于术前评估和术后随访。胸片常常是患者进行的第一项诊断性辅助检查，用于指导治疗。同时，胸片也是最难解读的辅助检查之一。二维图像限制了我们对于（胸部）三维结构的评估。当 X 线穿过患者时，不同的组织密度（如空气、脂肪、液体、软组织、钙和金属）造成的衰减各不相同，而不同的组织可能会投射到图像的同一个位置。正是由于相关区域相互重叠，导致胸腔具体结构很难描绘出来，从而掩盖相关的病生理变化。理想的检查需要患者直立，在放射技师的指令下配合呼吸并摆放姿势；完整的检查应同时包含前后位和侧位图像，从而更好地显示正常的解剖结构，更精准地定位胸部病变（图 2.1）。然而由于患者的病情限制，临床上常常只拍摄前后位，而缺少侧位片会影响机体解剖结构以及生命支持设备的定位。例如，在重症监护室中，各种生命支持线路、管路和装置都可能干扰相应位置的成像（图 2.2）。因此，想要及时发现胸部病变，需要充分了解机体正常解剖结构以及不同生命支持设备在射线照射下的形态。

其他影像学检查也能有效评估胸部结构。进行计算机断层扫描（computed tomography，CT）检查时，随着患者进入 CT 机，X 线从射线管中发射出来并以螺旋模式穿过患者。由此产生的螺旋模式数据可以生成极高分辨率的多平面图像，精细显示患者的解剖结构。此外，在 CT 检查时口服或静脉注射造影剂可以

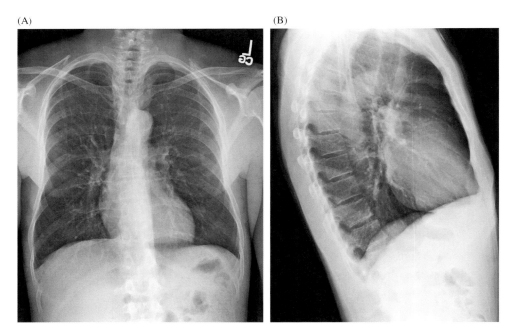

(A)　　　　　　　　　　　　　　　　(B)

● **图 2.1**　正常胸部 X 线片。（A）前后位胸片提示骨质结构完整、气管居中、双肺通气良好、双肺血管纹理向外周延伸，双侧肋膈角锐利，心影大小正常。（B）侧位胸片显示胸椎下段相较于上段成像更明显，肺门密度增高，主动脉弓、降主动脉及前纵隔清晰

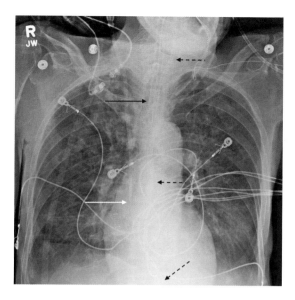

● 图 2.2　重症监护室的胸部 X 线片。对于重症监护常见的生命支持通路和管路，X 线片上可能较难分辨，但必须确认它们的位置。气管导管应位于隆突上方 4 ~ 6 cm 处（黑色实线箭头）。肠管应位于膈肌下方（黑色虚线箭头）。颈静脉置管、锁骨下静脉置管和经外周静脉穿刺中心静脉置管（PICC 管）应终于上腔静脉 - 右心房交界处（白色实心箭头）

增强血管和消化道的结构细节。对于含空气 / 气体的解剖结构，超声的穿透能力较差。尽管如此，在可视引导临床操作时，超声依旧具有成本低、便携性好、速度快、诊断敏感性和准确性高等优势。荧光透视成像可以同时提供患者呼吸及消化系统的解剖及功能信息。

应综合考虑这些检查方法的风险与收益。在为患者开具检查前，应仔细考量各检查方法的优缺点，包括辐射剂量、造影剂的副作用、成本以及能够解决的临床问题。当临床上遇到问题，不确定哪种影像学检查方法最有效时，建议咨询放射科医生。

气道和肺

气管、支气管、肺段的解剖

气管连接喉部与支气管，其下端在隆突处分叉。气管前部由 14 ~ 19 个 C 形软骨环及膜组织组成，后部由平滑肌和分泌黏液的杯状细胞组成。当吞咽时，食管向前扩张，此时气管后部的弹性肌肉组织赋予了气管一定的顺应性[1]。气管向下分为左 / 右主支气管。

右主支气管延伸为中间段支气管，并进一步分支进入各肺叶。右上叶支气管分支为尖、前和后段支气管；右中叶支气管分为内段支气管和外段支气管；右

下叶支气管分支为上段和多个基底段支气管，包括前基底段、内侧基底段、外侧基底段和后基底段支气管。由于左侧肺与心脏共享左侧胸腔，左肺体积比右肺小，并且少一个肺叶。舌段类似于右肺中叶，是从左上叶向前伸出的舌状凸起。左上叶支气管分为尖、前、后段及上、下舌段支气管；左下叶支气管与右下叶支气管类似，分为上段及多个基底段支气管，包括前基底段、内侧基底段、外侧基底段和后基底段。

肺不张

当整个肺或部分肺未充气并塌陷时，会出现肺不张，影像学上表现为相应肺组织密度异常增加或不透明。不张肺的临近肺组织容量也会减少。当肺容量减少到一定程度时，胸部可移动结构（包括气管、心脏和膈肌）会向塌陷侧代偿性移动（图 2.3）[2]。胸部 X 线片可以很容易地识别肺不张，CT 则更易于判断肺不张的类型。

肺不张有 5 种类型。阻塞性肺不张是由于气道近端阻塞，导致该气道通气的远端肺塌陷。常见原因包括支气管肺癌、异物、痰栓和气管导管（endotracheal tube，ET）。右主支气管较左主支气管的分叉角度小，插管时容易误入，此时，左肺通气不足可能会完全塌陷（图 2.4）。回撤 ET，使其尖端终于隆突上方 4 ~ 6 cm 水平，可以快速改善这一现象。压迫性肺不张是由肿物、脓肿或肺大疱压迫相邻肺组织导致的，而被动性肺不张则是由胸膜或胸膜外的病理性变化（通常是胸腔积液或气胸）对肺部的外侧压迫导致的。粘连性肺不张是指表面活性剂缺乏导致的肺膨胀不全，最常见于肺部发育不全的早产儿。瘢痕性肺不张是由于放疗和结核感染后的肺纤维化所致。在分析肺不张的病因时，综合分析病史与影像学资料很重要。如果影像学发现了导致肺不张的急性病程（例如，痰栓堵塞），及时针对性治疗可以迅速缓解相关症状。

肺炎

一般来说，肺炎由肺泡或肺间质的炎性渗出物导致的全肺或部分肺实变发展而来。这是机体对传染性病原体的反应，胸部 X 线片上表现为病变的肺部密度增加或混浊（图 2.5）。胸部影像学检查仍然是诊断肺炎的金标准，但相较于发热和咳痰的典型症状，胸部 X 线片可能会延迟 24 ~ 72 h 才会显现出肺炎的证据[6]。相比肺不张清晰可辨的线性阴影，肺炎往往边界不清。如果肺组织实变同时气道通畅，在周围不透

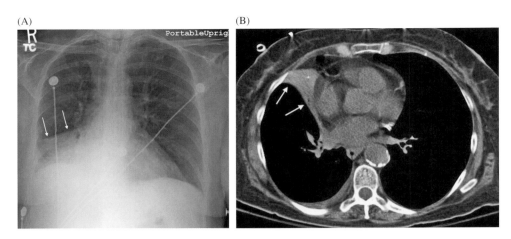

● **图2.3** 肺不张。（A）胸部正位片显示右肺底部有明确的线型阴影，放射学密度与邻近的心脏相似（白色箭头）。两者边界不清，提示肺部病变在心脏前方。上述称为边缘轮廓征，又因右肺中叶在胸腔内的位置较右肺下叶更靠前，提示肺不张发生于右肺中叶。（B）同一患者的CT影像进一步证实了右肺中叶透明度降低的部位（白色箭头）。心脏向不透明的部位轻微位移，提示病变导致肺容量减少。这些影像学表现符合右肺中叶亚段肺不张

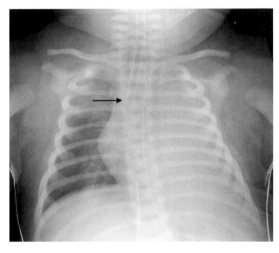

● **图2.4** 气管导管插入右主支气管。与左主支气管相比，右主支气管与气管中线延长线的夹角更为锐利，常会出现气管导管误入的现象（黑色箭头），导致对侧肺通气受限并塌陷。如图所示，对于新生儿，气管导管几毫米的位置改变就可造成肺部通气状况的巨大改变。插管后，应行胸部X线检查，以确认ET位置正确，气管尖端应位于成人隆突上方4~6 cm或小儿隆突上方1~2 cm

明的渗出性病变的对比下，充满空气的支气管显得更加透明，影像学上称为支气管空气征。这一影像学表现并非特异，但结合临床症状便可以支持肺炎的诊断。

　　胸部影像学的一些其他重要特征也可以协助定位肺炎。如果相邻两部位的放射成像密度相似，则成像时不能分辨它们之间的界限；如果它们的密度明显不同，则界限可以很好地呈现，这一现象称为边缘轮廓

征，借助临近解剖结构可定位病变。正投影有助于进一步确定肺炎位置，但患者病情可能会影响拍摄。侧位像可见胸椎的影像随着节段靠近膈肌而逐渐变暗，此脊柱征象有助于判断肺炎等导致肺下叶密度增加的疾病。准确定位肺炎可以协助寻找病因并指导治疗。例如，插管患者的右肺中叶或下叶如果出现异常的透明度降低，则提示吸入性肺炎的可能。

　　肺炎的分类主要依据病变所涉及的解剖结构、病原体和病程。这些分类并不特异于某种病原体，但有助于确诊并指导治疗。典型大叶性肺炎由肺炎链球菌感染引起，肺叶大部分区域透明度均匀降低，常出现边缘轮廓征和支气管充气征，患者可能会出现同侧胸腔积液。节段性肺炎通常由葡萄球菌引起，往往呈多灶性，如果支气管充满渗出物（无支气管空气征），则会导致肺容量减少。支原体和肺炎孢子菌感染时，因支气管壁和肺泡壁炎症可表现为细小网状结构的间质性肺炎。在小儿患者中，肺泡之间的Kohn孔和Lambert管尚未相通，可以限制感染的传播，胸部影像学可见圆形肺炎灶[7]。继发性结核分枝杆菌感染的标志是空洞性肺炎，通常导致上叶局灶坏死。

肺水肿

　　当生理性的压力差导致肺部液体积聚时，影像学上可见肺水肿。肺水肿可能是心源性或非心源性的，两种病因的影像学表现有相似之处。临床病史对于病因的寻找至关重要，而明确病因又有助于选择正确的治疗方法。心源性肺水肿常与充血性心力衰竭病史有

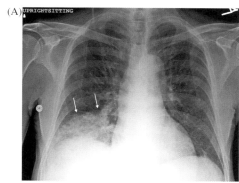

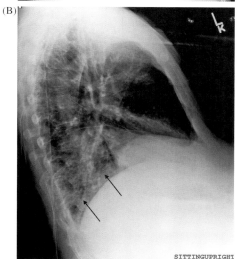

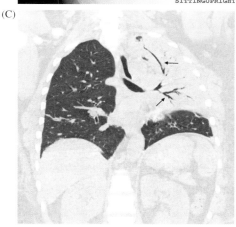

● 图 2.5　肺炎。（A）正位片提示右肺底部实变增加，边缘模糊（白色箭头），符合肺炎等呼吸系统疾病表现。右心界清晰可见，无边缘轮廓征，提示病变位置靠后；（B）右下叶肺炎吸收了部分穿过胸部的 X 线，使侧位片上的下胸椎更白更致密（黑色箭头），即脊柱征象，有助于定位右肺下叶后部的不透明区域；（C）另一名左上叶肺炎患者的胸部 CT 冠状位图像。部分支气管呈黑色，可见分叉，边缘明显，即支气管空气征（黑色箭头）。这是由于气道周围区域充满炎症渗出物导致气道的影像更为明显。影像学上的这些发现可以协助诊断肺炎

关，伴心脏肥大、胸腔积液，X 线检查可见 Kerley B 线（突出显现的肺间质间隔）（图 2.6A）。相比之下，非心源性肺水肿患者的胸部 X 线片通常没有上述表现，而是显示"翼状"外观，肺门周围分布不均匀影，边缘不清晰（图 2.6B）。然而，无论是心源性肺水肿还是非心源性肺水肿，双肺通常都会受到影响。发现后给予适当吸氧、静脉予利尿剂以及合理控制血压，肺水肿通常可在 48 h 内消退。患者应再次接受影像学检查，直到病情缓解 [8]。

慢性阻塞性肺疾病

肺气肿是慢性阻塞性肺疾病中的一个特定类别，特点为肺泡受损、远端细支气管的气道永久性扩张。该病有多个风险因素，包括环境暴露、遗传以及最常见的吸烟。全球数亿人患有此病，发病率和死亡率不容忽视 [4]。慢性阻塞性肺疾病患者胸部 X 线检查有诸多典型特征：过度通气导致的膈肌变平，透光度增加，血管可见度降低，继发性肺动脉高压导致的肺动脉突出。值得注意的是，对于有肺部疾病高风险因素的患者，如果正位胸部 X 线片发现有超过 8 ～ 9 根肋骨投影在肺部影像上，则提示可能有潜在阻塞性肺病造成过度充气。

CT 可以更好地显示解剖细节，因此可以更好地显示前面提到的影像学特征。此外，CT 还可以显示由于肺泡损伤造成的空气填充区域和肺大疱（图 2.7）。制订术前计划时，需结合患者的肺功能仔细评估这些解剖病变，尤其是在胸科手术前，因为胸科手术术中需要在单肺通气条件下进行对侧肺操作。肺气肿患者术前不需要进行 X 线检查，但对于肺炎等病情具有可逆性的患者，术前 X 线检查有助于改善患者状态，还有助于评估慢性阻塞性肺疾病患者接受全身麻醉的风险（例如，降低患有肺大疱的患者发生气胸的风险）[5]。当然，若患者肺功能很差，肺气肿进展严重，则该患者可能不适合手术。对于严重肺气肿患者，术前影像学检查有助于决策是否可以接受全身麻醉。

哮喘

哮喘是一种非常常见的疾病，常通过临床表现而非影像学表现来诊断。哮喘急性发作期间胸部影像学检查可能显示肺部过度充气，膈肌变平和支气管周围增厚。然而，这些表现对于哮喘患者是非特异性的，并不常出现。哮喘急性发作时，应及时使用支气管扩

(A)　　　　　　　　　　　　　(B)

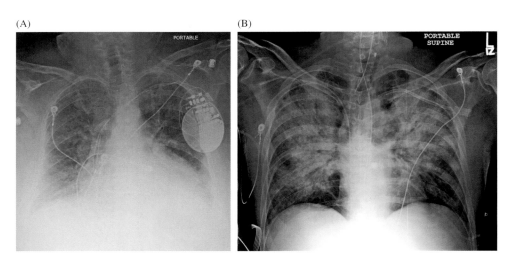

● **图 2.6** 肺水肿。（A）正位片显示心脏肥大和遍布外周及裂隙的弥漫性细网状肺纹理密度增加，提示充血性心力衰竭导致了肺循环液体过负荷。左侧肋膈角轻度变钝，与左侧少量胸腔积液表现相符。（B）非心源性肺水肿通常是由于炎症变化、恶性肿瘤或容量过负荷导致毛细血管通透性增加。与心源性肺水肿相比，非心源性肺水肿表现为肺门周围模糊的空气密度影，但肺部外周区域不受影响（翼状外观）

张剂、类固醇进行治疗，严重呼吸窘迫时，不应因为影像学检查而耽误气管插管[3]。然而，影像学检查有助于确定患者病情的恶化情况及并发症。例如，发热提示肺炎的存在，患者应在临床情况稳定后行胸部 X 线检查协助诊断。

肺癌

胸部恶性肿瘤的主要分类依据是肿瘤所涉及的解剖结构和细胞类型。纵隔分为前、中和后纵隔，某些类别的肿瘤通常起源于特定的纵隔位置。淋巴瘤、胸骨后甲状腺肿、胸腺瘤和畸胎瘤（典型的 Ts）通常起源于前纵隔。转移性疾病引起的淋巴结肿大更多存在于中纵隔。神经源性肿瘤或神经鞘瘤通常在后纵隔。然而，前、中、后纵隔的边界并不明确，这些恶性肿瘤的分布区域通常也有重合。

肺癌分为两类：小细胞肺癌和非小细胞肺癌。小细胞肺癌具有神经内分泌成分，好发位置往往更靠近中心，更具有转移性（在癌症诊断之前，通常就已发生转移）。鳞状细胞癌好发于更靠近中心的位置，是最常见的肺癌病理类型，影像学上表现为空洞性病变，常导致气道梗阻造成肺炎或肺不张（图 2.8）。腺癌好发于外周，是这三种病理类型中生长速度最慢的。相比之下，转移性肿瘤通常表现为肺内多个散在结节，已不能手术，但可能需要组织活检来确定细胞学类型。

对于肺内结节，最需要考虑的问题是其侵袭性。

根据 Fleischner 标准，在低风险患者中，偶然发现的小于 4 mm 的孤立性肺结节一般是良性的，无需随访，而在高风险患者（55 ～ 74 岁的吸烟者）中，大于此值的结节需要更密切的影像学随访[9]。

胸膜

气胸

脏胸膜和壁胸膜在恒定的负压作用下紧密贴合。然而，当空气进入胸膜腔，使胸膜腔内压高于肺泡内压力时，肺就会塌陷，形成气胸。气胸的病因多种多样，最常见的原因是胸部外伤，也可能是自发性（与潜在的肺部疾病有关）或由正压机械通气或手术造成的医源性气胸。术后胸部 X 线片有助于确认导管或线路的位置，同时也可以排除在置管后出现气胸的可能。诊断气胸时，CT 比 X 线更敏感，但考虑到临床紧急程度、可用性和成本，患者术后可能只能接受 X 线检查，而不是 CT 检查[2]。

在胸部 X 线片上，气胸的放射学诊断标准为：致密的白色脏层胸膜线，线外区域无肺纹理（图 2.9）。皮肤皱襞和肩胛骨内侧缘可能会与脏胸膜混淆。此外，充满空气的肺大疱或肺囊肿可能在放射学上与气胸表现相似。因此，缺少肺纹理并不一定是气胸的标志，应注意仔细识别脏胸膜边缘以明确诊断。

危重患者常无法直立进行胸部 X 线检查，需要使用便携式设备在仰卧位下拍摄正位 X 线片。因此，

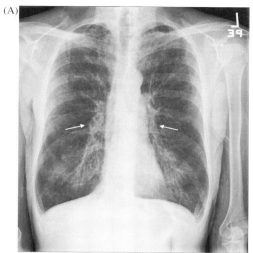

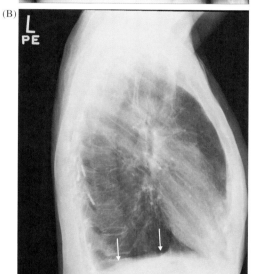

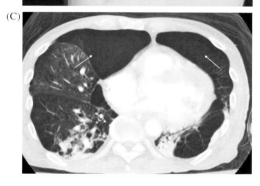

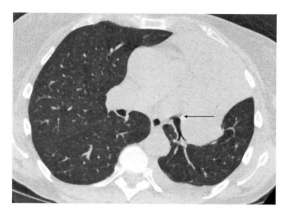

• **图 2.8**　肺癌。CT 显示左肺上叶肿物，导致左上支气管阻塞（实心黑色箭头）。该肿物导致远端肺通气受阻，导致阻塞性肺不张和相应肺塌陷。肿物活检证实该患者患有鳞状细胞癌

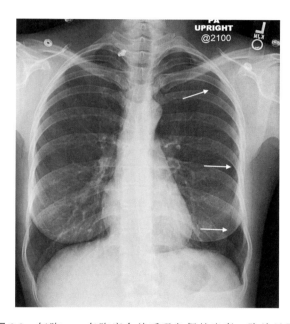

• **图 2.9**　气胸。一名胸痛合并呼吸急促的患者，胸片显示左侧气胸。当空气进入胸膜腔时，脏胸膜和壁胸膜分离。随着胸膜腔压力的增加，肺部塌陷，胸部 X 线片上显示脏胸膜与肺部外轮廓一致，形成不透光的细线（实心白色箭头）。此外，可见胸腔外周无肺纹理，而是充满空气的透光区

• **图 2.7**　慢性阻塞性肺疾病。（A）肺部过度充气，血管可见度降低。此外，肺动脉凸出（实心白色箭头）提示可能存在肺动脉高压；（B）胸膜腔内压增加导致的膈肌变平（实心白色箭头）；（C）另一名患者的 CT 显示慢性阻塞性肺疾病的晚期破坏性变化，其中正常肺实质被薄壁而充满空气的肺大疱取代（实心白色箭头）

直立 X 线片可见的典型的胸膜腔顶端气体聚集可能无法显示。在这种情况下，需要患者侧卧位，可疑气胸侧在上，再行胸部 X 线检查以进行全面评估。

在创伤情况下，当听诊未及呼吸音时，应怀疑张力性气胸。如果胸腔内压力足够大，会压迫下腔静脉等重要结构，影响静脉血回流到心脏，可导致血流动力学不稳定。张力性气胸需要使用针头紧急减压治疗，不能被影像学检查延误。如果有紧急治疗前的 X 线片，则可见胸部可移动结构（心脏和纵隔）向健侧偏移。

胸腔积液

液体也可以填充脏胸膜和壁胸膜之间的空间。在正常生理条件下，壁胸膜的肺毛细血管床每天产生上百毫升的胸腔积液，然后被脏胸膜和淋巴管吸收。如果液体的产生多于吸收，则会产生胸腔积液。胸腔积液分为漏出性（血管内静水压升高或渗透压降低）和渗出性（炎症导致）。抽取样本，并根据 Light 标准来分析，可以判断胸腔积液的类型[10]。影像学检查有助于确认胸腔积液的产生或消减（图 2.10）。常规 X 线和 CT 检查可用于检测胸腔积液，但对于需要在视频引导下行胸膜腔穿刺术的呼吸功能不全患者，超声检查是一种特别有价值的手段。

血管系统

胸部血管解剖

胸腔内的血管系统很复杂，体循环和肺循环在此汇合于心脏。本章不讨论心脏解剖，但将简要复习胸部血管系统的其他组成部分以及一些常见的胸部血管系统影像学异常[11]。

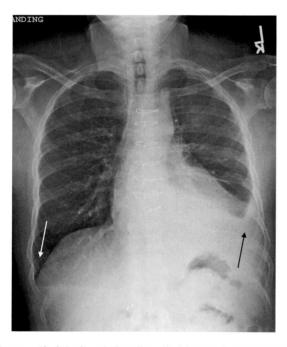

● 图 2.10　胸腔积液。这张正位 X 线片提示左侧胸膜腔下部可见液体（黑色实线箭头），左侧肋膈角变钝，形成一个半月征的 U 形液面。右侧肋膈角清晰锐利（实心白色箭头）。半月征提示了左侧出现胸腔积液，其形成是因为胸膜腔内液体的黏附力与肺的弹性回缩力的相互作用。此外，还可通过此片看到正中胸骨切开、冠状动脉旁路移植术和胆囊切除术的术后变化

主动脉起源于左心室，左、右冠状动脉是这根大血管根部的第一分支。然后主动脉向上、向后、向左走行为升主动脉、主动脉弓和降主动脉，最后通过膈主动脉裂孔进入腹部。对于大多数人来说，主动脉弓产生无名脉（分支为右锁骨下动脉和右颈总动脉）、左颈总动脉和左锁骨下动脉。锁骨下动脉继续分支为双侧椎动脉、甲状腺颈干、乳内动脉（常在冠状动脉旁路移植术中自体移植用）和肋颈干。主动脉弓分出锁骨下分支后，演变为降主动脉，进一步延伸到胸壁和内脏系统。壁支包括肋间后动脉、肋下动脉和膈上动脉；内脏分支包括心包膈脉、纵隔动脉、食管动脉和支气管动脉。相比肺动脉（其主要作用是气体交换），支气管动脉是将营养物质输送到肺组织的主要途径。

下腔静脉接收来自膈下器官的乏氧血，并从下方进入右心房。左右头臂静脉汇合形成无瓣膜的上腔静脉（SVC），接收心脏、肺以及膈肌上方器官的缺氧血，并从上方进入右心房。奇静脉-半奇静脉系统有相当大的解剖变异性，并在下腔静脉和上腔静脉之间形成一个侧支系统，引流胸腹壁、纵隔和胸腔后的静脉血。

在肺动脉系统中，左右肺动脉起源于右心室，经肺动脉干向周围走行，直至终端分支，将乏氧血输送至肺泡壁的毛细血管，进行气体交换。之后，肺静脉系统再将氧合血输送回心脏，经左、右上肺静脉和下肺静脉进入左心房[12]。

胸主动脉瘤

当血管扩张超过其原始大小的 50% 时，就形成了动脉瘤。如果异常扩张包含所有三层血管壁（内膜、中膜和外膜），则定义为真动脉瘤。当涉及的层数少于三层时，会产生假性动脉瘤。动脉粥样硬化是导致动脉瘤的最常见病因，高血压可进一步加重动脉瘤。

因为大多数患者没有症状，胸主动脉瘤通常是偶然发现的。胸腔内，升主动脉的最大直径通常小于 3.5 cm，降主动脉的最大直径通常小于 3 cm。虽然 X 线片可以显示主动脉异常增大，但增强 CT 是诊断胸主动脉瘤的标准。胸主动脉瘤的诊断标准为血管扩张（梭形或囊状）大于 4 cm。如果胸主动脉直径超过 5 cm 或以每年超过 1 cm 的速度生长，建议接受手术治疗[2]。

胸主动脉夹层

如果一名患者胸痛并放射至背部，既往有外伤史、动脉粥样硬化病史，或较少见的结缔组织病史、未经治疗的梅毒病史，鉴别诊断应考虑胸主动脉夹层。特别是在发生减速型创伤时，主动脉固定的部分（心脏、主动脉韧带等）可能会发生内层撕裂。主动脉夹层产生后，如果夹层位置处于主动脉根部或瓣膜区域，或夹层导致了主动脉破裂，可能会迅速产生致命的后果。

常规 X 线检查常显示为"纵隔增宽"，但仅凭胸部 X 线片不足以确诊。对于胸主动脉夹层，增强 CT 的敏感性和特异性更高。增强 CT 可发现内膜瓣的存在，内膜瓣可导致血管腔内的充盈异常，提示形成了真腔或假腔（图 2.11）。对于升主动脉夹层，由于主动脉根部分支的冠状血管的血运受阻，可能同时会出现心肌梗死。一般来说，升主动脉夹层（Stanford A 型）需要手术治疗，而降主动脉夹层（Stanford B 型）可以通过调整血压及药物治疗控制。

肺栓塞

对于出现胸膜炎性胸痛和（或）呼吸困难的患者，如果合并有近期手术史、癌症病史或活动受限史，应考虑诊断肺栓塞（pulmonary embolism，PE）。大多数栓子由骨盆或下肢深静脉的血栓发展而来，并移行到肺循环。如前所述，肺部接受来自肺动脉和支气管动脉系统的双重血供，故肺梗死很少见，但如果血栓大到足以阻塞远端的肺组织的血运时，也有可能发生。肺栓塞还可能导致肺动脉压升高，在几分钟到几小时内导致右心衰竭。

对于肺栓塞来说，胸部 X 线片的诊断敏感性较低，可能的影像学表现有：因栓塞导致的外周楔形磨玻璃影（Hampton's hump，驼峰征）、因栓塞导致远端肺血容量降低而出现的透光性增加（Westermark 征）、肺动脉充血（knuckle 征）。对于肾功能较差和不能耐受造影剂的患者，可以行通气 - 灌注扫描以排除肺栓塞。肺血管造影 CT 已成为诊断肺栓塞的标准[2]，增强的肺血管内充盈缺损可考虑为肺栓塞（图 2.12）。依据栓塞的严重程度和患者的症状，应及时给予抗凝或溶栓治疗，以防出现严重后果。

食管

食管解剖

食管的功能是将摄入物从下咽部转移到胃部。骨骼肌的随意运动有助于让食物或液体通过食管，而食管括约肌的不随意收缩和松弛相结合，将食团推入胃中。食管的前面为气管，后面为椎体，向下穿过膈食管裂孔，终止于胃食管交界处。气管和食管的关系复杂，即使在直视下也容易混淆。气管插管或放置胃 / 肠营养管时，可能会置入错误的位置。这些操作后应行影像学检查，以确认气管导管的位于隆突上方，而胃 / 肠营养管位于膈肌下方的胃 / 肠管内（图 2.13）。

食管裂孔疝

食管裂孔疝分为滑动型裂孔疝（最常见）和食管

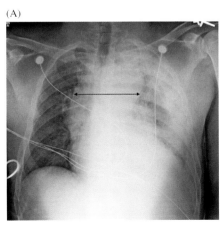
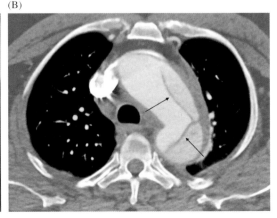

(A)　**(B)**

● **图 2.11**　胸主动脉夹层。（A）胸片显示纵隔增宽（黑色双箭头），这常常是胸主动脉夹层的特征，但此表现很少能在胸部 X 线片上看到；（B）另一位患者的 CT 显示胸主动脉内存在内膜瓣（黑色实线箭头）。因为夹层涉及的位置是降主动脉弓，符合 Stanford B 型。假腔是血液流入血管壁中层而形成的，真腔的尺寸通常比假腔小

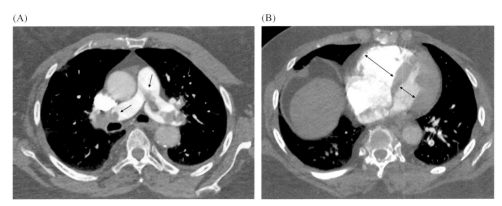

● **图 2.12** 肺栓塞。（A）血管造影 CT 的轴向切片显示了增强的肺动脉内的部分性充盈缺损和完全性充盈缺损（实心黑色箭头）；（B）在同一检查中，相比左心室，右心室尺寸增大（双黑色箭头）。这些发现符合大面积肺栓塞导致的右心功能下降

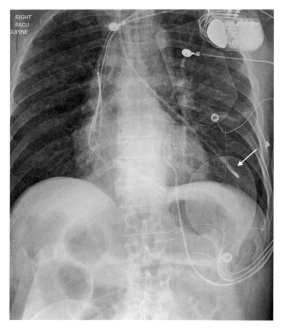

● **图 2.13** 胃 / 肠营养管位置不正确。胃 / 肠营养管应该位于膈下，在胃中或在小肠中。放置胃 / 肠营养管后，应通过 X 线片确认其位置。该患者的胃肠管意外被放置在了左支气管 / 肺内（实心白色箭头），需要重新调整位置

旁疝。对于滑动型裂孔疝，胃食管交界处位于膈肌上方。相比之下，食管旁疝的胃食管交界处仍位于膈肌水平或膈下，而部分胃通过膈食管裂孔向上移行到靠近食管的位置（图 2.14）。由于患者大多没有症状，裂孔疝通常是偶然发现的。然而，由于此时胃酸更容易返流入食管，患者可能有胃食管反流性疼痛的主诉。

食管癌

　　食管缺少浆膜层且富含淋巴网络，导致许多食管癌患者在诊断时就已经出现转移，预后较差。主要病理类型包括鳞状细胞癌和腺癌。有长期吸烟或饮酒史的患者患食管鳞状细胞癌的风险增加。对于食管腺癌，正常食管鳞状上皮细胞化生转化为柱状上皮细胞导致产生癌前病变——巴雷特食管。慢性胃食管反流造成的反复侵蚀使其最终发展为恶性肿瘤。随着病情进展，患者会出现吞咽困难和吞咽痛加重，最初是吞咽固体食物，最后发展到吞咽液体。对于主诉这些症状的患者，钡剂食管造影通常是初步评估的首选检查

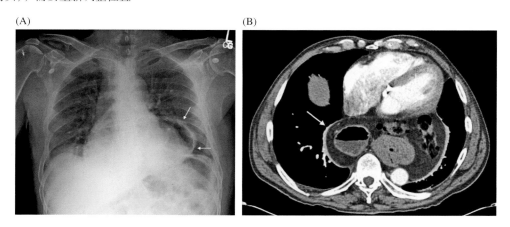

● **图 2.14** 食管裂孔疝。（A）胸部 X 线片可见心脏后部阴影，内部透光度增高，可见气液平面（实心白色箭头）；（B）CT 证实是胃和小肠向上移行到胸腔，在膈肌上方和心脏后方形成了一个大型疝（实心白色箭头）

（图 2.15），但最终确诊需要内镜下直接检查并进行标本取样。

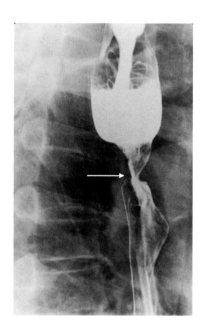

● **图 2.15**　食管癌。钡剂食管造影提示食管腔轮廓不规则。环状狭窄（实心白色箭头）导致了食管近端扩张和食管内容物阻塞。这些发现提示食管癌的可能，并最终通过内镜下直视检查和组织活检确诊

小结

本章可作为了解常见胸部疾病及其相关影像学表现的基础。围术期影像学检查可以帮助我们深入了解患者个体的胸部解剖结构、潜在的病理变化，为制定术前计划提供重要信息。所有医务工作者都应了解并沟通这些检查信息，以优化患者的围术期管理。

参考文献

1. Kamel KS, Lau G, Stringer, MD. In vivo and in vitro morphometry of the human trachea. *Clin Anat.* 2009;22(5):571–579.
2. Herring W. *Learning Radiology: Recognizing The Basics.* 3rd ed. New York: Elsevier; 2016.
3. Pollart SM, Compton RM, Elward KS. *Am Fam Physician.* 2011;84(1):40–47.
4. Kemp SV, Polkey MI, Shah PL. The epidemiology, etiology, clinical features, and natural history of emphysema. *Thorac Surg Clin.* 2009;19(2):149–158. doi:10.1016/j.thorsurg.2009.03.003
5. Lumb A, Biercamp C. Chronic obstructive pulmonary disease and anaesthesia. *Cont Ed Anaesth Crit Care Pain.* 2014;14(1):1–5.
6. Bartlett JG, Dowell SF, Mandell LA, et al. Practice guidelines for the management of community-acquired pneumonia in adults. *Clin Infect Dis.* 2000;31:347–382.
7. Bramson RT, Griscom NT, Cleveland RH. Interpretation of chest radiographs in infants with cough and fever. *Radiology.* 2005;236(1):22–29.
8. Purvey M, Allen G. Managing acute pulmonary oedema. *Austr Prescrib.* 2017;40(2):59–63. doi:10.18773/austprescr.2017.012
9. MacMahon H, Naidich DP, Goo JM, et al. Guidelines for management of incidental pulmonary nodules detected on CT Images: from the Fleischner Society 2017. *Radiology.* 2017;284(1):228–243.
10. Light RW. Clinical practice: pleural effusion. *N Engl J Med.* 2002;346(25):1971–1977.
11. Patel AA. Thoracic vascular anatomy: a brief review. *J Vasc Interv Radiol.* 2014;13(2):P318–P321.
12. Kandathil A, Chamarthy M. Pulmonary vascular anatomy & anatomical variants. *Cardiovasc Diagn Ther.* 2018;8(3):201–207. doi:10.21037/cdt.2018.01.04.

第3章

单肺通气生理学

Geetha Shanmugam，Raymond Pla

武林鑫 译 | 张国华 闫 琦 审校

简介

大多数胸科麻醉需要患者侧卧位进行单肺通气（one-lung ventilation，OLV），以提供最佳的手术条件。通过双腔支气管导管或支气管封堵器实现 OLV 后，可选择性地阻断一侧肺的通气，而保留该侧肺的灌注。这样将会导致从右向左的肺内分流，体循环的去氧血未经肺内氧合又返回到体循环。因此，预防选择性单肺通气引起的持续性低氧血症需要深入了解单肺通气生理学。

通气 / 灌注的关系

通气指空气从肺部进出，灌注指血液流经肺泡毛细血管。两者都是氧气进入血液和二氧化碳排出血液所必需的。在生理条件下，通气量和灌注量相互匹配，以实现最佳的气体交换。然而，通气量和灌注量会由于在肺部所处部位不同而不同。

灌注情况随着重力梯度的变化而变化，越受重力依赖的区域灌注越多。灌注受到肺动脉压力、肺泡压力和肺静脉压力的复杂相互作用的影响。这种关系最初由 West 和 Dollery 描述，他们将肺分为三个不同区域（图 3.1）[1]。

1 区是肺受重力依赖最小的区域，肺泡压等于大气压，肺动脉压低于大气压而高于肺静脉压（$P_{alv} > P_{art} > P_v$）。由于肺泡压最大，导致肺血管受压塌陷，1 区灌注缺失。当通气肺泡无灌注时称为"无效腔"。虽然在正常生理条件下 1 区一般较小，但在肺动脉压降低（如低血容量和出血）和肺泡压增加（如正压通气）的情况下，1 区可增大。

2 区为肺动脉压升高并超过肺泡压的区域（$P_{art} > P_{alv} > P_v$）。肺血流重建，气体交换也重建。大多数肺泡属于这个通气和灌注匹配良好的区域。

3 区是肺受重力依赖最大的区域，在这个区域的肺静脉压超过肺泡压（$P_{art} > P_v > P_{alv}$）。由于血管压力远大于肺泡压，3 区的肺泡通气非常少。无通气而有灌注被称为"分流"。West 提出的这个分区概念以及肺泡压、肺动脉压和肺静脉压之间的关系适用于静态直立肺。虽然只是一种简化，但却是理解肺灌注分布的一个很好的切入点。

为了解通气的动态特性，有必要讨论胸膜腔内压和顺应性问题。肺尖倾向于向内塌陷，使上胸部产生非常大的胸膜腔负压。然而，肺底部往往向外膨胀，产生较小的胸膜腔负压。胸膜腔内压与跨肺压、肺泡压的关系可以描述为 $P_{跨肺} = P_{肺泡} - P_{胸膜}$。当肺泡压在整个肺内均匀一致时，在靠近肺底位置的胸膜腔内压增加，从而降低了跨肺压。这反过来使得肺底部肺泡顺应性增加。

顺应性是指每单位压力变化时肺组织单位体积的变化，$C = \Delta V / \Delta P$。顺应性好的组织用很少的压力就能膨胀，而顺应性差的组织需要非常高的压力。非重力依赖性肺泡往往处于体积最大的状态而相对顺应性

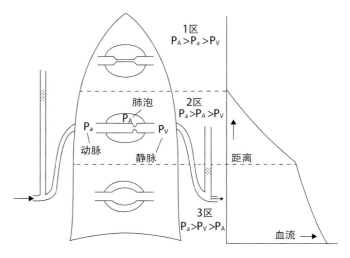

● 图 3.1　West 肺分区：肺局部血流分布区

引自 West JB，Dollery CT，Naimark A. Distribution of blood flow in isolated lung；relation to vascular and alveolar pressures. *J Appl Physiol*. 1964；19：713-724.

差。另外，重力依赖性肺泡受到挤压，体积变小，但顺应性更好，因此肺泡通气占比更高[2]。肺顺应性受患者体位、胸壁活动受限和全身麻醉的影响而变化[3]。肺顺应性的改变在胸科手术期间的通气变化中起着重要作用。

肺泡通气和灌注失调在围术期很常见。有灌注而无通气被称为分流，有通气而无血流被称为"无效腔"。虽然存在绝对无效腔和分流，但通气减少或血流减少的区域更常见，它们分别被称为"相对分流"和"相对无效腔"。一定程度的分流是无法避免的；出现"解剖分流"或"静脉血掺杂"是由于自支气管、胸膜和心最小静脉循环的去氧血与肺动脉血混合从而降低其氧浓度。在正常的自主呼吸患者中，这占心输出量的 1% ~ 2%[4]。然而，在全身麻醉下侧卧位时，静脉血掺杂大约占心输出量的 10%[5]。

通气和灌注失调导致气体交换和氧合减少。在胸科手术中，通气 / 灌注（V/Q）关系受到多种因素的干扰，包括全身麻醉诱导、侧卧位、OLV 和开胸。我们将更深入地探讨其中每一个因素的影响。

清醒状态

在清醒、自主呼吸的患者中，通气和血流匹配良好。在站立状态下时，重力依赖性肺泡较非重力依赖性肺泡通气和灌注更好。这种情况也发生在侧卧位。由于重力作用，下侧肺泡的灌注更多，由于肺泡顺应性更好，下侧肺泡的通气也增加，同时侧卧位时下半横膈会向头侧移动，使其收缩更有效[6]。因此，在清醒状态下，尽管体位发生变化，V/Q 仍能保持不变。

全身麻醉

全身麻醉诱导使用神经肌肉松弛药会使膈肌和呼吸肌张力降低，进而减少肺扩张并导致肺不张。功能残气量下降 15% ~ 20%[7]。

大多数胸科手术是在侧卧位下进行的，以获得最佳的手术视野。一旦病人转向侧卧，松弛的膈肌就会被腹部内容物推到更高的位置。此外，纵隔的重量和坚硬的体位垫会进一步阻碍重力依赖侧（下侧）肺的扩张，导致下侧肺功能残气量下降 35%[8]。而对非重力依赖侧（上侧）肺的限制要小得多，其通气更好。这会导致 V/Q 失调，因为下侧肺的灌注依然是增加的。

开胸和单肺通气

开胸时，如果术侧肺没有塌陷，它可能会从切口处膨出。OLV 将通气转移到已经接受更多灌注的下侧肺，以改善下侧肺的 V/Q 失调，但代价是上侧肺出现大量肺内右向左分流。侧卧位时，上侧肺血流约占心输出量的 40%，其中解剖分流占 5%。当存在选择性肺塌陷和低氧性肺血管收缩（HPV）的情况下，流向上侧肺的血流量可减少一半，即仅占 35/2=17.5% 的心输出量。由于每侧肺的解剖分流为 5%，双侧为 10%，因此 OLV 期间总分流量约占心输出量的 27.5%。这导致在吸氧浓度（FiO$_2$）为 100% 时的 PaO$_2$ 仅达到 150 mmHg。由于大部分心输出量直接流向下侧肺，因此必须注意最大限度地增加其通气以改善 V/Q 和氧合[9]。

通气 / 灌注的影响因素

低氧性肺血管收缩

HPV 会减少缺氧肺组织的灌注。关于 HPV 的研究已有很多。低氧分压触发细胞级联反应，导致细胞内钙浓度增加和平滑肌收缩增加，尤其见于最小的肺动脉[10]。HPV 的程度与缺氧程度和缺氧肺组织的量均成正比。当 30% ~ 70% 的肺组织缺氧时，HPV 程度最高[10,11]。HPV 是双相的，早期反应在 OLV 开始后的几秒钟内开始，并在 20 ~ 30 min 达到峰值，延迟反应在 2 h 后达到峰值[12]。这使上侧肺的总分流减少 40% ~ 50%，因此身体能够耐受 OLV[11]。抑制 HPV 从而加剧分流的因素包括过高或过低的肺动脉压、低碳酸血症、过高或过低的混合静脉血氧分压、血管扩张剂的使用、肺部感染，以及使用最低肺泡有效浓度（MAC）值高的吸入麻醉药[6]。引起通气侧肺缺氧和肺血管收缩的因素包括高气道压、低吸入气氧浓度（FiO$_2$）和内源性呼气末正压（auto-PEEP），血流被转向非通气侧肺，并增加分流[6]（表 3.1）。虽然包括阿米三嗪、吸入麻醉剂一氧化氮和前列腺素 E$_1$ 在内的许多药物已经被研究用于改变 HPV，但目前尚无临床有效性证据[13-15]。

体位

OLV 期间患者的体位会对 V/Q 失调的程度产生显著的影响，进而影响氧合。侧卧位是大多数胸科手术的首选体位，由于它最大限度地增加下侧通气侧

表 3.1　影响 HPV 的因素

增加 HPV 的因素	降低 HPV 的因素
低氧	吸入麻醉药
酸中毒	碱中毒
高碳酸血症	低碳酸血症
血管收缩药	血管扩张药：硝普钠、硝酸甘油、钙通道阻滞剂、β 受体激动剂
	肺感染
	过高或过低的肺动脉压
	过高或过低的混合静脉血氧分压

肺的灌注，与其他任何体位比较，其 V/Q 失调最小。此外，如果患者在侧位时处于反头低足高体位，则下肺的灌注会更多。少部分胸科手术是在仰卧位进行的，如交感神经切除术和胸壁切除术。这时因重力所致的血液再分配减少，导致塌陷侧肺的血流比侧卧位时大得多，使分流比率增加[16]。尽管罕见，但有时胸科手术需要俯卧位，如某些微创食管切除术。俯卧位时，肺顺应性得到改善。但由于没有重力所致的血液再分配，OLV 时分流和低氧血症比侧卧位时更严重[16]。

其他影响因素

一些其他手术和患者相关因素也会影响 OLV 期间的氧合。手术牵拉可以增加非通气侧肺的肺血管阻力，但矛盾的是，在这种操作过程中释放的血管活性物质可能会导致血管扩张并对抗 HPV[17]。此外，外科结扎手术侧肺血管会减少血流量，从而减少分流比率[17]。

不同侧肺塌陷会对 V/Q 失调产生不同程度的影响。右肺较大，血流量占心输出量的 10% 以上，因此右肺塌陷时分流比率更大[18]。将低心排血量恢复到正常值后可改善氧合。然而，高心输出量时 PvO_2 增加和 HPV 减少，反而导致分流比率增加和氧合更差[19,20]。

应对缺氧的策略

在 OLV 期间，即使尽一切努力将分流程度降至最低，V/Q 失调也是不可避免的。这种 V/Q 失调对不同患者氧合的影响程度不同。胸科手术中的低氧血症定义为当 FiO_2 为 100% 时，血氧饱和度仍低于 85% ~ 90%，或 $PaO_2 < 60$ mmHg[21]。5% ~ 10% 的

患者会发生这种情况，持续时间不超过几分钟，而且肺功能正常的患者通常能很好地耐受[22]。

如果低氧血症严重、持续或发生在肺功能受损的患者中，则应采取以下措施来解决该问题。首先，应确保患者生命体征平稳。FiO_2 应增加至 100%，任何非紧急操作应暂时停止，恢复双肺通气，直到氧合改善。氧饱和度降低的最常见原因是双腔支气管导管或支气管封堵器位置不当，因此一旦患者稳定下来，应使用纤维支气管镜确认导管位置是否正确。其次，应最大限度地提高通气侧肺的通气，改善 V/Q。包括吸引分泌物、膨肺、增加通气侧肺 PEEP。同时，也可以启动改善非通气侧肺氧合的操作。包括窒息性氧合技术，即用辅助导管向非通气侧肺输送低流量氧气，或向非通气侧肺进行持续气道正压或间歇性正压通气，但这些操作很可能干扰手术视野的暴露。最后，可以钳夹非通气侧肺的主肺动脉以停止分流，但这将导致右心后负荷急剧增加。当没有其他途径能够获得足够的氧合时，体外膜肺氧合可以作为最后手段来保证胸科手术患者的氧合[12]。

在胸科手术中，麻醉诱导、侧卧位和选择性肺通气，都可使 V/Q 关系发生变化。了解单肺通气生理学有助于对低氧血症的处理。

致谢

作者感谢 Yani Papanikos 和 John Mekail 对本章的贡献。

参考文献

1. West JB, Dollery CT. Distribution of blood flow and the pressure-flow relations of the whole lung. *J Appl Physiol*. 1965;20(2):175–183.
2. Milic-Emili J. Regional distribution of gas in the lung. *Can Respir J*. 2000;7(1):71–76. doi:10.1155/2000/768271.
3. Bartz RR, Moon RE. Physiology of One Lung Ventilation. In: Barbeito A, Shaw AD, Grichnik K, eds. *Thoracic Anesthesia*: New York: McGraw-Hill Professional; 2011: 45–62.
4. Jaeger JM, Titus BJ, Blank RS. Essential anatomy and physiology of the respiratory system and the pulmonary circulation. In: Slinger PD, Blank RS, Campos J, Lohser J, McRae K., eds. *Principles and Practice of Anesthesia for Thoracic Surgery*. Cham, Switzerland: Springer; 2019: 65–92.
5. Neustein SM, Eisenkraft JB, Cohen E. Anesthesia for thoracic surgery. In: Barash PG, ed. *Clinical Anesthesia*. 6th ed. New York: Wolters Kluwer; 2009: 1042.
6. Butterworth JF, IV, Mackey DC, Wasnick JD. Anesthesia for thoracic surgery. In: *Morgan & Mikhail's Clinical Anesthesiology*. 6th ed. New York: McGraw-Hill; 2018: 533–581.
7. Wahba RW. Perioperative functional residual capacity. *Can J Anesth*. 1991;38(3):384–400.
8. Chang H, Lai-Fook SJ, Domino KB, et al. Ventilation and perfusion distribution during altered PEEP in the left lung in the left lateral decubitus posture with unchanged tidal volume in dogs. *Chin J Physiol*. 2006;49(2):74–82.
9. Benumof JL. Isoflurane anesthesia and arterial oxygenation during one-lung ventilation. *Anesthesiology*. 1986;64:419–422.
10. Weir EK, Lopez-Barneo J, Buckler KJ, Archer SL. Acute oxygen sensing mechanisms. *N Engl J Med*. 2005;353(19):2042–2055.
11. Lumb AB, Slinger P. Hypoxic pulmonary vasoconstriction: physiology and anesthetic implications. *Anesthesiology*. 2015; 122(4):932–946.
12. Campos JH, Feider A. Hypoxia during one-lung ventilation—a review and update. *J Cardiothor Vasc Anesth*. 2018;32(5): 2330–2338.
13. Bermejo S, Gallart L, Silva-Costa-Gomes T, Valles J, Aguillo R, Puig MM. Almitrine fails to improve oxygenation during one-lung ventilation with sevoflurane anesthesia. *YJCAN*. 2014;28(4):919–924.

14. Rocca GD, Passariello M, Coccia C, et al. Inhaled nitric oxide administration during one-lung ventilation in patients undergoing thoracic surgery. *J Cardiothor Vasc Anesth.* 2001;15(2):218–223.

15. Della Rocca G, Coccia C, Pompei L, et al. Inhaled aerosolized prostaglandin E1, pulmonary hemodynamics, and oxygenation during lung transplantation, *Minerva Anesthesiol* 2008;74(11):627–633.

16. McLean SR, Lohser J. Physiology of the lateral decubitus position, open chest, and one-lung ventilation. In: Slinger PD, Blank RS, Campos J, Lohser J, McRae K, eds. *Principles and Practice of Anesthesia for Thoracic Surgery.* Cham, Switzerland: Springer; 2019: 93–103.

17. Szegedi LL. Pathophysiology of one-lung ventilation. *Anesthesiol Clin N Am.* 2001;19(3):435–453.

18. Slinger P, Suissa S, Triolet W. Predicting arterial oxygenation during one-lung anesthesia. *Can J Anesth.* 1992;39:1030–1035.

19. Benumof JL, Wahrenbrock EA. Blunted hypoxic pulmonary vasoconstriction by increased lung vascular pressures. *J Appl Physiol.* 1975;38(5):846–850.

20. Malmkvist G, Fletcher R, Nordström L, Werner O. Effects of lung surgery and one-lung ventilation on pulmonary arterial pressure, venous admixture and immediate postoperative lung function. *Brit J Anaesth.* 1989;63(6):696–701.

21. Inoue S, Nishimine N, Kitaguchi K, Furuya H, Taniguchi S. Double lumen tube location predicts tube malposition and hypoxaemia during one lung ventilation. *Brit J Anaesth.* 2004;92(2):195–201.

22. Karzai W, Schwarzkopf K. Hypoxemia during one-lung ventilation. *Anesthesiology.* 2009;110: 1402–1411.

第4章

支气管镜解剖

Geoffrey D. Panjeton, W. Kirk Fowler, Hess Panjeton, Yi Deng, Jeffrey D. White

武林鑫 译 | 张国华 孙 亮 审校

简介

借助知识、技能和效率来定位、导航肺部系统对安全实施胸科麻醉至关重要。随着胸部和肺介入技术的不断进步,具备识别关键标志和解剖结构的能力对于推动胸科手术、制定个性化的麻醉计划和提供适当的麻醉护理是必要的。本章将重点介绍气管和支气管的正常解剖,以及在繁忙的胸科麻醉实践过程中可能出现的重要解剖和病理变异。气管支气管解剖的主要特征见表4.1。

基础解剖

麻醉医生进入肺的视角从喉和声带开始。图4.1是通过纤维支气管镜拍摄的声带图像。

纤维支气管镜越过声带后,进入气管。气管由软骨和肌肉构成,从环状软骨以下延伸到隆突(图4.2),而隆突是两条主支气管的起始部位[1]。图4.3提供了支气管系统的概述,以及相应的纤维支气管镜图像。图4.4展示了相应解剖结构在胸片上的所在位置。

气管

气管主要发挥维持通气和清除呼吸道分泌物的功能[2]。它是一个长的管状结构,始于声带以下,并向尾侧延伸至上纵隔(图4.5)。其位置在食管前部和主动脉弓后部。成人声带到气管隆突的平均距离为12 cm[3]。气管由16 ~ 22个C形透明软骨环组成。这些环在前面和侧面可见[1],后面由气管肌支撑的纤维结缔组织连接,气管肌可通过其纵向纹理识别[3,4]。气管通常位于人体中线,尽管在一些患者中,当气管接近主动脉弓水平时,它可能会稍微向右侧移位[1]。当存在主动脉粥样硬化、高龄、甲状腺肿大以及慢性阻塞性肺疾病(chronic obstructive pulmonary disease, COPD)时,这种位移可能会增加[3]。气管在向后进

表4.1	气管支气管解剖的主要特征
结构	主要特征
气管	• 前外侧有16 ~ 22个C形软骨环 • 软骨环后部由含有纵向条纹的气管肌支撑的纤维结缔组织连接 • 通常位于中线,但可能因主动脉弓而向右移位。由于主动脉粥样硬化、高龄、甲状腺肿大以及慢性阻塞性肺疾病,移位的可能性会增加 • 近端气管表浅,然后进一步向后延伸,在向下延伸至近隆突时变窄 • 成年男性的直径通常为19.5 ~ 22 mm,成年女性为17.5 ~ 19 mm。环状软骨水平最窄,男性为17 mm,女性为13 mm • 声带到气管隆突的平均距离为12 cm
隆突	• 前方位于胸骨角,后方位于T5椎体水平 • 右主支气管偏竖直走向(气管夹角约为25°),左主支气管偏水平走向(气管夹角约为45°) • 从隆突到右上肺支气管分支处的平均距离为男性2 cm,女性1.5 cm • 隆突至左上肺和左下肺分支处的平均距离为男性5 cm,女性4.5 cm
右肺	• 右肺上叶支气管是右主支气管的第一个分支支气管 • 右肺上叶支气管分为尖段、前段和后段 • 右主支气管的剩余部分延伸为中间支气管 • 中间支气管继续分为: 　◦ 右肺中叶支气管:分为内侧段和外侧段 　◦ 右肺下叶支气管:分为上段、前底段、内侧底段、外侧底段和后底段
左肺	• 左肺上叶支气管分为上肺段和下肺段,上肺段由尖后段和前段组成,下肺段(舌段)由上舌段和下舌段组成 • 左肺下叶支气管分为上段、前内侧底段、外侧底段、后底段

入上纵隔之前,在颈部浅表通过。当到达远端接近隆突时,会稍微变窄[1]。成年男性的气管平均直径为19.5 ~ 22 mm,成年女性的平均直径为17.5 ~

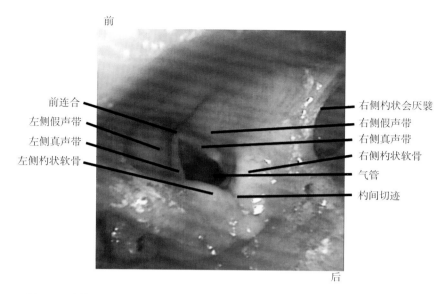

● 图 4.1　声带和杓状软骨的纤维支气管镜图像

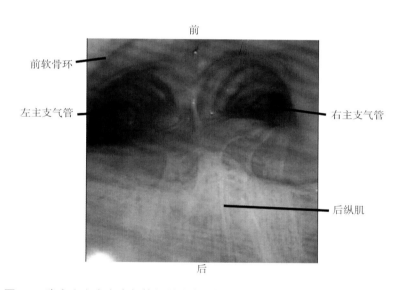

● 图 4.2　隆突和左右主支气管的纤维支气管镜图像

19 mm[1,3]。成人气管最窄的部分出现在环状软骨水平，男性通常为 17 mm，女性为 13 mm[1,3]。

隆突

　　隆突位于气管远端，前方位于胸骨角水平，后方位于 T5 椎体水平[3]。隆突代表着气道第一个分支点的位置。在隆突水平，气道分成右主支气管和左主支气管。左主支气管偏水平走向，而右主支气管相比于左主支气管走向更垂直；右主支气管与主气管约成 25° 夹角，左主支气管与主气管约成 45° 夹角。此外，右主支气管往往比左主支气管宽[4]。此解剖学特点解释了为什么吸入物更容易通过右主支气管进入右肺。

右肺和支气管解剖

　　正常人的右主支气管会在远端进一步分支，这也是支气管镜检查远端气道的重要标志。在解剖结构正常的个体中，右肺包含三个不同的肺叶：上、中、下肺叶，以及相应的次级支气管或叫肺叶支气管。每个肺叶进一步分为不同支气管肺段；右肺有 10 个肺段（上叶 3 个，中叶 2 个，下叶 5 个）。为了进行解剖学定位，这些肺段的支气管被称为第三级支气管。在肺实质的远端，它们继续分支成直径越来越小的气道，称为细支气管，经过大约 25 次分支（也称为分级），称为终末细支气管，终止于肺泡囊，参与气体交换。

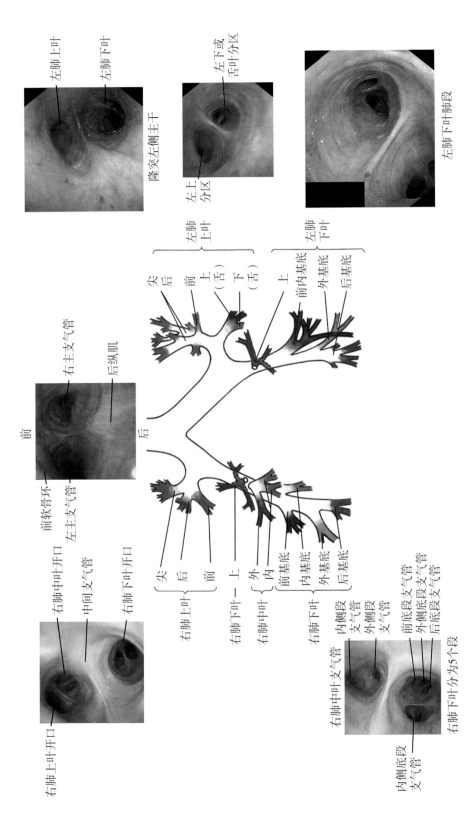

左肺上叶　左肺下叶

隆突左侧主干

左下或舌叶分区

左上分区

左肺下叶肺段

右主支气管

后纵肌

前软骨环

左主支气管

前

后

右肺上叶开口

右肺中叶开口

中间支气管

右肺下叶开口

尖
后
前

左肺上叶

上（舌）
下（舌）

上

前内基底
外基底
后基底

左肺下叶

尖
后
前

右肺上叶

上
外
内

右肺中叶

前基底
内基底
外基底
后基底

右肺下叶

右肺中叶支气管

右肺下叶分为5个小段

内侧段支气管
外侧段支气管

前底段支气管
外侧底段支气管
后底段支气管

内侧底段支气管

● 图 4.3　支气管系统概述及相应的纤维支气管镜图像

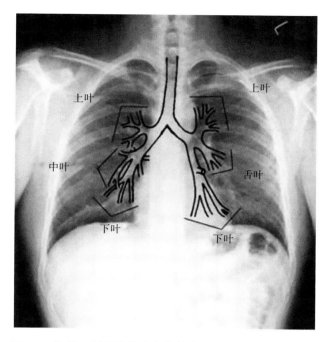

● 图 4.4 胸部 X 线图像伴支气管轮廓图
修改并引自 Atlas of Human Anatomy，7th edition, Plate 208；chest radiograph from Major NM，*A Practical Approach to Radiology*，Philadelphia：Saunders；2006.

男性右肺上叶支气管通常在距离隆突约 2 cm 处从右主支气管分出，此距离在女性约为 1.5 cm。右肺上叶支气管分支成三个肺叶支气管，分别供应右肺尖段、前段和后段。紧邻右肺上叶支气管开口的远侧结构是右侧支气管树所特有的部分。这一部分是右主支气管的延续，通常被称为中间支气管（图 4.6）[2]。在中间支气管的远端，气道分为右肺中叶支气管和右肺下叶支气管。右肺中叶支气管供应外侧段和内侧段（图 4.7）。右肺下叶支气管供应上段、前底段、内侧底段、外侧底段和后底段（图 4.7）。

左肺支气管解剖

左主支气管比右主支气管长，男性约为 5 cm，女性约为 4.5 cm。在左主支气管末端，气道分为左肺上叶支气管和左肺下叶支气管（图 4.8）。通常认为左肺有 8 ~ 10 个支气管肺段，这种差异是因为某些肺段的融合是可变的，但却非常常见。根据目前被广泛认可的 Boyden 分类方案，左肺上叶有 4 个支气管肺段，左肺下叶也有 4 个支气管肺段。相应地，左肺上叶支气管分出上支供应尖后段（由上前段和上后段融合而成）和前段，分出下支（肺舌叶支气管）供应上舌段和下舌段（图 4.9）。同时，左肺下叶支气管供应上段、前内侧底段（由前底段和内侧底节段融合而成）、

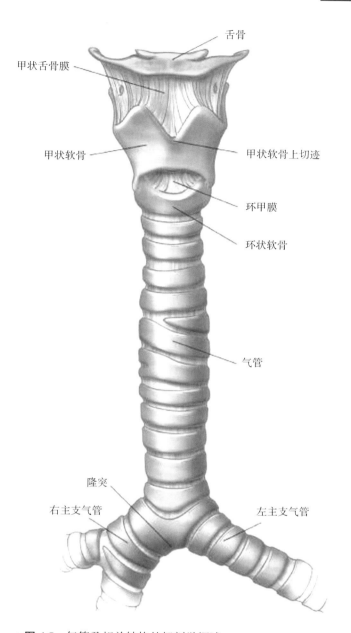

● 图 4.5 气管及相关结构的解剖学概述
修改并引自 Minnich DJ，Mathisen DJ. Anatomy of the trachea，carina，and bronchi. *Thorac Surg Clin*. 2007；17；571-585.

外侧底段和后底段（图 4.10）。

气管和支气管树的血供

颈部气管由甲状腺下动脉供血[2]（图 4.11），隆突和气管由支气管动脉供血[2]（图 4.11）。支气管动脉负责从隆突到终末细支气管，以及神经和淋巴结的血供[3]。在此之外，血液供应通常变异较大，但总体上，左、右主支气管往往由主动脉或肋间动脉分支供血[2,4]。总的来说，支气管循环接收 0.5% ~ 1.5% 的心输出量，一半流向肺实质，一半流向气管和支气

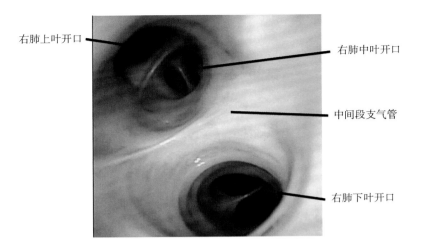

右肺上叶开口 ——— 右肺中叶开口

中间段支气管

右肺下叶开口

● **图 4.6** 右肺近端的纤维支气管镜图像

右肺中叶支气管

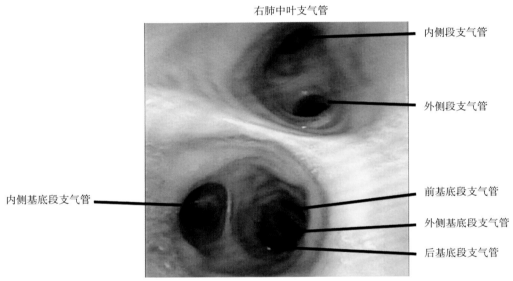

内侧段支气管

外侧段支气管

前基底段支气管

内侧基底段支气管

外侧基底段支气管

后基底段支气管

右肺下叶分为5个段

● **图 4.7** 右肺中、下叶的纤维支气管镜图像

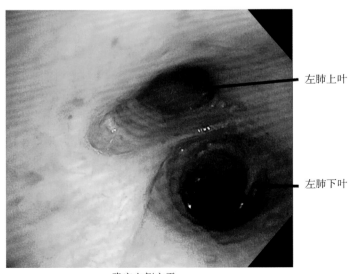

左肺上叶

左肺下叶

隆突左侧主干

● **图 4.8** 隆突左侧主干及左肺上、下叶开口的纤维支气管镜图像

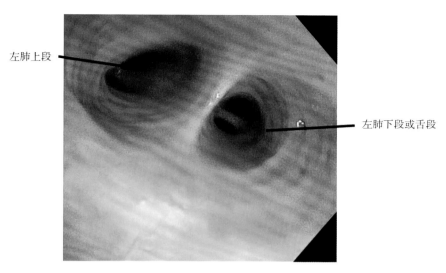

左肺上段

左肺下段或舌段

● **图 4.9**　左肺上段和下（舌）段开口的纤维支气管镜图像

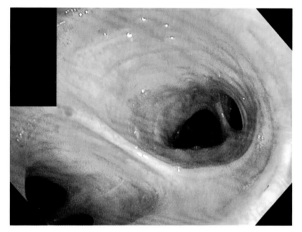

左肺下叶肺段

● **图 4.10**　左肺下叶肺段开口的纤维支气管镜图像

管 [3]。流经支气管小静脉的血汇入气管和大气道的静脉，然后形成支气管静脉。最终，支气管静脉血汇入奇静脉、半奇静脉或副半奇静脉，这些静脉血汇入上腔静脉或左头臂静脉，最后流入右心房 [3]。与所描述的支气管静脉内血液流动路径不同，来自更远端支气管毛细血管的静脉血通过吻合的支气管肺静脉，汇入肺小静脉，最后通过肺静脉流入左心房（图 4.12）[3]。因此，去氧合的支气管毛细血管静脉血与新鲜氧合的血液混合，可造成部分生理分流。尽管在人类尚未开展深入的研究，但动物研究表明，右心房通过支气管静脉接受 25% ～ 33% 的静脉血回流，而左心房通过肺静脉可接受其余 67% ～ 75% 的支气管静脉血回流 [3]。

解剖和病理性变异

纤维支气管镜检查时，经常可见变异的气管支气管树，这在计划行气道操作时非常关键，尤其是在插管、选择性肺隔离、肺切除和肺介入手术等操作中。这些变异源于肺发育过程中所发生的异常，尤其是肺芽数量先天异常或肺芽起源异常。这些变异的发生率的差异很大，研究发现人群中的发生率为 1% ～ 27% [5]。右侧变异更常见，其中最常见的变异是右肺上叶支气管分叉后出现 4 个段支气管 [5,6]。左侧气道中最常见的变异是除了舌段之外，还存在另外的支气管分支，其次是舌段有 3 个开口 [7]。

一种不太常见但与临床相关的变异是气管性支气管，其发生率为 0.1% ～ 3%，通常与其他先天性异常有关，其中许多涉及心脏。"气管性支气管"指的是一种支气管起源异常，通常在气管的右侧壁直接分支出来。有时，这种异常支气管成为整个右上叶肺通气的唯一支气管（由于其与胸科麻醉中猪的支气管解剖结构相似，因此也被称为"猪支气管"）[8]；在其他病例中，它作为额外的支气管供应部分的右上肺叶。在极少数罕见病例中，这种异常支气管在肺实质内成为盲端气道。气管性支气管通常出现在隆突以下 2 cm 以内，但也有报道发现可起源于隆突以上 6 cm [6,8]。气管性支气管具有有重要的临床意义，因为在某些情况下，它们在纤维支气管镜下的表现会令人困惑 [7]。若气管内插管阻塞了未被发现的气管性支气管，可导致节段性肺不张或阻塞性肺炎 [6]。

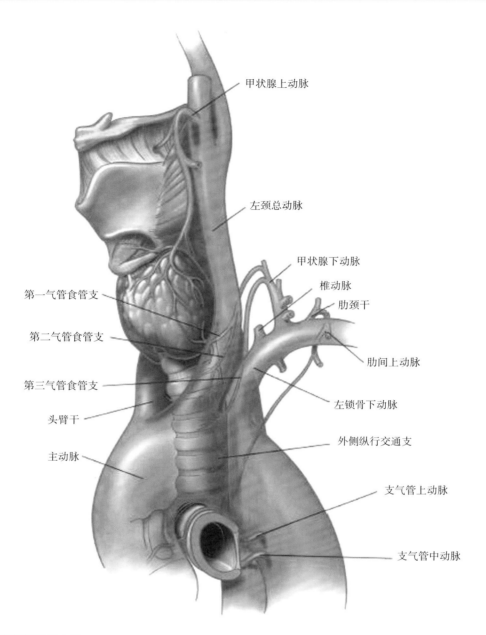

甲状腺上动脉

左颈总动脉

甲状腺下动脉

椎动脉

肋颈干

第一气管食管支

第二气管食管支

肋间上动脉

第三气管食管支

左锁骨下动脉

头臂干

外侧纵行交通支

主动脉

支气管上动脉

支气管中动脉

● **图 4.11**　气管和支气管动脉血供

修改并引自 Minnich DJ，Mathisen DJ. Anatomy of the trachea，carina，and bronchi. *Thorac Surg Clin.* 2007；17；571-585.

　　合并 COPD 的患者往往有接受肺介入手术和肺切除术的需求。在这些患者中，胸内气管环会软化，导致前后径减小，后壁增宽，这通常被称为剑鞘样气管[1]。这种情况是气管支气管软化症（也称气管软化症）的一个例子，可通过纤维支气管镜（被认为是诊断的金标准）以及计算机断层扫描进行诊断。这与临床密切相关，因为这些解剖变化在咳嗽或呼气时导致气管管腔阻塞。气管软化是 COPD[7] 的常见结局，并被认为是 COPD 的病理特征之一。气管软化的其他常见原因包括长期插管、气管损伤、先天性异常、慢性外源性压迫、慢性炎症、感染和其他特发性的病

因[7]。气管软化通常表现为在用力呼气期间，气管横截面直径塌陷超过 50%[7]。

　　如前所述，先天性血管树畸形可导致儿童和成人有症状或无症状的外源性气管软化。由主动脉弓异常引起的气管支气管树血管受压占儿童先天性心脏病的 1.2%[8]。某些血管畸形可在不同位置引起不同程度的气道压迫。例如，无名动脉畸形可表现为气管前中部受压。双主动脉弓可压迫右前和后方远端气管。肺动脉吊带畸形可压迫右前远端气管和右主支气管[9]。

　　大多数先天性病例在患者儿时即被发现。50% ～ 80% 的先天性病例表现为双主动脉弓或右主动脉弓[8]。

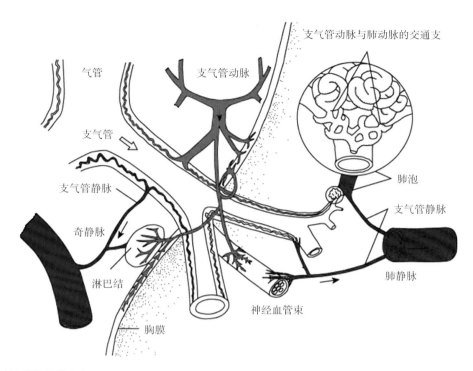

● 图 4.12 支气管树的动静脉供应概述

修改并引自 Deffebach ME，Charan NB，Lakshminarayan S，Butler J. The bronchial circulation. Small，but a vital attribute of the lung. *Am Rev Respir Dis*. 1987；135：463-481.

肺动脉吊带畸形和右锁骨下动脉变异的发生率分别占 4% 和 5%[8]。晚期动脉粥样硬化患者在纤维支气管镜下可观察到与成年患者表现类似的获得性气管支气管压迫[8]。

小结

　　对正常气管支气管解剖及其临床相关变异的充分理解对于有效、安全的围术期麻醉评估和胸科手术管理至关重要。本章介绍了患者可预计的、正常的气管支气管解剖结构，以及基于先天性及后天疾病相关病因学的异常变异，为胸科患者的术前准备提供了必要的信息。

参考文献

1. Boiselle PM. Imaging of the large airways. *Clin Chest Med*. 2008;29:181–193.
2. Minnich DJ, Mathisen DJ. Anatomy of the trachea, carina, and bronchi. *Thorac Surg Clin*. 2007;17:571–585.
3. Garcia JGN. Pulmonary circulation and regulation of fluid balance. In: Broaddus VC, Ernst JD, Lzarus SC, et al (eds), *Murray and Nadel's Textbook of Respiratory Medicine*. 6th ed. New York: Elsevier; 2016:92–110.e8.
4. Levitzky MG. Chapter 4. Blood flow to the lung. In: Levitzky MG, ed. *Pulmonary Physiology*. 8th ed. New York: The McGraw-Hill Companies; 2013.
5. Kumar A. Retrospective study of the variations in tracheobronchial tree through bronchoscopy. *Chest*. 2018;154:575A.
6. Gonlugur U, Efeoglu T, Kaptanoglu M, Akkurt I. Major anatomical variations of the tracheobronchial tree: bronchoscopic observation. *Anat Sci Int*. 2005;80:111–115.
7. Lawrence DA, Branson B, Oliva I, Rubinowitz A. The wonderful world of the windpipe: a review of central airway anatomy and pathology. *Can Assoc Radiol J*. 2015;66:30–43.
8. Kanabuchi K, Noguchi N, Kondo T. Vascular tracheobronchial compression syndrome in adults: a review. *Tokai J Exp Clin Med*. 2011;36:106–111.
9. Rogers DJ, Cunnane MB, Hartnick CJ. Vascular compression of the airway: establishing a functional diagnostic algorithm. *JAMA Otolaryngol Head Neck Surg*. 2013;139:586–591.

第5章

术前评估与优化

Alexandra L. Belfar，Kevin Duong，Yi Deng，Melissa Nikolaidis

张 静 译 | 倪 诚 孙 亮 审校

简介

根据美国癌症协会的数据，肺癌是目前排名第二位的常见癌症，也是导致男性和女性癌症死亡的主要原因，超过了结肠癌、乳腺癌和前列腺癌的死亡率之和[1]。仅在 2016 年就有 218 229 例新诊断的肺癌和支气管癌报告，过去 10 年间，肺癌发病率基本保持稳定[2]。2014 年，美国预防服务工作组对积极的肺癌筛查提出了新的建议，在可预见的未来，仍有大量患者需要进行复杂的胸科手术。

胸腔内手术属于修订心脏风险指数（围术期风险分层常用工具）中的"风险增加"类别，预后依赖于患者的基础状态和肺功能。对于因恶性肿瘤而损害健康的人群，需要对其进行适当的评估和优化。本章将讨论胸科手术的术前评估、风险分层和麻醉计划。

术前评估

病史和体格检查

完善的术前评估应从重点全面的病史采集和体格检查开始。详细评估患者的肺部症状，包括呼吸困难、咳嗽和运动耐受性的程度。如果允许，应劝诫患者戒烟。除了解患者整体健康状况外，这些信息还可以帮助围术期医疗团队评估患者的肺储备和手术耐受力。例如，劳累时的严重呼吸困难可能与 FEV_1 降低有关，对预后会产生不利影响[3]。明显的排痰性咳嗽病史可辅助诊断急性感染，后者需要在手术前进行治疗。根据老年患者的运动能力，可将其分为围术期发病率和死亡风险降低或增加两组[4,5]。影响患者围术期病程或麻醉计划的其他合并症也应适当处理。

应通过体检发现慢性低氧血症或通气功能减损的体征，包括发绀、杵状指和听诊时的异常呼吸音。与急性加重或感染病程相比，喘息可能是慢性阻塞性肺疾病（COPD）等疾病控制不佳的体征。呼吸音减弱可能表明存在胸腔积液。还应注意气管形态和膈肌的对称性，因为膈肌不对称或变形可能是病情严重的信号。

辅助检查

与其他诊疗相同，手术前应完成临床和指南要求的辅助检查，包括心电图、超声心动图和相关实验室检查，如全血细胞计数和基础代谢检查。过去通常使用吸空气时的动脉血气（arterial blood gases，ABGs）数据来进行风险分层，判定患者能否承受肺切除手术（尤其是 $PaO_2 < 60$ mmHg 或 $PaCO_2 > 45$ mmHg 的患者）。这些信息对评估基础呼吸状况和风险增加有很大价值，动脉血气值不是唯一的排除标准，现有证据也不足以证明其能够预测患者术后的恢复情况[4]。

对于患有支气管内巨大肿瘤或纵隔肿瘤的患者，影像学检查（包括胸部 CT 或 X 线检查）可以确定解剖变异的程度，并有助于预测潜在的插管、通气或双腔支气管导管置入的困难程度。

心脏风险分层

心血管评估是术前全面评估的第一步，也是最重要的一步。这项评估应在肺部检查之前完成，因为心血管风险增加和（或）活动性心脏病是围术期预后不良的独立危险因素。由于普遍存在的吸烟史，这些患者罹患心血管疾病的风险增加。此外，肺切除术后，包括心律失常、心搏骤停、心肌缺血和心脏病导致的死亡在内的重大心脏疾病的总风险也显著增加（2% ~ 3%[6,7]）。

美国心脏病学会 / 美国心脏协会制订的非心脏手术围术期心血管评估指南常被用来评估心脏风险分层和其他心血管检查的必要性。对于非急性冠状动脉综合征的患者，常用改良心脏风险指数（revised cardiac risk index，RCRI）量化心脏风险的程度，后者的使用方法简单，效果良好。2010 年，该指标根据一组均行肺叶切除术患者的数据[6]，对胸科手术患者进行重新校正，称为胸科改良 RCRI（ThRCRI）。美国胸科医师学会（American College of Chest Physicians，ACCP）现在建议，对胸科手术患者应用改良 ThRCRI 代替 RCRI 进行分层。获得患者病史等信息后，将各项得分相加即可确定风险等级（表 5.1）。建议将 ThRCRI ≥ 2 的患者转诊给心内科医师进行进一步评估[8]，评分低的患者则继续进行肺部的检查（图 5.1）。

表 5.1　胸科改良心脏风险指数

胸科改良心脏风险指数	
危险因素	得分
冠心病病史	1.5
脑血管疾病史	1.5
肺切除	1.5
血清肌酐 > 177 µmol/L 或 2 mg/dl	1
发生心血管事件风险	
得分	风险（%）
0	0.9
1 ~ 1.5	4.2
2 ~ 2.5	8
> 2.5	18

胸科改良心脏风险指数由 4 个部分组成，当患者总得分 ≥ 2 时，应请心内科医师进行风险分层评估，必要时进行辅助检查

肺切除的可行性评估

术前评估的主要目的是发现围术期可能存在发病率和死亡率风险增加的患者，以及术后急性期可能需要呼吸机支持的患者。术后肺部并发症（PPCs）占这些事件的主要部分，与 30 天再入院率增加、住院时间延长和总生存率降低相关[9]。PPCs 包括肺不张、肺炎、支气管痉挛、肺水肿、急性呼吸窘迫综合征和急性呼吸衰竭。PPC 的风险分层可在术前通过完善的呼吸功能评估完成，一般包含三个方面，被称为"三脚凳"模型（图 5.2），包括肺机械功能、肺实质功能和心肺储备的评估。

虽然该模型有助于构建评估框架，但难以获得对术前检查和手术风险分层有意义的信息。2013 年，ACCP 发布了一种算法，用于开胸手术或大手术患者的术前心肺功能评估（图 5.3）[10]。该算法将"三脚凳"模型各部分整合为一体，用于评估术前是否需要进一步的心肺功能检查以及手术风险分层，并有助于术中和术后管理计划的制订。

如前所述，首先是根据 ThRCRI 进行心脏风险分层，并进行适当的治疗。如果从心脏角度评估，患者处于低风险，接下来应使用肺功能检查评估患者肺的机械功能和实质功能状态。通常使用肺量计法或体积描记法测定完成，为围术期团队提供有价值的信息（图 5.4 和图 5.5）。ACCP 算法中使用的关键数据包括 FEV_1（肺机械功能）和 CO_2 弥散量（DLCO；肺实质功能）。然后根据拟切除的最大节段数预测术后的 FEV_1 和 DLCO，如图 5.6 所示：

$$预测的术后 FEV_1\% = 术前 FEV_1\% ×（1 - \% 切除的功能性肺组织 /100）$$
$$预测的术后 DLCO\% = 术前 DLCO\% ×（1 - \% 切除的功能性肺组织 /100）$$

预测的术后 FEV_1 或预测的术后 DLCO 的降低都与 PPCs 风险增加相关，而预测的术后 DLCO 更为可靠，因为它可以独立预测 PPCs 和死亡率，而不用考虑预测的术后 FEV_1 数值[11-17]。

根据 ACCP，预测的术后 FEV_1 和预测的术后 DLCO > 60% 的患者发生 PPCs 的风险较低，不需要额外的心肺检查。对于预测的术后 FEV_1 或预测的术后 DLCO < 60% 和 > 30% 的患者，建议对其心肺储备进行评估，包括爬楼梯测试、往返步行测试、6 分钟步行测试或运动氧饱和度测试。对于心脏评估为高风险、非正式的运动测试结果差，预测的术后 FEV_1 或预测的术后 DLCO < 30% 的患者，建议进行实验室运动测试或心肺运动测试，这两项试验是运动测试的金标准，它们可以量化最大耗氧量（VO_2max）和患者的整体状态。从心肺角度来看，VO_2max < 10 ml/(kg·min) 或预测值 < 35% 的患者被视为高风险患者，应咨询 ACCP 后进行肺亚段切除术、微创手术（视频辅助胸腔镜手术、机器人手术）或非手术治疗。VO_2max 为 10 ~ 20 ml/(kg·min) 或预测值为 35% ~ 75% 的患者被视为中风险，而 VO_2max > 20 ml/(kg·min) 或预测值 > 75% 的患者发生 PPCs 的风险较低。ACCP 对术前评估和风险评估的官方指南如图 5.3 所示。

值得注意的是，上述方程反映了切除范围与术后并发症之间的关系：预测的术后 FEV_1 和预测的术后

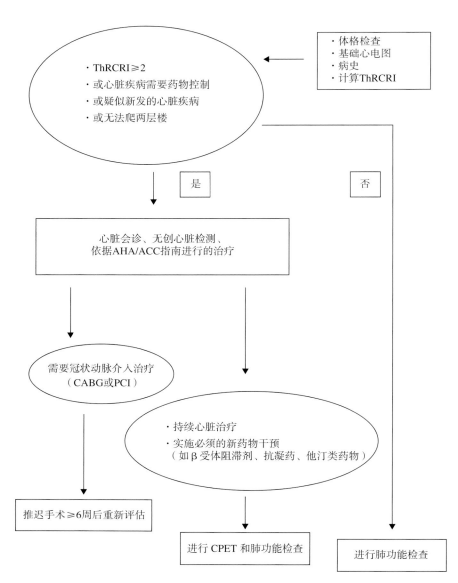

● **图 5.1** 基于胸科改良心脏风险指数的胸科手术患者生理评估和心脏算法

ThRCRI，胸科改良心脏风险指数（RCRI）；CPET，心肺运动试验；ECG，心电图；AHA，美国心脏协会；ACC，美国心脏病学会；CABG，冠状动脉旁路移植术；PCI，经皮冠状动脉介入治疗

修改并引自 Brunelli A，Kim A，Burger KI，Addrizzo-Harris，DJ. Physiologic evaluation of the patient with lung cancer being considered for resectional surgery：Diagnosis and Management of lung CANCER，3rd ed：American College of Chest Physicians evidence-based clinical practice guidelines." *Chest.* 2013；143（5 Suppl）：e166S-e190S.

DLCO 都随着功能性肺组织切除量的增加而降低，从而可能增加术后发病率和死亡率。明显的例外是，在重度 COPD 患者中，切除肺气肿肺段可以改善术后通气 / 血流（V/Q）比例失调的程度[8]。此时，区域性肺功能检查可以更准确地预测术后肺功能，此点在计划行肺切除术的患者中尤其明显，根据肺活量测定数据，这些患者发生 PPCs 的风险更高。检查方法包括放射性核素 V/Q 扫描、定量 CT 肺扫描和 3D 动态灌注磁共振成像。V/Q 扫描是目前区域性肺功能检查的金标准，其他检查相对较新，尚未得到广泛应用[4]。

除了"三脚凳"模型的组成部分外，还需要考虑引起 PPCs 的其他危险因素。包括美国麻醉医师协会（American Society of Anesthesiologists，ASA）规定的身体状况 3 级或以上、年龄 ≥ 75 岁、吸烟史、体重指数（BMI）≥ 30、COPD 病史[18]。虽然这些因素都不是手术禁忌，但它们有助于风险分层，尤其是对计划行重大切除手术的患者。

特殊注意事项

由于许多胸科手术都与癌症的诊断有关，因此了

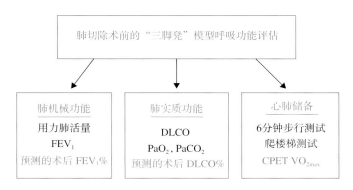

● 图 5.2　"三脚凳"模型呼吸功能评估包括对肺机械功能、肺实质功能和心肺储备的评估。其中一些检测项目，包括功能性肺活量、FEV_1 和 DLCO，可通过肺功能测试获得，而正式或非正式的运动测试可用于评估心肺储备。这些开胸术前呼吸功能评估可用于指导术中和术后管理，并预测那些更有可能出现术后并发症的患者，包括呼吸机脱机困难

解各种恶性肿瘤对麻醉的影响非常重要。常见的肺部恶性肿瘤包括小细胞肺癌和非小细胞肺癌。其他可能的恶性肿瘤包括类癌、其他原发癌的转移灶、腺样囊性癌和原发性胸膜肿瘤（如间皮瘤）。

　　一般来说，非小细胞癌患者比小细胞癌患者更适合接受外科治疗。不同类型的肿瘤，由于其大小、位置和（或）可能导致的代谢或激素紊乱，可能会对气道和术中管理产生影响。因此，对所有肺部肿块患者进行"4 M's"重点评估非常重要，包括肿块效应、

代谢效应、转移和药物治疗（表 5.2）。肿块效应可能是由大型支气管内或肺尖肿瘤引起，包括气管支气管树的解剖扭曲、阻塞性肺炎，或由上腔静脉综合征或 Pancoast 综合征引起的效应。代谢效应通常见于鳞状细胞癌或小细胞癌，包括电解质失衡（如低钠血症、高钙血症）和（或）副肿瘤综合征（Eaton-Lambert 综合征等）。转移最常见的结果是病灶转移到肝脏、大脑、骨骼和肾上腺。最后，有必要确定之前是否接触过潜在毒性化疗药物，包括博莱霉素、多柔比星或顺铂，这可能分别导致肺毒性（尤其是暴露在高 FiO_2 环境下）、心脏毒性和肾毒性。

表 5.2	肺癌患者术前的 4M 评估
4M	**肺癌患者麻醉注意事项**
肿块效应	阻塞性肺炎、肺脓肿、上腔静脉综合征、气管支气管扭曲、Pancoast 综合征、喉返神经或膈神经麻痹、胸壁或纵隔扩大
代谢效应	Eaton-Lambert 综合征、高钙血症、低钠血症、库欣综合征
转移	尤其是大脑、骨骼、肝和肾上腺的转移
药物治疗	化疗药物：肺毒性（博莱霉素）、心脏毒性（多柔比星）、肾毒性（顺铂）

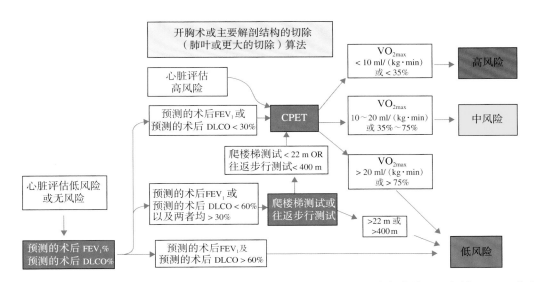

● 图 5.3　ACCP 算法用于需要行肺切除术患者的术前心肺评估。根据 ACCP，低风险意味着死亡率低于 1%。在中风险患者中，发病率和死亡率因肺功能、运动耐量和切除范围而异。高风险患者的围术期死亡率可能超过 10%
修改并引自 Brunelli A，Kim A，Burger KI，Addrizzo-Harris，DJ. Physiologic evaluation of the patient with lung cancer being considered for resectional surgery：Diagnosis and Management of lung CANCER，3rd ed：American College of Chest Physicians evidence-based clinical practice guidelines." Chest. 2013；143（5 Suppl）：e166S-e190S.

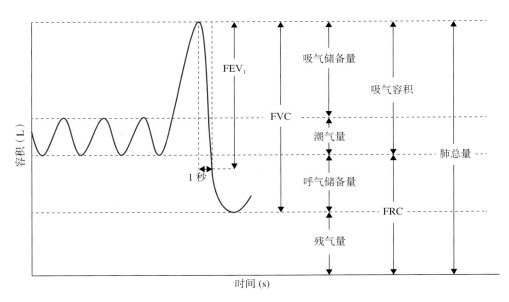

● **图 5.4**　肺容积和容量图显示呼吸周期不同阶段的各种容积。肺力学测量有助于区分阻塞性疾病和限制性疾病。FEV_1、FVC 和 FRC 等数据可用于预测术后肺部并发症

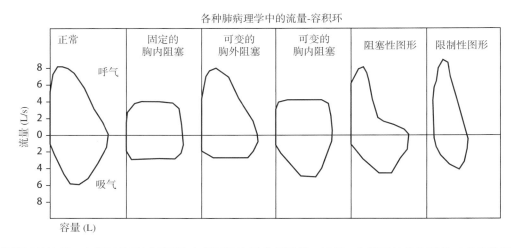

● **图 5.5**　肺功能测试的流量 - 容积环显示了不同肺容积下的流量分析结果。流量 - 容积环的整体形状对于确定流量阻塞的解剖位置可能很重要

术前优化

生活方式调整

营养

　　虽然针对胸科手术的术前营养优化建议很少，但众所周知，优化全身营养状况可以改善择期手术的预后[19]。尽管癌症手术不是真正的"择期"手术，但这一观察结果可能仍然适用于大多数胸科手术患者。

　　营养不良的高风险情况包括体重过轻（BMI ≤ 18.5）[20]、术前 3 个月的体重减轻 > 10% 或 > 5% 的总体重[21]、肥胖（BMI ≥ 30）[21]。建议这些患者采取干预措施，包括术前 7 ～ 14 天的营养治疗，减少术前禁食禁饮时间至指南允许的最低限度，进行免疫营养补充和营养咨询[19]。

戒烟

　　吸烟是大多数肺癌最常见的病因，且与术后 30 天死亡率增加和 PPCs 风险增加有关（这两项数字与每年吸烟量成正比）[22]。因此，建议接受胸科手术的患者在术前尝试戒烟是非常明智的，但目前尚不清楚降低风险需要的戒烟时间。众所周知，碳氧血红蛋白浓度和尼古丁对心血管的影响会在数小时内降低，但恢复纤毛功能和黏液清除则需要数周时间[23]。最近

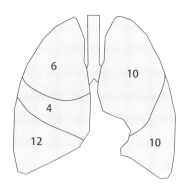

● 图 5.6　应用计划切除的肺亚段数计算预测的术后 FEV_1 和 DLCO。注意左肺有 20 个亚段，右肺有 22 个亚段，总共 42 个亚段，右肺比左肺多 10%。例如，一名术前 FEV_1 为 70% 的患者计划切除整个左下叶，该患者预计将失去 10/42（24%）具有功能的肺组织，则预测的术后 FEV1=70%×（1 − 24%）= 53%，同样的方法也可用于计算预测的术后 DLCO

的研究提示，即使戒烟时间小于 8 周，戒烟也是有益的，这段时间内的并发症发生率并不增加（表 5.3）[24]。因此，建议患者术前的戒烟时间尽可能长，建议临床医生采用积极的策略，因为在这种情况下，患者更可能永久戒烟[25]。策略包括沟通和行为疗法、尼古丁替代疗法以及像伐伦克林或安非他酮这样的药物选择。

表 5.3　不同戒烟时长及获益

戒烟时间	生理效应
2 ~ 24 h	一氧化碳和尼古丁含量下降
48 ~ 72 h	碳氧血红蛋白水平恢复正常 氧合血红蛋白解离曲线右移
2 ~ 4 周	痰量减少 气道反应性降低
4 ~ 8 周	肺功能改善 伤口愈合期的并发症减少 术后呼吸道并发症减少
8 ~ 12 周	术后总发病率和死亡率降低

术前 2 ~ 4 周的戒烟与分泌物减少、气道反应性下降和伤口愈合改善相关。胸科患者最好戒烟 8 周或更长时间，这与术后发病率和死亡率下降相关。

运动与肺康复

术前康复计划通常分为三类：有氧运动训练、抗阻力训练和呼气 / 吸气肌力训练[26]。但这些项目能够

实现术后获益的最佳时长和内容尚不清楚。虽然研究质量偏低，但已有证据提示，术后康复计划可产生术后获益，且不良事件的风险降低。因此，ACCP 建议术后并发症风险较高的患者（包括术后 FEV_1、DLCO、VO_2max 下降 < 10 或 35% 预测值；IC 级证据水平）进行术前或术后的康复治疗。

慢性病管理

许多接受胸科手术的患者都并存 COPD。虽然该疾病的慢性病生理变化难以逆转，但如果患者 COPD 急性加重或伴随感染时，建议推迟手术并在术前进行治疗。对经常需使用急救吸入治疗的患者，可以优先考虑使用支气管扩张治疗，包括长效 β 受体激动剂、类固醇或副交感神经阻滞药物，这些治疗在术前血氧饱和度较低的情况下尤为重要，因为后者是 PPCs 风险增加的独立危险因素[27]。

小结

在接受肺切除手术的患者中，完善的术前评估对于风险分层、优化慢性和急性疾病管理非常重要。综合评估应从重点病史和体检开始，在此期间，可能影响麻醉或术中管理的问题以及伴随疾病都应当进行处理。因此，评估心血管风险显得至关重要。ACCP 算法的剩余部分则利用"三脚凳"模型来确定因 PPCs 导致的围术期发病率和死亡率的风险。患有活动性呼吸道感染或急性 COPD 加重的患者，推迟手术并使用优化的支气管扩张方案可能获益。对于所有患者，尤其是高风险患者，有证据表明，优化营养状况、戒烟和术前康复计划是有益的。

参考文献

1. American Cancer Society. Facts and figures 2019. https://www.cancer.org/research/cancer-facts-statistics/all-cancer-facts-figures/cancer-facts-figures-2019.html. Published 2019.
2. US Cancer Statistics Working Group. US cancer statistics data visualizations tool, based on November 2018 submission data (1999–2016). *Centers for Disease Control and Prevention*. www.cdc.gov/cancer/dataviz. Published June 2019.
3. Barash P, Cullen B, Stoelting R, et al. *Clinical Anesthesia*. 7th ed. Philadelphia: Wolters Kluwer Health, 2013.
4. Slinger PD, Johnston MR. Preoperative assessment for pulmonary resection. J *Cardiothorac Vasc Anesth*. 2000;14(2):202–211.
5. Brunelli A, Monteverde M, Al Refai M. Stair climbing as a predictor of cardiopulmonary complications after pulmonary lobectomy in the elderly. *Ann Thorac Surg*. 2004;77:266–270.
6. Brunelli A, Vaela G, Salati M, et al. Recalibration of the revised cardiac risk index in lung resection candidates. *Ann Thorac Surg*. 2010;90(1):199–203.
7. Brunelli A, Cassivi SD, Fibla J, et al. External validation of the recalibrated thoracic revised cardiac risk index for predicting the risk of major cardiac complications after lung resection. *Ann Thorac Surg*. 2011;92(2):445–448.
8. Salati M, Brunelli A. Risk stratification in lung resection. *Curr Surg Rep*. 2016;4(11):37.
9. Lugg ST, Agostini PJ, Tikka T, et al. Long-term impact of developing a postoperative pulmonary complications after lung surgery. *Thorax*. 2016;71:171–176.

10. Brunelli A, Kim A, Berger KI, Addrizzo-Harris DJ. Physiologic evaluation of the patient with lung cancer being considered for resectional surgery: diagnosis and management of lung cancer, 3rd ed: American College of Chest Physicians evidence-based clinical practice guidelines *Chest*. 2013;143 (5 Suppl): e166S–e190S.

11. Nakahara K, Ohno K, Hashimoto J, et al. Prediction of postoperative respiratory failure in patients undergoing lung resection for cancer. *Ann Thorac Surg*. 1988;46:549–554.

12. Licker MJ, Widikker I, Robert J, et al. Operative mortality and respiratory complications after lung resection for cancer: impact of chronic obstructive pulmonary disease and time trends. *Ann Thorac Surg*. 2006;81:1830–1837.

13. Ferguson MK, Siddique J, Karrison T. Modeling major lung resection outcomes using classification trees and multiple imputation techniques. *Eur J Cardiothorac Surg*. 2008;34:1085–1089.

14. Ferguson MK, Little L, Rizzo L, et al. Diffusing capacity predicts morbidity and mortality after pulmonary resection. *J Thorac Cardiovasc Surg*. 1988;96(6):894–900.

15. Ferguson MK, Reeder LB, Mick R. Optimizing selection of patients for major lung resection. *J Thorac Cardiovasc Surg*. 1995;109(2):275–281.

16. Santini M, Fiorello A, Vicidomini G, Di Crescenzo VG, Laperuta P. Role of diffusing capacity in predicting complications after lung resection for cancer. *Thorac Cardiovasc Surg*. 2007;55(6):391–394.

17. Brunelli A, Refai MA, Salati M, Sabbatini A, Morgan-Hughes NJ, Rocco G. Carbon monoxide lung diffusion capacity improves risk stratification in patients without airflow limitation: evidence for systematic measurement before lung resection. *Eur J Cardiothorac Surg*. 2006;29(4)567–570.

18. Agostini P, Cieslik H, Rathinam S, et al. Postoperative pulmonary complications following thoracic surgery: are there any modifiable risk factors? *Thorax*. 2010;65:815–818.

19. Stokes S, Wakeam E, Antonoff MB, et al. Optimizing health before elective thoracic surgery: systematic review of modifiable risk factors and opportunities for health services research. *J Thorac Dis*. 2019;11(Suppl 4):S537–S554.

20. Weimann A, Braga M, Carli F, et al. ESPEN guideline: clinical nutrition in surgery. *Clin Nutr*. 2017;36:623–650.

21. McClave SA, Taylor BE, Martindale RG, et al. Guidelines for the provision and assessment of nutrition support therapy in the adult critically ill patient. *JPEN J Parenter Enteral Nutr* 2016;40:159–211.

22. Miskovic A, Lumb AB. Postoperative pulmonary complications. *Brit J Anesth*. 2017; 118:317–334.

23. Lumb AB. Preoperative respiratory optimisation: an expert review. *Anaesthesia*. 2019;74 (Suppl 1):43–48.

24. Warner DO. Perioperative abstinence from cigarettes: physiologic and clinical consequences. *Anesthesiology*. 2006;104:356–357.

25. Shi Y, Warner DO. Surgery as a teachable moment for smoking cessation. *Anesthesiology*. 2010; 112:102–107.

26. Cavalheri V, Granger C. Preoperative exercise training for patients with non-small cell lung cancer. *Cochrane Database Syst Rev*. 2017;6:CD012020.

27. Mazo V, Sabate S, Canet J, et al. Prospective external validation of a predictive score for postoperative pulmonary complications. *Anesthesiology*. 2014;121:219–231.

第6章

肺隔离技术

William Johnson，Melissa Nikolaidis，Nahel Saied

张　静译 | 倪　诚　侯渊涛 审校

肺隔离概述

　　肺隔离是一种在手术室或重症监护环境中使用的技术，选择性地进行单肺通气从而达到隔离的目的。肺隔离有多种适应证，从绝对适应证到强适应证，再到优选但非必要适应证（表6.1）。了解单肺通气的不同适应证，可以帮助医生确定是否需要肺隔离，以及哪种技术最适合。除了肺隔离的不同适应证外，其他因素也可以在决策和临床管理中发挥作用，例如操作者的知识和技能水平、所需肺隔离的质量和持续时间、需要进行肺隔离的环境、患者年龄，以及材料和设备的可用性。实现肺隔离的主要技术有三种：支气管封堵器、支气管导管和双腔支气管导管。本章将逐一介绍这三种技术。

　　尽管实现肺隔离的方法有很多种，但每种方法都需要对气道解剖结构有深刻的理解，并熟悉纤维支气管镜的视野和操作以指导和验证准确的放置位置。

　　当使用纤维支气管镜定位和确认肺隔离时，获得的第一个也是最重要的视图是气管末端的隆突（图6.1）。因为在使用纤维支气管镜的过程中很容易迷失方向，操作者应注意观察屏幕顶部的气管前侧软骨环和屏幕底部的纵向平滑肌。这样做有助于确定方向，并更容易识别左侧和右侧主支气管。如果操作者迷失方向，可以随时撤回纤维支气管镜到隆突视图进行重新定位。

　　一旦成功识别隆突视图，就可以推进纤维支气管镜进入右侧或左侧主支气管。右主支气管通常比左主支气管宽，与左侧相比，右主支气管从气管以较小的锐角分支（即与气管更平行）。因此，使用气道工具盲插进行肺隔离时，通常更容易进入右主支气管。进一步鉴别右主支气管可通过注意刚过隆突的右上叶的开口，这通常被认为是"梅赛德斯征"外观（图6.1）。如果在右主支气管放置气道设备，应注意右上叶开口位置，因为它很容易被堵塞。在使用纤维支气管镜定位时

同样需获得左主支气管的视图以验证位置（图6.3）。

表 6.1	肺隔离适应症		
绝对适应证	**强适应证**	**相对适应证**
肺保护（感染、出血）	肺上叶切除	食管手术
单侧肺灌洗	全肺切除术	胸腔镜检查
视频辅助胸腔镜手术	胸主动脉瘤	肺中叶切除术
控制通气（囊肿、瘘管、肺大疱、创伤）		肺下叶切除术

引自 Purohit, Atul et al. Lung isolation, one-lung ventilation and hypoxaemia during lung isolation. *Ind J Anaesth*. 2015；59（9）：606-617.

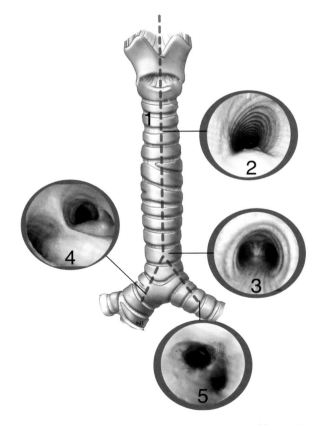

● **图 6.1** 隆突视图。标志：（1）气管环；（2）气管后平滑肌；（3）左侧和右侧主支气管；（4）右上叶开口及右主支气管（右上叶梅赛德斯征）；（5）左主支气管视图

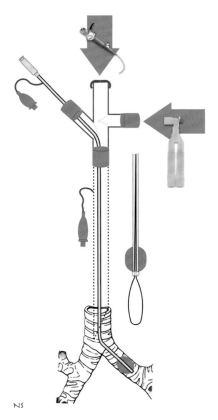

● 图 6.2　A-Arndt ™ .

支气管封堵器

实现肺隔离的第一种方法是使用支气管封堵器。本质上，支气管封堵器是一个末端带有一个充气气囊的导管，将充气气囊放置于近端支气管以阻塞支气管，实现肺隔离。支气管封堵器可以应用于管腔内（在气管导管内）、管腔外或管壁内（并入气管导管壁）。最常用的支气管封堵器类型是 Arndt（图 6.2），Cohen 和 Univent。

支气管封堵器的置入

全身麻醉诱导后，用一根单腔气管导管插入气管内。一旦确认双侧呼吸音存在，就可以放置支气管封堵器。支气管封堵器的末端有一个可与纤维支气管镜末端连接的钢丝环。一旦它们连接在一起，就可以把它们沿气管导管一起推至隆突。之后，将纤维支气管镜插入选择要阻断的支气管。将支气管封堵器导入近端支气管后取出纤维支气管镜，给支气管封堵器的球囊充气。支气管封堵器放置的最佳位置是使球囊的近端边缘位于支气管的最近端。E-Z 支气管封堵器的 Y 形末端提供两个远端球囊，分别对应两个主支气管。支气管封堵器跨过隆突，根据需要每个球囊可以分别充气以隔离所需侧肺。纤维支气管镜可以通过附带的适配器确认支气管封堵器的准确位置。

使用支气管封堵器的优势

使用支气管封堵器可以在应用单腔气管导管的情况下进行可靠的肺隔离[1,2]。这对于困难气道的患者来说是有利的，因为他们可能很难放置更大、更坚硬的双腔支气管导支气管导管。

使用支气管封堵器并需要术后机械通气的患者，只需要移除支气管封堵器就可以通过单腔气管导管继续通气。使用双腔支气管导管的患者可能需要在手术结束时更换为单腔气管导管，以便术后继续进行

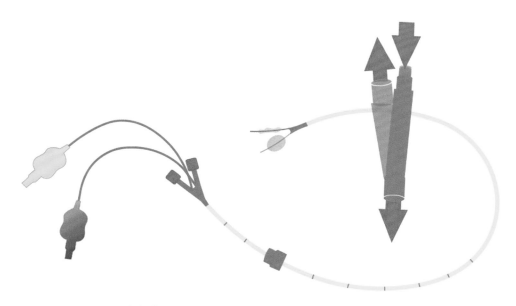

● 图 6.3　Rusch E-Z 支气管封堵器

机械通气。

支气管封堵器也可以用于儿科患者，因为它们的尺寸最小有 5 Fr，对于这个患者群体，双腔支气管导管通常太大。

支气管封堵器可用于已知困难气道的插管患者，还可以用于双腔支气管导管不能通过的气管造口患者。

支气管封堵器放置注意事项

在手术过程中，尤其是在患者体位改变后，应经常检查支气管封堵器的位置。支气管封堵器向深处移位导致隔离肺通气或退回至气管阻碍双侧肺通气的现象并不罕见。

支气管封堵器有一个高容量、低压气囊，这与气管内导管的气囊类似。理论上，这会减少支气管损伤的风险；然而，这种情况仍然可能发生，尤其是对于大小不合适或气囊充气过度的支气管封堵器。

对于一些气道扭曲或气道受压的患者，支气管封堵器的放置可能非常困难。如果无法放置支气管封堵器，应制订备用计划。

支气管导管

支气管导管是一种使用单腔气管导管而不使用支气管封堵器来实现肺隔离的方法。与在单腔气管导管中放入支气管封堵器不同，球囊在通气侧肺的支气管中形成封闭，防止对侧肺的气体流入。支气管导管，也称为支气管内导管，在成人人群中的应用有限，而且通常是一种较差的肺隔离方法，其原因如下文所述。

放置过程

行支气管导管插管前，需先进行全身麻醉诱导，然后将一根单腔气管导管插入气管中。确认初始位置后，将纤维支气管镜插入并前进至通气侧肺的主支气管。纤维支气管镜定位后，可以将气管导管继续推进，球囊充气，并听诊呼吸音以确保对侧肺不通气。也可以在没有纤维支气管镜的情况下推进气管导管，直到出现单侧呼吸音，但这样不一定能够得到目标肺的隔离。

支气管导管的优势

在紧急情况下（例如，已经行气管插管的患者出现咯血），支气管导管可以提供肺保护。这种方法也可以用于儿童，支气管封堵器或双腔支气管导管对儿童来说可能管径过大。

支气管导管的劣势

使用支气管导管很难在肺隔离和双肺通气之间切换，因为需要给球囊放气，重新确认导管位置，然后再给球囊充气。如果需要多次在单肺与双肺之间改变肺通气模式，可能会比较麻烦。

由于无法进入非通气肺，因此无法对其进行吸引或提供持续气道正压通气（CPAP），因为没有进入该侧的入口。气管导管球囊不是按照放置于支气管内设计的，可能阻塞右肺上叶或无法对支气管实现理想的密封，与其他隔离技术相比，肺隔离的质量较差。

双腔支气管导管

第三种也是最佳的肺隔离技术是置入双腔支气管导管（图 6.4）。双腔支气管导管有两个不同的腔，允许对单侧或双侧肺进行通气。与单腔气管内导管相比，双腔支气管导管管径更大，长度更长，灵活性更低。双腔支气管导管的两个腔分别是支气管腔和气

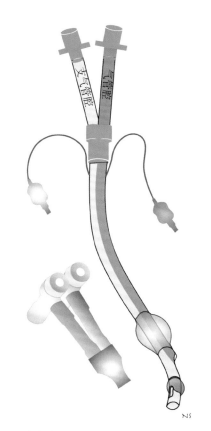

● **图 6.4**　双腔支气管导管：右支气管内双腔支气管导管（译者注：原文有误）

管腔。不同长度的双腔支气管导管对应不同体型的患者，且有左右两个方向可选，取决于要插哪侧支气管腔。双腔支气管导管有以下尺寸：28 Fr、35 Fr、37 Fr、39 Fr 和 41 Fr。选择双腔支气管导管尺寸的方法有很多，但最确切的尺寸通常取决于临床判断和纤维支气管镜的确认[3,4]。

双腔支气管导管放置

全身麻醉诱导后，首选带弧形镜片的直接喉镜暴露声门，双腔支气管导管的支气管管腔尖端向前方。尖端经过声带后，整个双腔支气管导管向目标支气管侧旋转 90°并插入。将纤维支气管镜插入气管腔，直到获得隆突视图（图 6.5）。在确认肺的标志后，应观察蓝色支气管球囊并引导其进入支气管的合适位置，进行肺部隔离。与放置支气管封堵器类似，球囊的近端边缘应略微伸出主支气管。使用双腔支气管导管行肺隔离时，需钳夹一侧的管腔以阻断非通气或非手术侧肺的气流。松开钳夹可恢复双肺通气，钳夹另一侧管腔将实现对侧肺隔离。

双腔支气管导管优势

与支气管封堵器和支气管导管相比，双腔支气管导管提供了更好的肺隔离，也使得单肺 - 双肺通气切换更加容易[1,2]。

使用双腔支气管导管时操作者可以应用纤维支气管镜观察双侧肺，使用支气管封堵器或支气管导管只能通过纤维支气管镜观察通气侧肺。

CPAP 的使用可改善氧合和（或）使非通气侧肺迅速通气。

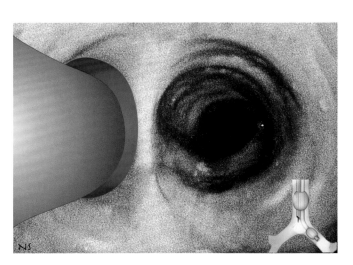

● 图 6.5　左侧双腔支气管导管的支气管镜视图

使用双腔支气管导管的注意事项

若双腔支气管导管通过声带时遇到困难，可以使用管芯或气道更换导管辅助插管。

如果难以将双腔支气管导管插入正确的支气管，可以使用纤维支气管镜引导插管。

如果术后需要机械通气，操作者需要将双腔支气管导管更换为单腔气管导管，这是由于大多重症监护室对双腔支气管导管的管理不熟悉。

一旦通过钳夹实现肺隔离，就有必要打开非通气肺的远端端口放气。

单肺通气期间低氧血症的处理

单肺通气时低氧血症并不少见。为了纠正低氧，应采取以下步骤[1,2]。

● 将 FiO_2 增加至 100%。
● 用纤维支气管镜确定气管导管的位置，肺隔离时纤维支气管镜应随时可用，因为经常要进行定位。
● 吸引气道，确保没有黏液栓、分泌物、水肿或血液阻塞管腔。
● 为非通气侧肺提供 CPAP。
● 为通气侧肺增加呼气末正压。
● 如果持续低氧或迅速恶化，则恢复双肺通气。
● 考虑与单肺通气无直接关系的其他引起低氧血症的原因。

小结

上述三种单肺隔离技术有各自的适应证。双腔支气管导管在肺隔离时比较常用，与其他肺隔离技术相比，它更容易放置，易于进行单肺或双肺通气管理。支气管封堵器对于困难气道、需要术后机械通气以及无法放置双腔支气管导管的患者是较好的选择。支气管导管可用于儿童或无法使用双腔支气管导管和支气管封堵器的患者。

参考文献

1. Campos J. Lung isolation. In: Slinger P., ed. *Principles and Practice of Anesthesia for Thoracic Surgery.* New York, NY: Springer New York, 2011; 227–246.
2. "Anesthesia for thoracic surgery." Butterworth JF, Wasnick JD Mackey DC, eds. *Morgan & Mikhail's Clinical Anesthesiology.* 5th ed. New York: McGraw-Hill Education, 2013; 545–571.
3. Zani G, Stefano M, Tommaso BF. How clinical experience leads anesthetists in the choice of double-lumen tube size. *J Clin Anesth* 2016;32:1–3.
4. Amar D, Desiderio DP, Heerdt PM, Kolker AC, Zhang H, Thaler H. Practice patterns in choice of left double-lumen tube size for thoracic surgery. *Anesth Analges* 2008;106(2):379–383.

第7章

胸科麻醉的气道设备和通气技术

Neeraj Kumar，Priya Gupta，Indranil Chakraborty
穆　冰译 | 丁　超　侯渊涛 审校

简介

　　肺部隔离技术在现代手术室和重症监护室（ICU）中广泛应用，这些技术可以在手术室内用于肺部或纵隔的多种手术，或在重症监护室内通过选择性肺隔离或通气为病人的内科或外科治疗提供条件。对人体气道的解剖、生理以及肺功能的透彻理解是安全、成功实施这些操作技术的关键，此外，术前操作者必须对患者和操作设备进行认真的准备，在这些肺部隔离技术操作过程中，有必要根据病人情况需要选择适当的有创和（或）无创监测。在本章中，我们会讨论在进行这些操作之前需要了解的解剖学基础知识，介绍在当前临床实践中使用到的设备和技术，并讨论通气策略和技术实施的基本原则和操作方法。

成人肺隔离和装置

基础气道解剖结构

　　成人气管是由多个不完整的 C 形软骨环组成的管状结构，C 形软骨环的缺口部分朝向气管后方（图 7.1和图 7.2）。气管远端在隆突处分成左右两个主支气管，分别与左右两肺相连。值得注意的是，成人左右主支气管的解剖并不完全相同。与左主支气管相比，右主支气管更为短粗，且走形较垂直，它的末端分成三支叶支气管，连接右肺三个肺叶，其中右上叶支气管在距隆突 2 ~ 3 cm 的范围内即发出分支。左主支气管更加细长，且走行较为水平，它的末端分为两支叶支气管，连接左肺的两个叶。考虑到左右主支气管这种解剖学上的差异，大多数现代肺隔离技术选择在左支气管中放置双腔支气管导管，从而避免右上叶支气管意外受阻。

基本准备

器械准备

　　结合患者自身情况和手术医生的需要进行操作，选择合适的器材并保证其处于良好的工作状态，这对于肺隔离技术来说是十分必要的。为了避免意外发生，建议任何情况下都将基础气道工具置于随手可及的地方，这些工具包括带面罩的人工简易呼吸机、喉镜、型号合适的气管内导管、纤维支气管镜、可提供 100%纯氧的呼吸机等。这样，即使第一种肺隔离措施失败，也可以及时实施第二种肺隔离措施，保证患者安全。

监测

　　美国麻醉医师协会（ASA）的监测标准特别强调操作环境中必须具备脉搏血氧饱和度和呼末二氧化碳监测条件，考虑到此类手术中患者血流动力学不稳定的风险高，可能需要进行频繁的动脉血气分析，因此有创动脉血压监测也是强烈推荐的。

成人肺隔离设备

双腔支气管导管

　　双腔支气管导管是经过特殊设计的气管内导管，有两条平行但不连通的气道通路（图 7.3）。每条通路的近端都有单独的连接装置与呼吸机相连；每条通路的远端都有独立的气囊，且其中一条气道通路比另一条短。

　　常规双腔支气管导管。成人常见的双腔支气管导管型号包括 35 Fr、37 Fr、39 Fr 和 41 Fr。为保证双腔支气管导管的顺利置入，除了前面提到的基本准备之外，还需要准备以下气道工具：

- 直接喉镜
- 纤维支气管镜
- 气管钳

气管支气管树的解剖

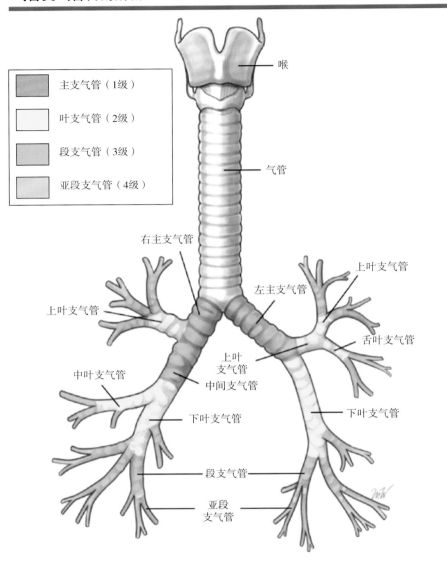

主支气管（1级）

叶支气管（2级）

段支气管（3级）

亚段支气管（4级）

喉

气管

右主支气管

上叶支气管

左主支气管

上叶支气管

上叶支气管

舌叶支气管

中叶支气管

上叶支气管

中间支气管

下叶支气管

下叶支气管

段支气管

亚段支气管

● 图 7.1 成人基础气道解剖

转载自 Herth F. Clinical presentation, diagnostic evaluation, and management of central airway obstruction in adults. In：UpToDate，Post TW（Ed），UpToDate，Waltham，MA.（12/07/2020）Copyright © 2020 UpToDate，Inc. 更多信息请访问 www.uptodate.com

通常情况下无论手术类型及需要隔离的肺的位置，几乎都使用左侧双腔支气管导管，这是因为右上叶支气管开口与隆突距离非常近，如果使用右侧双腔支气管导管，可能会堵塞右上叶支气管开口，进而导致右上叶通气不足。操作者在直接喉镜辅助下，当看到双腔支气管导管尖端通过声带后，即将气管导管向病人的左侧旋转 90°，并将支气管尖端朝向左主支气管，向前推进，在达到推荐的深度后，将纤维支气管镜穿过双腔支气管导管的右侧管腔，此时，可以看到气管导管的尖端已经进入左主支气管。可以通过纤维支气管镜观察到开放的右主支气管（识别标志是右

上叶开口在隆突下 2 ～ 3 cm 处）和进入左主支气管的彩色气囊来判断气管导管的尖端是否处于正确的位置。接着，继续将纤维支气管镜送入左主支气管，以验证气管导管是否进入左主支气管的正确位置，此时，纤维支气管镜应当可以观察到清晰的左上叶和下叶支气管分叉，而双腔支气管导管管尖在距离这一分叉几厘米远的位置。

双腔支气管导管的优点是单管设计（左侧双腔支气管导管），可用于任意一侧肺的手术或隔离，易于放置，且活动部件很少。

其缺点是双腔支气管导管的硬度、尺寸和长度均

有限制。这使得它只适合年龄较大的儿童和成人，而不适用于年龄较小的儿科患者。

　　常规双腔支气管导管可能发生的并发症包括因导管硬度而对牙齿和其他气道结构造成的损害。

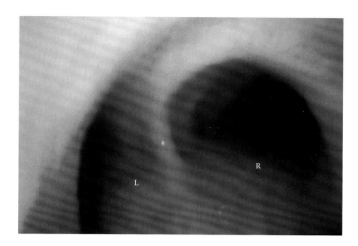

● **图 7.2**　纤维支气管镜下观察到的隆突和左右主支气管

可视双腔支气管导管：VivaSight-DL®（图 7.4）。这是由标准的左侧双腔支气管导管发展而来的新型设备，在该支气管导管腔的尖端有内置的视频摄像头。此外，可视双腔支气管导管还有一个用于冲洗生理盐水以清洁相机镜头上分泌物的额外通道。该双腔支气管导管有 35 Fr、37 Fr、39 Fr 和 41 Fr 四个尺寸。

　　使用可视双腔支气管导管不需要再单独准备纤维支气管镜，但仍需要使用直接喉镜设备和隔离钳。

　　放置可视双腔支气管导管 VivaSight-DL 包括以下步骤：

- 检查可视双腔支气管导管，并连接视频电缆和视频监视器。
- 借助直接喉镜，以常规方式暴露声门。
- 在直视下将可视双腔支气管导管导管通过声门。
- 在实时视频监控下向前推进可视双腔支气管导管，将其置入左主支气管。

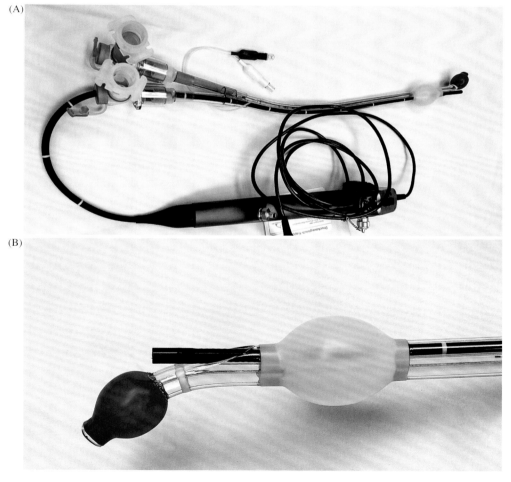

● **图 7.3**　左侧双腔支气管导管。（A）展示了纤维支气管镜通过双腔支气管导管支气管管腔后的放置位置；（B）展示了双腔支气管导管的近端气囊（白色）和远端支气管气囊（蓝色），纤维支气管镜前端从双腔支气管导管的右支气管开口处通过

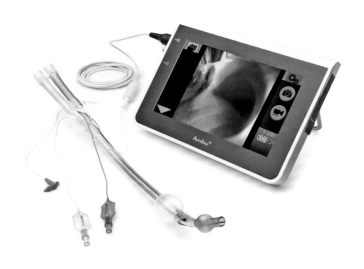

- 给气囊充气，并在视频监控下确认左支气管气囊到达正确位置。

可视双腔支气管导管的优点是在插管过程中可以在视频监控下实时确认导管位置，不再需要单独使用纤维支气管镜进行定位。

其缺点与标准的双腔支气管导管相似：只有适合较大儿童和成人的尺寸。

可能的并发症包括由于双腔支气管导管的硬度以及选择了过大的气管导管而造成的气道损伤。可视双腔支气管导管造成这一损伤的概率要高于标准的单腔气管导管。

支气管封堵器

支气管封堵器

支气管封堵器（图 7.5）是在纤维支气管镜直视

● **图 7.4**　可视双腔支气管导管 Viva Sight-DL
图片已被 Ambu inc. 授权使用

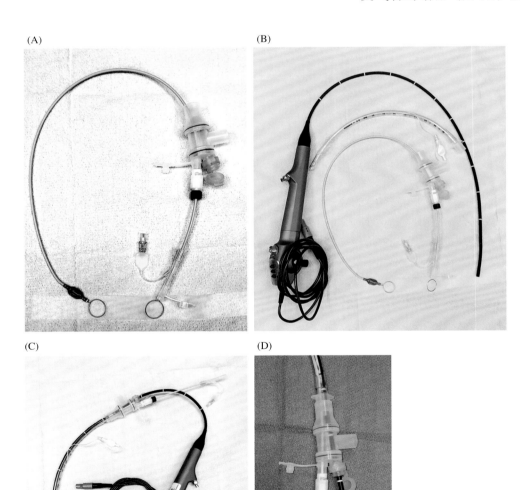

● **图 7.5**　支气管封堵器。（A）多头连接器与封堵器；（B）封堵器、纤维支气管镜与气管内插管；（C）封堵器和纤维支气管镜（黑色）通过气管内插管；（D）多头连接器

下，通过单腔气管导管对左侧或右侧支气管进行封堵的装置。它由一根有韧性的支气管管芯以及一个可以连接气管内导管和麻醉通路的多头连接器组成，这个多头连接器有两个独立的开口，分别供纤维支气管镜和封堵器独立通过。用于支气管内导管的单头旋转连接器也可用于该设备。单腔封堵器有 5 F 和 7 F 两个型号。

支气管封堵器有两个导丝，远端导丝使封堵器尖端保持轻度弯曲，在使用前需要拔除。使用前应检查可转动部件组装的完整性。使用 5 Fr 封堵器时，支气管气囊需要充气 3 ml；使用 9 Fr 封堵器，支气管气囊需充气 8 ml，然后放气以确保气囊的正常功能。使用时需要在支气管气囊处涂抹润滑剂，以保证支气管封堵器的顺利置入。

放置技术

将多头连接器的气管内导管接口与气管内导管相连，通气口与麻醉机回路相连接，然后将支气管封堵器从连接器的侧口放入气管内导管内，切忌用力过猛。接着，从连接器的支气管镜口放入纤维支气管镜，在直视下逐渐向下推进封堵器和纤维支气管镜。一旦观察到封堵器尖端通过气管导管的开口，则扭转封堵器，将封堵器尖端送入目标支气管，此时，尖端的位置应刚好位于隆突下。给支气管气囊充好气后，通过纤维支气管镜再次确认其位置正确，并移除近端导丝，顺时针旋转封堵器上的锁定旋钮固定封堵器。当观察到肺萎陷后，将锁定帽置入鲁尔（luer）锁中，封闭封堵器近端。如果需要调整封堵器的位置或者移除封堵器，需先将支气管气囊放气，逆时针旋转锁定旋钮使其解除位置锁定，如有需要，亦可从纤维支气管镜接口内置入负压吸引管。

支气管封堵器的优点是可以搭配传统的单腔气管导管使用。与双腔支气管导管相比，封堵器的外管径更小，操作更加简单。此外，如果术后需要持续机械通气，也无需更换导管。但由于支气管封堵器仅有两种型号，因而无法在所有患者中达到满意的肺隔离的效果，也无法对被隔离的肺进行支气管内负压吸引或者持续正压通气（CPAP）。

使用该装置时，如果支气管气囊过度充气，可能对支气管壁造成损伤。

Arndt 支气管封堵器

如图 7.6 所示，Arndt 支气管封堵器配备了一种可以与纤维支气管镜连接的可调节引导环组件，使其可以在直视下进入单腔气管导管。支气管封堵器可使用的型号包括 9 Fr、7 Fr、5 Fr，可以隔离任意一侧肺。其可配套使用的单腔气管导管的最小型号分别为：9 Fr 封堵器——7.5 mm，7 Fr 封堵器——6.0 mm，5 Fr 封堵器——4.5 mm。

置入技术

支气管气囊在使用前应充气和放气，以确保其能正常使用。根据患者的体型和选用的单腔气管导管的尺寸来选择合适的封堵器型号。

将 Arndt 支气管封堵器的多口接头连接到单腔气管导管上，多口接头的呼吸机回路端与麻醉机回路连接，润滑封堵器的支气管气囊和纤维支气管镜，保证其可顺利通过气管导管。从相应的接口分别置入封堵器和纤维支气管镜，将封堵器送入气管导管，直到引导环从多头接口中伸出。将纤维支气管镜穿过引导环，并向后拉紧调节引导环的直径，使封堵器和纤维支气管镜紧贴在一起。将纤维支气管镜送入目标支气管，封堵器进入主支气管后即松开引导环，使封堵器与纤维支气管镜分开。保持纤维支气管镜位置不变，继续向前送入封堵器，到达目标位置后，给气囊充气，气囊应仅可见于目标支气管，而不能突入主支气管中。封堵器就位后，旋紧多头接口上的封堵器接口，在保证封堵器位置不变的情况下移除引导环，需要特别注意的是，当单肺通气结束后，应先松开支气管气囊，再拔除封堵器。

与单腔支气管封堵器类似，Arndt 支气管封堵器也需要与单腔气管套管搭配使用。因为可与其搭配使用的单腔气管套管最小管径为 4.5 mm，因此 Arndt 支气管封堵器无法用于婴幼儿的肺隔离。

支气管气囊过度充气或未将气囊放气就试图拔除封堵器都会造成支气管或气管黏膜的损伤。

Rusch E-Z 支气管封堵器

如图 7.7 所示，Rusch E-Z 支气管封堵器远端分支的两个独立管腔和气囊颜色不同，以便于区分。在纤维支气管镜引导下将该封堵器置入单腔气管导管内，可对任意一侧肺进行隔离，该封堵器目前只有 7 Fr 一种型号。

放置技术

在使用前分别对两个气囊进行充气和放气（最多 15 ml）以确保其可正常使用。使用前，应拆下封堵器上的外部保护管，并润滑封堵器和纤维支气管镜远端。

将提供的 E-Z 多口接头分别与气管导管和麻醉

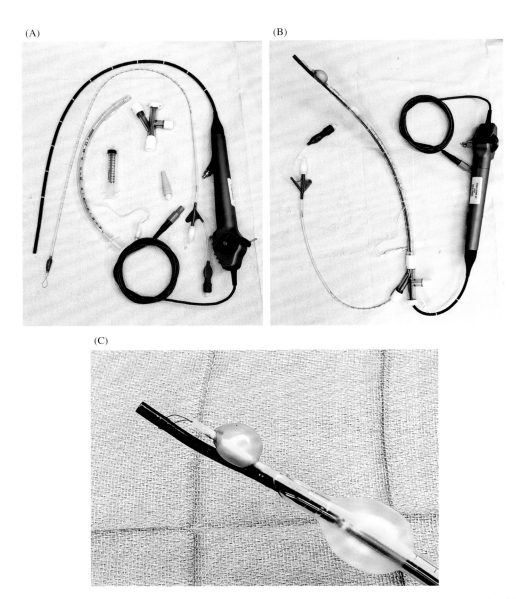

(A)　(B)

(C)

● **图 7.6** （A）Arendt 支气管封堵器和纤维支气管镜；（B）Arendt 支气管封堵器（黄色）与纤维支气管镜（黑色）通过多口接头置于气管内导管的正确位置；（C）放大图 Arendt 支气管封堵器（黄色）与纤维支气管镜（黑色）就位

回路相连，E-Z 支气管封堵器和纤维支气管镜与多口接头各自的接口处连接，进入气管导管内，在直视下推进封堵器，直到两组远端导管分别进入两侧主支气管。对需要隔离的一侧肺的封堵器气囊进行充气，充气量不得超过 15 ml。在患者变换体位后，需重新检查封堵器和气囊的位置，一旦确认位置正确，拧紧封堵器接口上的帽以固定其位置。如需移除或重新定位封堵器，需将气囊放气并将封堵器从多口接头上松开。

与其他支气管封堵器类似，E-Z 支气管封堵器也是通过配合标准气管导管以实现其功能的。因为有两个远端导管，因此，使用 E-Z 支气管封堵器时，不需要将封堵器置入所需隔离的单侧肺内，其中任何一组导管都可以用来隔离所需侧肺，E-Z 支气管封堵器推

荐使用的最小气管导管为 7.0 mm；因此该设备不适合用于儿科患者。

气囊充气时应尽可能使用最小的充气量；在移除或重新定位封堵器前应给气囊放气，以避免损伤支气管或气管黏膜。

使用单腔气管内导管进行支气管内插管

这种技术可用于任何年龄的患者，但主要针对婴幼儿，单腔气管内导管是 6 个月以内婴儿的首选肺隔离方法，不过也适用 18 个月以下的婴儿。由于角度更为垂直，单腔管更容易进入右主支气管，使用纤维支气管镜来辅助置入及确认放置位置。

该技术简单，不需要使用专门的导管或支气管封

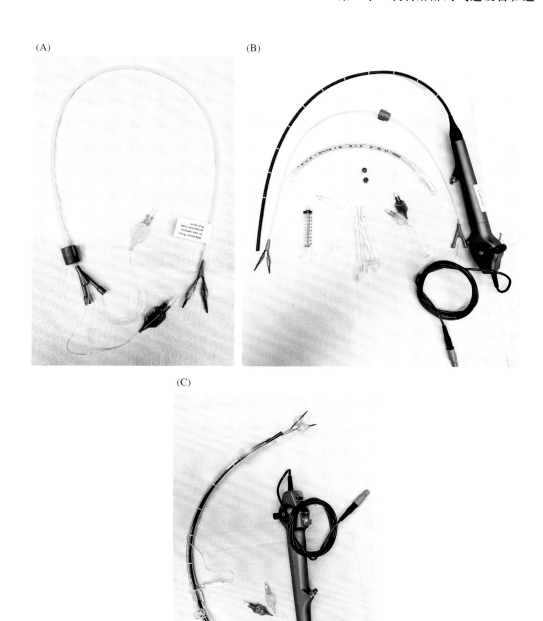

● **图 7.7** （A）Rusch E-Z 支气管封堵器；（B）Rusch E-Z 支气管封堵器和纤维支气管镜；（C）Rusch E-Z 支气管封堵器和纤维支气管镜置于气管导管内的正确位置，双侧气囊均为充气状态

堵器，其主要缺陷在于易阻塞右肺上叶支气管开口以及无法对手术侧肺部进行 CPAP 通气或负压吸引。

儿童肺隔离技术和设备

基础气道解剖

由于儿童气道较窄小，因此，很难在婴幼儿患者中使用双腔支气管导管进行传统的肺隔离操作。此外，纤维支气管镜也较难通过管径较小的气管导管，新生儿气管平均前后径是 4.3 mm，而在成人中这一数值是 14 ～ 19 mm。

准备

完善相关影像学检查，包括 CT、X 线、超声，有助于选择合适型号的纤维支气管镜、单腔管、双腔支气管导管和支气管封堵器。

儿童肺隔离设备

使用单腔气管内导管进行支气管内插管

这是小于 6 月龄的婴儿肺隔离的首选方法。在纤维支气管镜引导下将单腔气管内导管置入主支气管，由于解剖学角度的原因，单腔管很可能会进入右主支气管，该方法的不足之处在于可能阻塞右肺上叶开口，以及无法对患侧肺进行持续正压通气或负压吸引。

支气管封堵器

富士单腔支气管封堵器有 5 Fr 的儿童型号，但使用该封堵器将无法进行持续正压通气或负压吸引。

Arndt 支气管封堵器。该封堵器有 5 Fr 儿童型号，前端有一可与纤维支气管镜相连的引导环引导其放置，导丝可在位置满意后去除，Arndt 支气管封堵器的优点在于可以进行吸引及持续正压通气。

Fogarty 血管球囊导管。Fogarty 栓塞导管的最小尺寸有 2 Fr 和 3 Fr，可以在支气管镜引导下进入所需隔离的肺部，它有一个高压球囊，因此应该用最少的气量进行充气，该导管没有中央管腔。

双腔支气管导管

双腔支气管导管的最小型号为 26 Fr，可用于 8 岁以上，或体重大于 30 kg、身高大于 130 cm 的儿童。它的使用方法与成人类似，以左侧双腔支气管导管为主，在纤维支气管镜引导下进行放置。使用双腔支气管导管的优点在于可对手术侧肺进行持续正压通气和负压吸引，并且可以在单肺和双肺通气间进行快速转换。

肺隔离通气技术

简介

随着手术间视频辅助胸腔镜手术以及其他复杂的胸腔内手术和操作越来越频繁地开展，对肺隔离技术的需求也在增加。此外，肺隔离技术也用于 ICU 中的通气管理。单肺通气的目的是隔离和萎陷手术侧肺，以提供最佳的手术视野暴露；在 ICU，它可用于隔离双侧肺，从而防止感染物或血液在肺内交叉污染。它也可用于对两侧肺进行不同程度的通气，以促进特定的肺部疾病（如支气管胸膜瘘）的愈合。术后急性肺损伤是肺切除术后的主要并发症，目前的研究建议在单肺通气时采取保护性通气策略。

单肺通气的生理学基础

大多数胸科手术患者都使用侧卧位，在重力的作用下，这种体位使得下侧肺的血流灌注较好，而术侧肺的通气状况较好，在单肺通气的起始阶段，只对下侧肺进行通气，术侧所有血流灌注都会成为大的右向左肺内分流的一部分（占 20% ~ 30%）。这种分流会随着全身麻醉、肌肉松弛、机械正压通气和术侧胸腔的开放而逐渐加重。由于低氧性肺血管收缩，术侧肺的灌注量会减少，手术干预和重力作用有助于减少这种分流。低氧性肺血管收缩可使向术侧肺的血流灌注减少达 40%，这种肺内分流是在单肺通气期间观察到低氧血症的主要原因。

适应证

在手术室需要用到肺隔离和萎陷的手术和操作包括：①移植；②胸主动脉修复；③食管手术；④胸椎前入路手术；⑤支气管肺泡灌洗。在 ICU 中，结合病人的临床情况，在感染、出血、支气管胸膜瘘和肺部创伤等情况下，可能需要对两肺进行不同的通气和（或）肺隔离。

通气技术

目前针对单肺通气的管理，建议目标是防止低氧血症和肺损伤的发生。推荐的策略包括 6 ~ 8 ml/kg 理想体重的低潮气量通气、常规施加 5 mmHg 及以上呼气末正压、间歇性肺复张、允许性高碳酸血症、尽可能低于 1 的 FiO_2、予以术侧肺充气供氧，以及在某些情况下对不通气的肺应用持续正压通气。

高潮气量、高气道峰压和高平台压可造成通气肺的容积伤和压力伤，从而导致术后急性肺损伤。因此，气道峰压应保持在 30 mmHg 以下。此外，对通气侧肺部使用呼气末正压、对隔离侧肺部使用持续正压通气有助于术中的氧合，这些手段也被证明可以对肺部提供保护作用。但是，对隔离的肺部使用持续正压通气可能会影响到最佳的手术暴露，且无法应用于需要肺部完全塌陷的手术，如视频辅助胸腔镜手术。在开始单肺通气之前以及维持单肺通气的过程中，根据需要间歇性地进行肺复张，有助于打开不张的肺泡，改善氧合。允许性高碳酸血症是指 PCO_2 在 50 ~ 70 mmHg 的范围内，通过避免过度通气防止术后急性肺损伤的发生。高 FiO_2 会促进肺不张的发生，且肺泡反复张开和关闭会造成肺泡损伤，因此，通气时应使用较低的 FiO_2 来维持血氧饱和度在 92% ~ 96%。

第8章

患者体位和手术注意事项

Phi Ho, Yi Deng, Melissa Nikolaidi

穆　冰　译 ｜ 丁　超　张　冉　审校

简介

恰当的手术体位需要麻醉医生、护士、外科医生共同协作完成，既要确保患者术中的舒适度及安全性，也要保证充分的手术视野暴露。胸科手术中最常用的体位是侧卧位，其他体位还包括侧卧折刀位（肾脏手术体位）、仰卧位和半侧俯卧位。在胸科麻醉中，良好的手术体位有助于改善手术操作条件和减少发生神经损伤的风险。

初始体位

虽然绝大部分的胸科手术都采用侧卧位进行，但患者的初始体位大多是仰卧位。如果初始体位即为侧卧位，那么为患者连接监护、建立动静脉通路以及进行气管插管都很困难。当在仰卧位下为患者连接好监护并完成气管内插管后，即可开始转换体位。在手术室人员的协作下，小心地将患者旋转 90°，使患侧肺处于上方。确保患者在整个过程不受伤害是手术室人员共同的责任。

侧卧位时，患者头部、支气管内导管和胸腰椎均应正确对齐。此外，用软垫对患者四肢进行充分固定和支撑，以减少对血液循环、皮肤以及肌肉骨骼的损伤。当对患者进行体位变换时，麻醉医师需要对患者进行彻底的、从头到脚的检查，确保监护设备正常、监测血流动力学变化、确保各种管路正常、确保患者氧合情况及发现潜在的神经损伤（框 8.1）[1]。当患者处于麻醉状态时，由于血管张力降低，血流动力学参数一般会下降，需要正确及时的处理。通气/灌注比的失调也会加剧，因此应密切关注患者的氧合。大部分患者在转换为侧卧位时双腔支气管导管（double lumen endotracheal tube，DLT）会发生移位。大多数患者的导管会平均上移 1 cm，但放置 DLT 时几乎不允许有误差空间[2]。因此，标准做法是在仰卧位和侧卧位时均使用纤维支气管镜来评估 DLT 的位置。

> **框 8.1　常规从头到脚检查，避免侧卧位神经血管损伤**
>
> 1. 下侧眼睛
> 2. 下侧耳郭
> 3. 颈椎和胸椎保持在同一水平线上
> 4. 下侧手臂（臂丛神经张力，末端循环情况）
> 5. 上侧手臂（臂丛神经张力，末端循环情况）
> 6. 双侧肩胛上神经
> 7. 上侧下肢的坐骨神经
> 8. 下侧下肢（循环）
>
> a 如果将上侧手臂悬吊或固定在独立放置的扶手上，则更容易发生神经血管损伤

侧卧位

胸科手术最常采用的是侧卧位，因为这样能对患肺进行最佳的视野暴露。将患者置于充气垫或海绵垫上，在患者膝盖和手臂之间额外放置支撑物。将患者头部置于海绵枕或胶环上，注意颈椎与胸椎应保持在同一水平线上（图 8.1）。如果头部过度侧曲，可能会牵拉臂丛神经，造成臂丛神经损伤。患者的眼部应用胶带或透明眼贴粘好。应保证随时可以看到患者眼部，以免被线路或枕头压迫。下侧的耳朵需要注意不要被压，将其放置于用泡沫或凝胶材料制成的空心头垫中央。

患者四肢也需要被仔细放置，以避免任何神经损伤。下侧腿应该轻度屈曲，上侧腿伸直以避免牵拉神经。在下侧膝盖下方放置填充物，再用枕头或其他填充物放在双腿之间，以避免骨性凸起直接受压。这一操作将有助于减少腓神经损伤，腓神经常在腓骨头的位置由于外部压力引起压迫性损伤。如果髋部固定过紧，可能会导致上侧腿的坐骨神经损伤。

臂丛神经损伤是侧卧位下最常见的神经损伤类型。应尽可能避免[3]。下侧手臂放在患者前方的软垫托手板

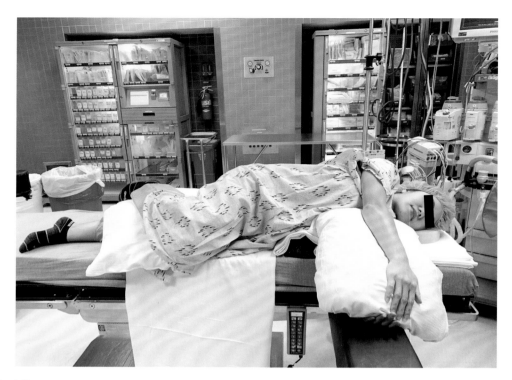

● **图 8.1** 患者侧卧位。可以看到患者双上肢均伸出并用手托和枕头支撑。这种体位可以获得更大的手术视野。在腋窝近尾侧放置了腋窝卷轴以防神经损伤。下侧下肢伸直，上侧下肢屈曲，并在双腿之间放一软枕

上，上侧手臂由折叠枕头支撑，或用软垫扶手悬吊。双上肢外展角度均不应大于90°，以避免臂丛神经损伤。

臂丛神经损伤的另一个机制是直接压迫神经。它可能是因为侧卧位时下侧的手臂或肩膀直接承受身体的重量。为避免这种损伤，可以在腋窝靠近尾侧的位置放一个腋窝卷轴，注意卷轴不是放在腋窝部位。在腋下放卷轴的目的是承受胸壁的重量，避免对腋窝的血管和神经造成压迫。在下侧手臂进行有创动脉血压监测，可能会帮助判断体位对腋窝血管有无压迫。

臂丛神经活动性较小，基本固定于椎体、椎前筋膜和腋筋膜，因此非常容易受损，此外，臂丛神经与锁骨、第一肋骨、喙突、肱骨头等骨性结构的距离较近，因此可能造成对神经的直接压迫。上侧手臂如果悬挂在一个独立的托手架上而没有支撑物，其臂丛神经更易受损。术中如果患者的躯干滑脱至半俯卧位或俯卧位，而其上侧手臂仍处于固定状态时，也更容易发生臂丛和肩胛上神经的牵拉损伤。因此，该侧手臂不应外展或向前弯曲超过90°，也不应向后弯曲超过中轴位置。

侧卧折刀位

大多数情况下，视频辅助胸腔镜手术（video-assisted thoracoscopic surgery，VATS）需要患者保持类似于肾切除术的侧卧折刀位。即将患者转为侧卧位后，将患者的剑突水平与专用床的弯曲点对齐（图8.2）。稍微弯曲一下床身，即可使上侧髂骨嵴向下移动，这样就不会影响手术入路。

折刀位的另一好处是扩大了胸腔镜入路的肋间隙[4]。在这种体位下，需要在患者头下加放额外的垫子，以保持胸椎和颈椎处于同一水平。

在俯卧位与侧卧位的变换中，血流动力学改变不大。但是当处于折刀位时，可能出现回心血量减少和心脏指数降低[5,6]。在老年患者和合并心脏疾病的患者中应尤其注意这种情况。

半俯卧位

近年来，半俯卧位在VATS中的应用越来越多。这种体位可以提供更多的手术操作空间，在后纵隔的手术中尤其有利。在这种体位下后部的肺段也更容易被切除。这种体位对血流动力学的影响与俯卧位相似。它可以增加腹压，从而增加全身血管阻力和右心室前负荷，进而改善血流动力学。此外，它能够减少缺氧、降低肺血管阻力，从而降低右心室后负荷。这些因素将共同导致心输出量的增加。

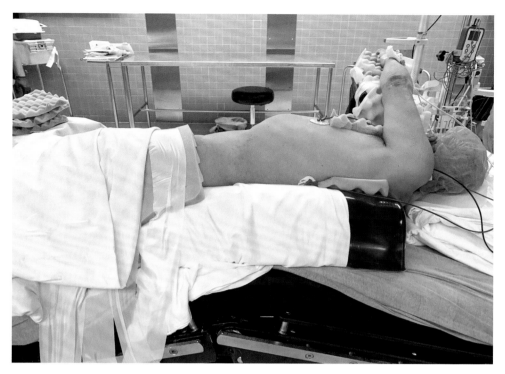

● **图 8.2**　病人处于侧卧折刀位，图为从患者身后拍摄，这种体位常用于 VATS。这种体位扩大了肋间隙，便于放置胸腔镜。患者下半身放置了保暖装置

病人处于半俯卧位时，活动度小的腿（下侧大腿）轻微弯曲，而活动度大的腿（上侧大腿）将显著弯曲。活动度小的手臂（下侧手臂）置于患者身后，活动度大的手臂（上侧手臂）肘部弯曲，手臂外展不超过 90°。除此之外，半俯卧位还可以将活动度小的手臂（下侧手臂）放在患者前面，并在腋窝偏尾侧放置腋窝卷轴（图 8.3）。

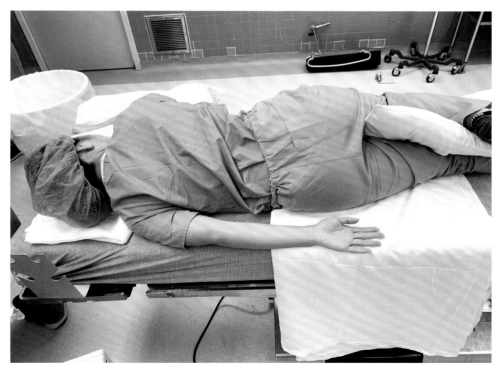

● **图 8.3**　患者处于半俯卧位。该体位便于进入后纵隔，患者的头转向一侧，上侧手臂和腿部弯曲，用枕头支撑。下侧手臂伸直置于身侧，下侧腿保持伸直

仰卧位

仰卧位有利于几种类型的胸腔手术，如纵隔肿物切除术、肺移植、双侧胸腔镜手术或双侧楔形切除术。标准的仰卧位是双臂外展不超过 90°，以避免臂丛神经损伤。在肘部放置软垫，以降低尺神经损伤的风险，手和前臂可以旋后或置于中立位，掌面朝向身体，以减少对尺神经的压迫。

扩展阅读

Breyer CEW. Patient positioning and associated risks. In: Pardo M, Miller RD, eds. *Basics of Anesthesia*. 7th ed. Philadelphia: Elsevier; 2018: 321–336.

参考文献

1. Hensley J, Frederick A, Martin DE, Gravlee GP. *A Practical Approach to Cardiac Anesthesia*. Philadelphia: Lippincott Williams and Wilkins; 2013.
2. Desiderio DP, Burt M, Kolker AC, Fischer ME, Reinsel R, Wilson RS. The effects of endobronchial cuff inflation on double-lumen endobronchial tube movement after lateral decubitus positioning. *J Cardiothorac Vasc Anesth*. 1997;11(5):595–598.
3. Martin JT. *Positioning in Anesthesia and Surgery*. 2nd ed. Philadelphia: Saunders; 1987.
4. Demmy TL, James TA, Swanson SJ, McKenna RJ Jr, D'Amico TA. Troubleshooting video-assisted thoracic surgery lobectomy. *Ann Thorac Surg*. 2005;79(5):1744–1752; discussion 1753.
5. Jin Y, Ying J, Zhang K, Fang X. Endotracheal intubation under video laryngoscopic guidance during upper gastrointestinal endoscopic surgery in the left lateral position: a randomized controlled trial. *Medicine (Baltimore)*. 2017;96(52):e9461.
6. Yokoyama M, Ueda W, Hirakawa M. Haemodynamic effects of the lateral decubitus position and the kidney rest lateral decubitus position during anaesthesia. *Br J Anaesth*. 2000;84(6):753–757.
7. Lin Z, Xi J, Xu S, Wang Q. Uniportal video-assisted thoracic surgery left superior segmentectomy with systematic lymphadenectomy in the semiprone position. *J Thorac Dis*. 2016;8(8):2256–2258.
8. Jozwiak M, Teboul J-L, Anguel N, et al. Beneficial hemodynamic effects of prone positioning in patients with acute respiratory distress syndrome. *Am J Respir Crit Care Med*. 2013;188(12):1428–1433.

第9章

胸科麻醉管理技术

Henry Liu，Xiangdong Chen，Alan D. Kaye，Richard D. Urman

刘　超　阎　涛译 | 张　冉审校

简介：历史回顾

正常人的呼吸依赖于胸部完整的解剖结构（完整的胸壁和胸腔）。如果因外力、疾病或手术等原因导致胸部完整性遭到破坏，患者的通气和氧合将受到影响。这是由于与外界相通的肺组织会出现塌陷，纵隔会移向健侧肺，患者很快就会出现缺氧和呼吸急促。因此，气胸是外科医生和麻醉医生在胸科手术中必须解决的问题[1]。在早期的胸科手术中，外科医生将患者的身体放入密闭的负压室中，或将患者的头部放入正压室中以解决气胸问题，但这种方法的手术适应证和患者的耐受时间非常受限[2]。直到应用带气囊的气管导管成为标准的气道管理技术，单肺通气（one lung ventilation，OLV）的概念被提出和接受[3]，更复杂的胸科手术才得以实施。20世纪中叶，随着双腔双气囊气管导管问世，麻醉医生优化了胸科患者术中的管理[4]。目前，麻醉医生通过采用肺隔离、选择性OLV、更先进的有创或无创血流动力学监测、呼吸监测，以及术后多模式镇痛等技术，使得更多一般状况较差的患者得以接受复杂的胸科手术。另外，胸科手术过程中遇到的一些新的挑战也促进了麻醉新技术的不断发展和完善，例如在保留自主呼吸的情况下行胸科手术的非插管技术、胸段椎管内麻醉技术，以及外周区域阻滞技术[5-7]。麻醉医生需要与时俱进，掌握新技术以处理围术期各种问题。

胸科全身麻醉管理技术

肺隔离

绝对适应证

肺隔离适用于一侧肺部大出血或严重感染的患者，这种技术可以对健侧肺起到保护作用。支气管胸膜皮肤瘘或支气管胸膜瘘的患者需要采用此技术，以避免潮气量减低或气胸。巨大肺囊肿或肺大疱的患者需要采用此技术，以减少肺囊肿或肺大疱破裂的风险。严重支气管破裂或外伤的患者需要采用此技术进行健侧肺通气；严重肺部感染或污染的患者同样需要采用此技术进行单侧肺灌洗[8]。表9.1列出了肺隔离的绝对适应证。

相对适应证

OLV的相对适应证包括胸主动脉瘤、单侧全肺切除术、上肺叶切除术、食管手术、中肺叶和下肺叶切除术以及胸腔镜手术。表9.1列出了相对适应证。

禁忌证

相对禁忌证包括患者不能耐受OLV、支气管腔内肿物、血流动力学不稳定、严重低氧血症、严重慢性阻塞性肺疾病和严重肺动脉高压。表9.1列出了相对禁忌证。肺隔离技术包括使用双腔支气管导管、支气管封堵器以及主支气管导管等，将在本书的其他章节讨论。

术中监测

美国麻醉医师协会（ASA）所推荐的标准麻醉监测都应在胸科手术中使用[10]。常规监测参数在胸科麻醉中（尤其是OLV期间）至关重要，详见表9.2。

通气监测与管理

- 经皮动脉血氧饱和度（SpO_2）、呼气末二氧化碳（$ETCO_2$）和每分通气量（Vmin）：这三个参数是反映患者通气状态的重要指标。患者的呼吸机设置可以根据这些参数进行调整。如果 SpO_2 和 Vmin 都较低，可以通过增加潮气量和（或）呼吸频率来增 Vmin，从而改善 SpO_2。
- 动脉血气分析：动脉血气可反映 PaO_2 和 $PaCO_2$。

表 9.1	肺隔离的适应证和相对禁忌证	
	肺隔离目的	临床情况
绝对适应证	• 保护性肺隔离	• 一侧肺大出血
	• 通气分布控制	• 脓肿 / 脓性分泌物
	• 单侧肺灌洗	• 支气管胸膜皮肤瘘
		• 支气管胸膜瘘
		• 巨大肺囊肿或肺大疱（PPV 时有破裂的风险）
		• 严重支气管破裂或创伤
		• 肺囊性纤维化
		• 肺移植
强相对适应证	改善手术视野	• 胸主动脉瘤
		• 单侧全肺切除术
		• 肺上叶切除术
		• 肺减容术
		• 微创心外科手术
		• 视频辅助胸腔镜手术
弱相对适应证		• 食管手术
		• 中 / 下肺叶切除术
		• 纵隔肿块
相对禁忌证		• 不能耐受 OLV
		• 支气管腔内肿物
		• 血流动力学不稳定
		• 严重低氧血症
		• 严重 COPD
		• 严重肺动脉高压

资料来源：Ashok V，Francis J，A practical approach to adult one-lung ventilation，BJA Education，2018；18（3）：69e74，doi：10.1016/j.bjae.2017.11.007；Mehrotra M，Jain A，Single lung ventilation，*StatPearls*，https:// www.ncbi.nlm.nih.gov/ books/ NBK538314/，published 2019
COPD，慢性阻塞性肺疾病；PPV，正压通气

• 气道压力

血流动力学监测

• 动脉压
• 心输出量
• 每搏量变异度
• 心率

表 9.2	胸科手术术中监测参数
	参数
通气监测	• SpO_2
	• $ETCO_2$
	• Vmin
	• 气道压力
血流动力学监测	• MAP
	• 心率 / 心律
	• CO/SV
容量状态	• CVP
	• SV/SVV/PPV
	• U/O
麻醉深度	• BIS

BIS，脑电双频指数；CO，心输出量；MAP，平均动脉压；PPV，脉压变异度；SV，每搏输出量；SVV，每搏输出量变异度；U/O，尿量

术中低氧血症管理

吸入气氧浓度

胸科手术过程中如果出现低氧血症，增加吸入气氧浓度（FiO_2）是治疗方法之一。但是有时需要采用吸入空气的策略增加肺泡中的氮气以减少肺不张，从而改善低氧血症（表 9.3）。

呼气末正压

呼气末正压（post end expiratory pressure，PEEP）通常可以用来改善氧合，其原理是通过动员更多的肺泡进行气体交换。然而，PEEP 是一把"双刃剑"，它可以增加塌陷肺的肺内分流，而在通气侧肺则招募更多的肺泡进行气体交换（表 9.3）。

吸呼气时间比

氧合发生在吸气相，增加吸呼气时间比（I ： E）可以提供更长的氧合时间（表 9.3）。

目标导向液体治疗

低血容量会导致氧输送不足和血流依赖性器官功能障碍，而高血容量则可导致肺间质水肿，从而影响氧扩散以及胶原蛋白再生。心血管测量相关参数的应用（如每搏输出量、每搏输出量变异度、脉压变异度以及算法参数和其他容量评估策略的发展）将最大

表 9.3	单肺通气期间低氧血症的处理
增加 FiO₂	增加 FiO₂ 通常可以改善氧合，但 100% FiO₂ 可能导致吸收性肺不张
PEEP	PEEP 是一把"双刃剑"；它可以使更多非手术侧肺泡参与氧合，但也可能增加非手术侧向手术侧的血液分流
增加 I∶E 比	氧合发生在吸气相，增加 I∶E 比有助于氧合
DLT 内吸引	建议采用负压吸引方法清除气道或 DLT 中存在的分泌物、血液、黏液等
DLT 位置	DLT 位置的改变将影响手术侧通气和（或）肺隔离
手术侧 CPAP	术侧应用低流量 CPAP 通常能改善氧合，但可能会影响术野暴露
间歇性双肺通气	如果之前提到的措施不能充分改善氧合，间歇性双肺通气将是最后一种措施

限度地增加机体心输出量和氧输送，减少围术期并发症。这些参数的监测包括无创监测和有创监测两种方式（表 9.4）[11-12]。

胸科非插管技术

从传统意义上讲，所有胸科手术患者在全身麻醉诱导后都要使用气管导管 / 双腔支气管导管。然而，非插管技术在近几年逐渐兴起。此技术可采用声门上通气装置（如喉罩）及全身麻醉方式或应用区域麻醉（如胸段硬膜外麻醉）复合静脉镇静技术以达到避免气管插管的目的。

胸科非插管麻醉选择

非插管技术通过减少气管插管和单肺通气相关的并发症，从而优化患者管理，改善患者预后（图 9.1）。其优点包括减少术后并发症发病率、缩短住院时间、降低住院费用以及减少对患者术后恢复的影响。一项 meta 分析表明，与全身麻醉下胸科气管插管相比，非插管全身麻醉可减少手术并发症，缩短住院时间[13]。

胸科镇静麻醉适应证

胸科镇静麻醉适应证参见表 9.5。

表 9.4	容量和目标导向治疗的血流动力学参数
监测参数	目标导向治疗中的应用
SV	基于 Sterling 曲线，低血容量时，SV ↓，同时心率代偿性增加
CO	低血容量时，如果心肌收缩力和心率不增加，CO ↓
EDLVV/EDLVP	EDLVV 可能是反映容量状态的最佳指标。通常用 EDLVP 代替作为左心室容量状态的参数
U/O	最早用于评价容量状态的指标，至今仍有参考价值
SVV	目标导向液体治疗中最常用的参数
PPV	目标导向液体治疗中的参数

CO，心输出量；EDLVP，左心室舒张末期压力；EDLVV，左心室舒张末期容量；PPV，脉压变异度；SV，每搏输出量；SVV，每搏输出量变异度；U/O，尿量

表 9.5	胸科镇静麻醉适应证
手术类型	手术名称
胸膜间隙手术	• 胸腔积液引流 • TEA 下胸膜固定术、胸椎旁阻滞或局部麻醉下胸膜固定术 • TEA 下胸膜切除术 • TEA 或椎旁阻滞下胸腔粘连松解 • TEA 下气胸治疗，包括胸膜切除术 • TEA 或椎旁阻滞下脓胸引流（9） • 肺大疱切除术
肺部手术	• TEA 下全肺切除术 • TEA 下开胸 / 胸腔镜肺叶切除术 • TEA 下双肺叶切除术 • TEA 或 LA 下肺楔形切除术 • TEA 下胸腔镜肺叶和肺段切除术 • TEA 下肺转移瘤切除术 • TEA 下肺减容术和肺大疱切除术
活检	• 前纵隔肿物活检 • TEA 下胸膜 / 肺活检
纵隔手术	• 心包开窗 • 颈段硬膜外 C7 ～ T1 麻醉下气管切除术（应用局麻药抑制咳嗽反应） • TEA 下胸腺切除术

资料来源：Kiss G, Castillo M. Nonintubated anesthesia in thoracic surgery: general issues. *Ann Transl Med.* 2015；3（8）：110. doi：10.3978/ j. issn. 2305-5839.2015.04.21

LA，局部麻醉；TEA，胸段硬膜外麻醉

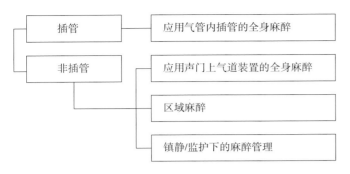

● 图9.1　胸科麻醉选择

表 9.6　胸科多模式镇痛

药物方法	非甾体抗炎药	静脉注射：双氯芬酸钠、布洛芬
		口服：塞来昔布、吲哚美辛、阿司匹林
	对乙酰氨基酚	静脉注射
		口服
		直肠内
	阿片类药物	芬太尼
		氢吗啡酮
		吗啡等
	其他药物	加巴喷丁、氯胺酮等
非药物方法	胸段椎管内阻滞	胸段硬膜外麻醉
		鞘内阿片类药物
	肋间阻滞	经皮入路
		胸腔镜入路
	躯干阻滞	椎旁阻滞
		竖脊肌平面阻滞
		前锯肌平面阻滞
		胸骨阻滞

资料来源：Liu H，Emelife PI，Prabhakar A，et al，Regional anesthesia considerations for cardiac surgery，Best Pract Res Clin Anaesthesiol，2019；33（4）：387-406，doi：10.1016/ j.bpa.2019.07.008，and Thompson C，French DG，Costache I，Pain management within an enhanced recovery program after thoracic surgery，J Thorac Dis. 2018；10（Suppl 32）：S3773-S3780，doi：10.21037/ jtd.2018.09.112.

术后镇痛

多模式镇痛

术后镇痛是胸科手术成功的关键，特别是在加速康复外科中尤为重要。如表9.6所示，大部分的胸科手术采用多模式镇痛的方法。多模式镇痛不仅包括使用静脉镇痛药物（如非甾体抗炎药、对乙酰氨基酚、阿片类药物和其他药物），也包括胸段椎管内阻滞、胸段硬膜外镇痛、肋间阻滞和躯干阻滞。

小结

在这一章中，我们阐述了常见的胸科麻醉管理技术。通气和血流动力学的监测管理是胸科麻醉的关键。我们列出了最常用的通气和血流动力学监测方法，并介绍了术中低氧血症的处理策略。此外还讨论了各种麻醉技术及其选择，特别是胸科麻醉中逐渐受到关注的非插管技术。目标导向液体治疗在胸科手术监护中日益受到重视，多模式镇痛已逐渐成为胸科患者术后镇痛的标准治疗方式。

参考文献

1. Matas R. Intralaryngeal insufflation. *JAMA*. 1900;34:1468–1473.
2. Brodsky JB, Lemmens HJM. The history of anesthesia for thoracic surgery. *Minerva Anestesiol*. 2007;73(10):513–524.
3. Rovenstine EA. Anaesthesia for intrathoracic surgery: the endotracheal and endobronchial techniques. *Surg Gynecol Obstet*. 1936;63:325–330.
4. White GM. A new double lumen tube. *Br J Anaesth*. 1960;32:232–234.
5. He J, Liu J, Zhu C, et al. Expert consensus on spontaneous ventilation video-assisted thoracoscopic surgery in primary spontaneous pneumothorax (Guangzhou). *Ann Transl Med*. 2019;7(20):518. doi:10.21037/atm.2019.10.08
6. Caruselli M, Michel F. Thoracic spinal anaesthesia: an interesting alternative to general anaesthesia. *Minerva Anestesiol*. 2020;86(3):244–246. doi:10.23736/S0375–9393.19.14117-X
7. Liu H, Emelife PI, Prabhakar A, et al. Regional anesthesia considerations for cardiac surgery. *Best Pract Res Clin Anaesthesiol*. 2019;33(4):387–406. doi:10.1016/j.bpa.2019.07.008
8. Ashok V, Francis J. A practical approach to adult one-lung ventilation. *BJA Education*. 2018;18(3):69e74. doi:10.1016/j.bjae.2017.11.007
9. Mehrotra M, Jain A. Single lung ventilation. *StatPearls*. https://www.ncbi.nlm.nih.gov/books/NBK538314/. Published 2019.
10. American Association for Anesthesiologists. Standards for basic anesthetic monitoring. https://www.asahq.org/standards-and-guidelines/standards-for-basic-anesthetic-monitoring. Published October 21, 1986. Amended October 28, 2015.
11. Licker M, Triponez F, Ellenberger C, Karenovics W. Fluid therapy in thoracic surgery: a zero-balance target is always best! *Turk J Anaesthesiol Reanim*. 2016;44(5):227–229. doi:10.5152/TJAR.2016.006
12. Feng S, Yang S, Xiao W, Wang X, Yang K, Wang T. Effects of perioperative goal-directed fluid therapy combined with the application of alpha-1 adrenergic agonists on postoperative outcomes: a systematic review and meta-analysis. *BMC Anesthesiol*. 2018;18:113. doi:10.1186/s12871-018-0564-y
13. Tacconi F, Pompeo E. Non-intubated video-assisted thoracic surgery: where does evidence stand? *J Thorac Dis*. 2016;8(Suppl 4):S364–S375. doi:10.21037/jtd.2016.04.39
14. Kiss G, Castillo M. Nonintubated anesthesia in thoracic surgery: general issues. *Ann Transl Med*. 2015;3(8):110. doi:10.3978/j.issn.2305-5839.2015.04.21
15. Thompson C, French DG, Costache I. Pain management within an enhanced recovery program after thoracic surgery. *J Thorac Dis*. 2018;10(Suppl 32):S3773–S3780. doi:10.21037/jtd.2018.09.112

第10章

支气管镜和纵隔镜检查

Justin W. Wilson

刘 超 阎 涛 译 | 张 冉 审校

简介

支气管镜和纵隔镜常用于胸部疾病的检查和诊断，尤其适用于胸部肿瘤患者。此类患者的标准外科诊疗程序是先进行支气管镜检查，以了解气道道解剖及肿瘤是否侵犯气道，然后通过纵隔镜检查进行纵隔淋巴结活检，如果淋巴结活检结果为阴性，则有必要行肿瘤切除手术。标准的术前检查包括常规的实验室检查（血液学和生化）、心电图、胸部 X 线和 CT 扫描。CT 扫描对于明确肿瘤位置及邻近结构关系具有重要意义。在这一章，我们将详细讨论支气管镜和纵隔镜检查在麻醉过程中所面临的难点和挑战，以及术前和术中麻醉管理措施。

支气管镜检查

支气管镜检查可用于诊断、治疗以及明确气管导管（endotracheal tube，ETT）的位置。虽然支气管镜检查死亡率非常低，但可能出现以下多种并发症：气压伤、呼吸道阻塞、气胸、出血、穿孔和撕裂（呼吸道和食管）、牙齿损伤、纵隔气肿，使用激光或电灼术所致的呼吸道起火。

随着介入肺病学的发展，支气管镜的麻醉操作地点已不再局限于手术室。这不仅是麻醉操作地点的延伸，更意味着我们常常需要在手术室外为病情较重的患者（ASA 健康状况分级为 Ⅲ ~ Ⅴ 级）进行麻醉，而这些麻醉一般需要在手术室内进行。大多数到介入呼吸病房就诊的患者都合并大支气管或气管受累的中央性大气道阻塞，阻塞原因可能包括内源性、外源性或混合性压迫[1]。除了麻醉插管工具和监测设备外，介入病房还应配备诸如困难气道车和喷射通气等完善的气道管理设备。对于伴有严重合并症、预计需要术后呼吸机支持、麻醉恢复时间较长，以及需要多学科协作的患者，手术室外麻醉需要慎重[2]。支气

管镜可进一步细分为硬性支气管镜和软性支气管镜，下文将详细论述。

硬性支气管镜

硬性支气管镜可用于检查咯血或支气管内操作（包括气管支气管树扩张、肿瘤切除和异物取出）。硬性支气管镜检查的适应证通常包括肺癌的术前诊断、咯血、异物梗阻和呼吸道乳头状瘤病。硬性支气管镜检查中使用的通气策略包括窒息氧合、自主辅助通气、控制通气（闭合系统）、手动喷射通气（Sanders 喷射通气）和高频喷射通气（high frequency jet ventilation，HFJV）。

软性支气管镜

软性支气管镜常用于以支气管肿瘤为主的多种疾病的诊断和评估。软性支气管镜检查通常采用镇静和表面麻醉的方法，因此不需要麻醉医师。相较于硬性支气管镜检查，软性支气管镜检查的好处是能够检查至第五级支气管；它不需要患者伸展颈部，因此对患者刺激较小。在胸部肿瘤的经典手术方案中，推荐先采用软性支气管镜检查，再采用纵隔镜检查，然后切除肺肿瘤。支气管镜检查通常用于评估支气管内肿瘤的范围以及对侧肺是否受侵犯。但对于诸如激光消融、球囊扩张和支架置入等操作更复杂的手术而言，由于对患者刺激更大，则需要全身麻醉。软性支气管镜也可用于困难气道患者的气管插管。软性支气管镜的局限性之一是吸引器通道管径较小，使得对操作视野外分泌物或血液的负压吸引受限。在全身麻醉的情况下，至少应使用 8.0 号管径的气管导管以降低内源性呼气末正压（PEEP），并确保软性支气管镜可以顺利通过。要时刻警惕内源性呼气末正压可能产生的低血压和气压伤。如果气管导管管径 < 8.0 号，建议使

用儿科软性支气管镜以确保通气充足（图10.1）。

支气管镜检查的麻醉管理

　　若患者术前伴有低氧血症（$PaO_2 < 70$ mmHg）和高碳酸血症（$pCO_2 > 45$ mmHg），提示患者合并严重肺损伤，因此可能增加支气管镜的操作风险。在操作过程中，应警惕低氧血症和通气不足，以及由此产生的并发症。在手术过程中使用激光时，FiO_2 应低于40%，以降低气道起火的风险。支气管镜操作前建议使用毒蕈碱拮抗剂抑制腺体分泌。对于肺储备功能受限的患者，术前应慎用麻醉药和苯二氮䓬类药物。支气管镜检查刺激性强，通常需要增加麻醉药用量，推荐使用短效麻醉药物，以确保患者在手术结束时能够恢复自主通气和气道反射。需要指出的是，肺部或纵隔肿瘤患者可由于肿瘤分泌的激素或激素样物质而出现胸外症状，也称为副肿瘤综合征[4]。以常见的肌无力综合征（Eaton-Lambert综合征）为例，它是一种与小细胞肺癌相关的近端肌肉病变，由于其突触前运动神经元的乙酰胆碱释放减少，因此患者对去极化肌松药抵抗，对非去极化肌松药非常敏感（表10.1）。

表 10.1	胸部肿瘤的胸外临床表现
内分泌	甲状旁腺功能亢进
	库欣综合征
	SIADH
	类癌综合征
神经肌肉	重症肌无力
	重症肌无力（Eaton-Lambert）综合征
	周围神经病变
	自主神经病变
血液	贫血
	血小板减少
	血栓

SIADH，抗利尿激素分泌失调综合征

硬性支气管镜

　　硬性支气管镜检查对患者支气管刺激较强，通常采用短效的麻醉药物进行全身静脉麻醉。一般通过支气管镜的侧臂（当镜头连接时）进行通气，由于硬性支气管镜上并没有气囊，会出现部分气体泄漏，因此在麻醉过程中需要较高的新鲜气体流量和通气量（图10.2）。使用全静脉麻醉技术有助于维持患者稳定的麻醉状态，同时将麻醉气体的室内污染降至最低。如果操作过程中未连接镜头，支气管镜开放会导致大量气体泄漏，因此需要我们采用特殊的通气策略，如HFJV或者应用Sanders喷射器的低频喷射通气（图10.3）。喷射通气的各种模式是基于伯努利原理，通过使用高流量和低压力的方法进行通气和供氧，从而最大限度地减少副作用。喷射通气时需要通过肌松剂使胸壁松弛以达到胸廓随通气起伏的目的。在使用Sanders喷射器时，由于文丘里效应，高速气流会夹带室内空气进入气道，使气管内的 FiO_2 降至80%左右[5]。Sanders喷射通气设备连接到支气管镜的侧臂，可在30 psi（磅/平方英寸）的驱动压力下产生55 cmH_2O 的气道压。驱动压力设置可以从30 psi开始，根据胸廓的起伏，逐渐增加至50 psi。在使用Sanders喷射通气设备时，必须密切观察胸廓起伏情况，有助于判断通气充分与否以及气体排出情况。观察胸廓起伏对于预防气压伤和气胸等并发症至关重要。HFJV（10～15 Hz）中使用专门的通气设备可以减少气压伤，这是由于在高气道压力的情况下，通

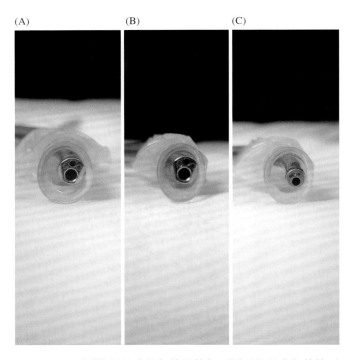

(A)　　　　(B)　　　　(C)

● 图 10.1　不同管径尺寸的气管导管与不同型号的支气管镜对比。A．8.0号气管导管应用成人支气管镜；B．7.0号气管导管应用成人支气管镜；C．7.0号气管导管应用小儿支气管镜

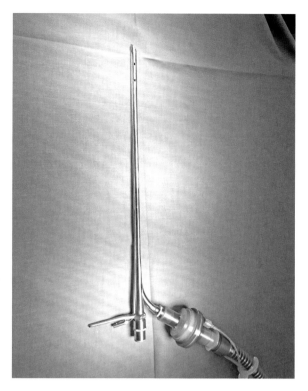

● 图 10.2　带有通气回路的硬性支气管镜

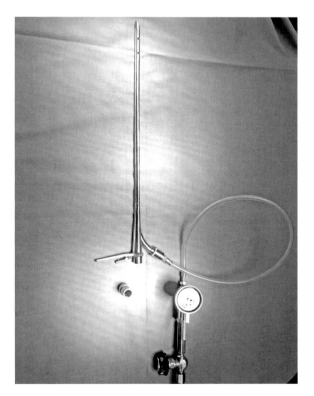

● 图 10.3　连接 Sanders 喷射器的硬性支气管镜（不带镜头）

能增加高碳酸血症的风险。

软性支气管镜

　　泊肃叶定律指出，流量与半径的四次方成正比；因此，气管导管直径的微小变化将对输送的潮气量产生很大影响。使用足够大的气管导管可以使患者得到充分通气，气道压力不会出现较高的峰压，也不会超过呼吸机的压力限制。另外，软性支气管镜可引起气管导管空气排出受限，因此，在手术过程中应关闭 PEEP。与硬性支气管镜相似，必要时可通过软性支气管镜的吸引口实现喷射通气。

　　在软性支气管镜检查中，麻醉主要采用镇静结合局部麻醉（包括表面麻醉和区域阻滞）。刺激性较大的手术操作（激光消融、支架植入、扩张等）需要使用直角转接头、气管导管或喉罩进行全身麻醉（图 10.4）。应用喉罩的好处是方便检查喉部。在气道表面麻醉之前，预先给予毒蕈碱拮抗剂抑制腺体分泌。雾化吸入利多卡因（4%，4 ~ 6 ml）是一种简单的气道表面麻醉方法；其他表面麻醉方法包括应用利多卡因软膏、局部麻醉剂滴注、雾化或喷雾。表面麻醉中，不含肾上腺素的利多卡因给药不应超过 5 mg/kg，极量为 300 mg；含肾上腺素的利多卡因给药不应超

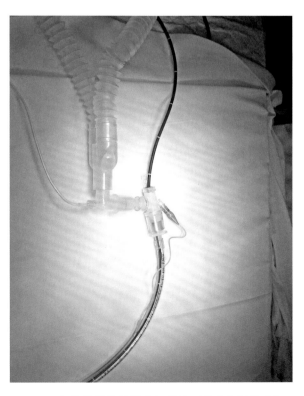

● 图 10.4　经气管导管的软性支气管镜（带直角转接头）

气设备可在吸气相暂停工作。另外，专门的通气设备也可使氧气湿化，避免呼吸道黏膜干燥。HFJV 的缺点在于需要维持高频率通气（约 120 次 / 分）以及可

过 7 mg/kg，极量为 500 mg。区域阻滞麻醉的具体方法是通过在气管周围注射局麻药进行舌咽神经及喉上神经阻滞，从而达到声带下表面麻醉。由于喉部和气管麻醉有抑制呼吸道反射和发生误吸的风险，所以在饱胃患者中是相对禁忌证。全身麻醉也可与局部麻醉联合应用，从而减少全身麻醉的用药量。

纵隔镜检查

纵隔镜类似于 Miller 喉镜片，经过胸骨下方进入纵隔，为术者提供纵隔区域解剖视野（图 10.5）。纵隔镜可用于纵隔淋巴结活检，主要适应证是支气管肺癌，也可用于淋巴瘤和结节病相关的淋巴结病，以及疑似肿瘤或传染病的组织病理活检。纵隔镜检查因其高度的敏感性（＞ 80%）和特异性（100%），仍然是肿瘤分期的主要手段[6]。其禁忌证主要包括胸主动脉瘤和上腔静脉阻塞，这是由于疾病相关的解剖结构改变可能会增加纵隔镜操作过程中血管损伤和出血的风险。相对禁忌证包括既往纵隔镜检查史和放疗史，这类病史会增加组织粘连和出血风险。有报道纵隔镜检查相关死亡率 ＜ 0.1%，并发症包括出血、气胸、声带麻痹、食管穿孔、胸膜穿孔和气管撕裂。

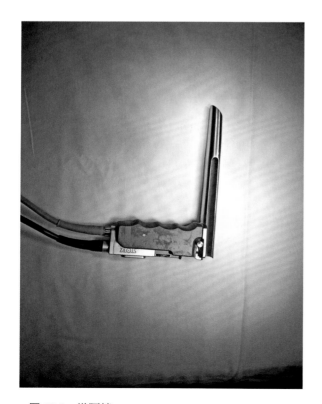

● **图 10.5** 纵隔镜

纵隔镜检查的麻醉管理

接受纵隔镜检查的患者常有吸烟史，并伴有诸如肺部疾病、高血压、冠状动脉疾病和外周血管疾病等多种合并症。前纵隔肿物是纵隔镜检查麻醉管理的难点，因为全身麻醉诱导后可能出现严重的气道阻塞或心血管衰竭，因此，术前询问病史时，需要关注患者能否平卧，以及是否存在咳嗽或呼吸困难等临床表现。体格检查需关注患者是否存在发绀、气喘、咳嗽、喘鸣、直立或仰卧呼吸困难等情况。围术期发生呼吸困难的术前高危因素包括：心肺系统相关体征（见前文讨论）、合并阻塞性或限制性通气功能障碍、呼气峰值流速（peek expiratory flow rate）＜ 40%、CT 扫描气管直径 ＜ 50%[7]。前纵隔肿物患者应先通过介入放射的方法行经皮针刺活检，再行纵隔镜组织学活检。临床医师还需关注上腔静脉综合征的相关体征，如呼吸急促、咳嗽、水肿、头颈部或上身出现的静脉怒张、仰卧位呼吸困难（端坐呼吸）、头痛以及精神状态改变等。上腔静脉综合征可产生严重的气管水肿，即使轻微的创伤都可能诱发出血，因此需要患者在清醒状态下，通过纤维支气管镜引导进行气管插管。术前 CT 扫描可明确诊断是否存在上腔静脉综合征和前纵隔肿物。肺功能检查有助于鉴别气道阻塞部位（胸腔内或胸腔外）。

如果术前影像学或体格检查（仰卧位有症状）可疑纵隔肿物，可考虑采用纤维支气管镜进行清醒插管。肌松后肌张力消失可加剧无症状患者的血流动力不稳定或呼吸道阻塞；为避免上述情况发生，可使用短效神经肌肉阻滞剂（琥珀酸胆碱）或使用可通过舒更葡糖钠拮抗的氨基类固醇非去极化神经肌肉阻滞剂（罗库溴铵、维库溴铵）。麻醉诱导可采用面罩吸入麻醉药物（如七氟醚）或使用静脉麻醉药物的方法，诱导过程中保留患者自主呼吸以防血流动力学不稳定或呼吸道阻塞。如果有必要需要有熟悉硬性支气管镜的外科医生在场，以便在发生紧急情况时使用硬性支气管镜绕过气道梗阻部位，对于存在血流动力学不稳定或呼吸道梗阻的高危患者，必要时应使用体外循环。上腔静脉综合征的患者可能存在代偿性侧支循环，从而导致手术失血量增加；此外，由于上半身静脉回流受阻，需建立下肢静脉通路。

除了美国麻醉医师协会（ASA）所推荐的标准麻醉监测，应在患者左臂应用无创血压袖带，在右臂置入桡动脉导管（如必要）或连接脉搏血氧饱和度计。

由于术中可能会出现因挤压头臂干（无名动脉）或无名静脉而导致脑血流灌注受影响的情况，因此需要采用上述方法密切监测（图 10.6）。应使用加强型气管导管以减少导管扭折情况的发生。术中大出血是最显而易见的并发症，但其发生率相对较低（约 0.4%），常发生于无名动静脉、奇静脉和主动脉部位[8]。因此术前应建立较粗管径的静脉通路，化验血型并进行交叉配血。其他可能发生的并发症还包括：当抬高床头以减少静脉回流时，可能会发生静脉空气栓塞（特别是自主呼吸的患者）。此外，如果手术中怀疑发生喉返神经损伤，需在气管拔管后检查声带。双侧声带损伤可能会导致呼吸道阻塞，此时面罩通气无效，需要重新插管。

小结

肺部和胸部手术操作流程不是一成不变的。随着这些检查操作的场地从手术室逐渐延伸到手术室外其他地点，需要根据检查操作的目的、患者肺部疾病的病情（包括专门的肺通气策略）以及患者的合并症情况制定个体化麻醉方案。虽然支气管镜和纵隔镜检查过程中充满各种不确定性，但万变不离其宗的是，将继续需要以麻醉医生为主导的麻醉管理。

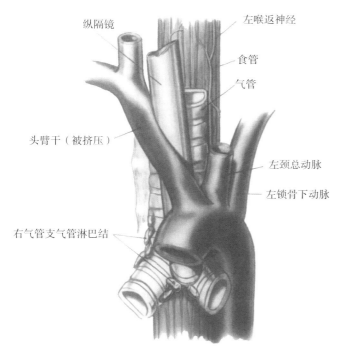

• 图 10.6 纵隔镜检查中纵隔镜紧邻大血管

图中标注：
纵隔镜
左喉返神经
食管
气管
头臂干（被挤压）
左颈总动脉
左锁骨下动脉
右气管支气管淋巴结

参考文献

1. Pawlowski J. Anesthetic considerations for interventional pulmonary procedures. *Curr Opin Anaesthesiol.* 2013;26:6–12.
2. Jose R, Shaefi S, Navani N. Anesthesia for bronchoscopy. *Curr Opin Anaesthesiol.* 2014;27:453–457.
3. Pathak V, Welsby I, Mahmood K, Wahidi M, MacIntyre N, Schofer S. Ventilation and anesthetic approaches for rigid bronchoscopy. *Ann Am Thorac Soc.* 2014;11(4):628–634.
4. Ahmed-Nusrath A, Swanevelder J. Anesthesia for mediastinoscopy. *Cont Ed Anaesth Crit Care Pain.* 2007;7(1):6–9.
5. Evans E, Biro P, Bedford N. Jet ventilation. *Cont Ed Anaesth Crit Care Pain.* 2007;7(1):2–5.
6. Hammound ZT, Anderson RC, Meyers BF, et al. The current role of mediastinoscopy in the evaluation of thoracic disease. *J Thorac Cardiovasc Surg.* 1999;118(5):894–899.
7. Bechard P, Letourneau L, Lacasse Y, Cote D, Bussieres J. Perioperative cardiorespiratory complications in adults with mediastinal mass. *Anesthesiology.* 2004;100(4):826–834.
8. Park BJ, Flores R, Downey RJ, Bains M, Rusch V. Management of major haemorrhage during mediastinoscopy. *J Thorac Cardiovasc Surg.* 2003;126:726–731.

第11章

前纵隔肿物

Kevin Sidoran，Hanan Tafesse，Tiffany D. Perry，Tricia Desvarieux

王宝娜 译 | 张国华 许军军 审校

F 先生是一名 54 岁的老年男性，主因"进行性呼吸困难 2 个月"到急诊科就诊，既往有 2 型糖尿病和高血压病史。患者生命体征方面有轻微心动过速（95 次 / 分）。查体：面部及上肢水肿；心率规整，心律齐；双肺叩诊清音；胸壁浅静脉扩张充盈。胸部 X 线未发现斑片影；心电图、基础代谢检查、血常规及血肌钙蛋白水平未见异常。

纵隔解剖

纵隔上界是胸廓入口，下界是膈肌，位于左右胸膜腔及两肺中间，前界为胸骨，后界为脊柱胸段。在胸骨角及第四胸椎水平面分为上纵隔和下纵隔。下纵隔又以心包为界，分为前、中、后纵隔。前纵隔位于胸骨体与心包之间，包含有胸腺、淋巴结、血管和脂肪（图 11.1 和图 11.2）；中纵隔容纳心脏、主气道、血管及食管；后纵隔位于心包与脊柱之间。淋巴瘤（包括霍奇金淋巴瘤和非霍奇金淋巴瘤）、胸腺瘤、恶性肿瘤（包括原发性肿瘤和转移性肿瘤）和胸骨内甲状腺肿是成人最常见的纵隔肿瘤（图 11.3 和图 11.4）[1]。儿童与成人的纵隔解剖存在明显差异。与成人相比，儿童肋间肌更薄弱，缺乏成熟的肋软骨，致使儿童前纵隔肿物的死亡率更高[2]。

症状和体征

CT 示：F 先生前纵隔有一个 8 cm × 9 cm 大小的肿物，肿物压迫右心室（RV）、上腔静脉（SVC），伴有胸壁及颈部浅静脉扩张，临床体征与影像学检查

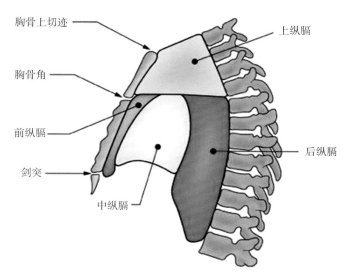

● 图 11.1 纵隔的分区：前纵隔前界为胸骨，后界为心脏，两侧为肺

引自 Bar-Yosef S. Mediastinal masses：implications for anesthesiologists. In：Barbeito A，Shaw AD，Grichnik K. eds. *Thoracic Anesthesia*. New York，NY：McGraw-Hill；2012，Chapter 12.

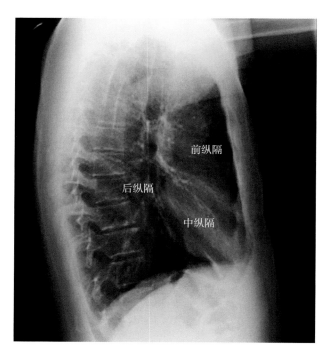

● 图 11.2 侧位胸片显示纵隔分区

引自 Blank RS，Souza DGD. Anesthetic management of patients with an anterior mediastinal mass：continuing professional development. *Can J Anesth*. 2011；58（9）：853-867.

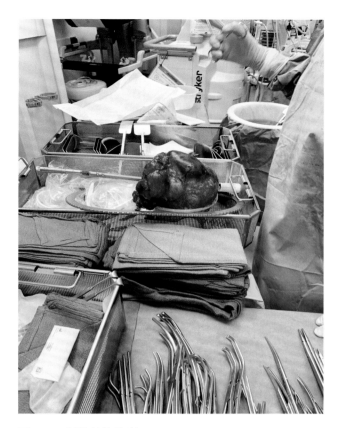

● 图 11.3　切除的胸腺瘤
图片来自乔治华盛顿医院手术室

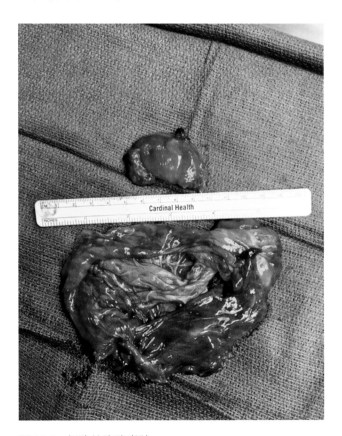

● 图 11.4　切除的胸腺囊肿
图片来自乔治华盛顿医院手术室

结果一致。结合患者主诉及影像学检查结果，医生诊断为 SVC 综合征。

麻醉医生尤其应该警惕的是患者平卧位时呼吸困难或咳嗽加重，晕厥发作或心包积液（可能提示患者心血管并发症风险增加），这些症状和体征都意味着患者围术期的风险增加[3]。表格 11.1 中总结了前纵隔肿物患者常见的症状和体征。

表 11.1	前纵隔肿物的症状和体征
心血管压迫	**气道压迫**
晕厥	端坐呼吸
颈静脉怒张	咳嗽
浅表静脉扩张	胸闷
发绀	
心动过速	

修改并引自 Pearson JK，Tan GM：Pediatric anterior mediastinal mass：a review article. *Semin Cardiothorac Vasc Anesth*. 2015；19；248-254.

对麻醉医生的启示

术前评估

术晨，当被置于平卧位准备转运至手术室时，F 先生声音嘶哑伴咳嗽、胸痛、端坐呼吸，并突发晕厥。转运人员将床头抬高后，他意识恢复。

根据解剖位置、病理类型及手术方案的不同，前纵隔肿物患者的麻醉关注点也是不同的。所有前纵隔肿物患者术前都应行胸部 X 线和胸部 CT 检查。根据胸部 X 线计算肿物最大横径与 T5 ~ T6 水平胸廓宽度之比，也被称为纵隔胸廓比。纵隔胸廓比大于 0.5 时，术后呼吸系统并发症风险增加。但是，胸部 X 线并不能精确评估气管支气管的受累情况，因此，胸部 CT 扫描也是必需的。CT 显示气管横断面狭窄超过 50%，往往提示麻醉期间气道阻塞风险增加（图 11.5 和图 11.6）。

此外，有心脏症状的患者应进行经胸部超声心动图检查以评估心脏、肺及全身受累情况。尽管术前流速 - 容量曲线评估的获益并不明确，但通常也是术前评估的一部分。尤其是当直立位变为平卧位时，呼气中段平台期延长可以提示胸腔内气道阻塞程度发生变化，往往预示着患者气道塌陷风险增加（图 11.7 和图 11.8）。

Blank 和 de Souza 提出了一种前纵隔肿物患者的

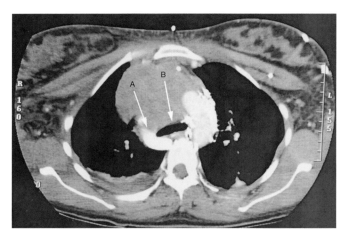

● 图 11.5　（A）上腔静脉压迫阻塞导致奇静脉扩张；（B）隆突近端气管受压（＞50%）

引自 Bar-Yosef S. Mediastinal masses：implications for anesthesiologists. In：Barbeito A，Shaw AD，Grichnik K. eds. *Thoracic Anesthesia*. New York，NY：McGraw-Hill；2012，Chapter 12.

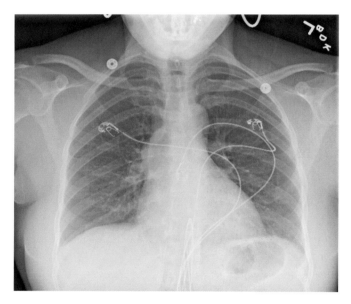

● 图 11.6　胸部 X 线片：右侧肿物、气管狭窄
影像资料来自乔治华盛顿医院放射科

风险分级方法[4]。

- 低危：无症状或症状轻微；体位改变时无症状，影像学检查未发现明显结构受压证据。
- 中危：体位改变时出现轻到中度症状，气管受压 ＜50%。
- 高危：体位改变时出现严重症状、喘鸣、发绀、气管受压 ＞50% 或气管受压同时伴有相关支气管受压、心包积液或 SVC 综合征。

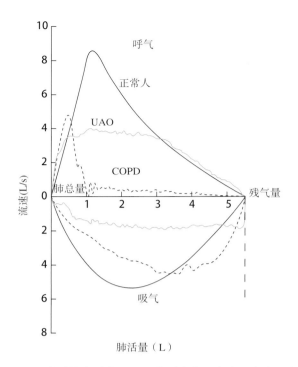

● 图 11.7　肺活量流量容积环。分别来自正常人、存在固定的上气道阻塞患者（UAO）和慢性阻塞性肺疾病患者（COPD）。注意：上气道阻塞患者的吸气和呼气流速以及呼气中段气流平台压均降低

引自 Bar-Yosef S. Mediastinal masses：implications for anesthesiologists. In：Barbeito A，Shaw AD，Grichnik K. eds. *Thoracic Anesthesia*. New York，NY：McGraw-Hill；2012，Chapter 12.

　　如表 11.2 所示，为降低麻醉风险，围术期管理应基于患者的影像学检查以及包括病史和体格检查在内的术前评估。此外，对前纵隔肿物患者进行包括心胸科、麻醉科和呼吸重症监护科在内的多学科会诊也很重要。

表 11.2	术前评估和准备
风险评估	麻醉相关风险
● 症状和体征	● 主气道阻塞
● 影像学检查	● 心脏受压（压塞效应）/ 心包积液
CT	● 肺动脉或右室流出道受压；心动过速
X 线	● 上腔静脉受压（上腔静脉综合征）
● 肺功能	
● 超声心动图	

麻醉诱导

　　进行丙泊酚全身麻醉诱导后，患者呼气末 CO_2 水平开始下降，吸气峰压上升超过初始水平。支气管镜

各种病理状态下的流量容积环

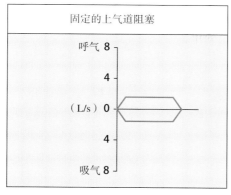

固定的上气道阻塞

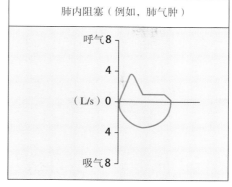

肺内阻塞（例如，肺气肿）

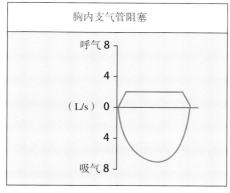

胸内支气管阻塞

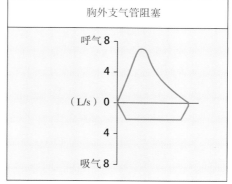

胸外支气管阻塞

● **图 11.8**　各种病理状态下的流量容积环

检查提示右主支气管完全阻塞，遂行支架置入。

　　即便是没有症状的前纵隔肿物患者在进行麻醉诱导时也可能会发生预料之外的气道阻塞，而且经常是完全性阻塞。Neuman 等总结了以下可能导致患者全身麻醉风险增加的因素：①全身麻醉使肺活量降至 500 ～ 1500 ml；②支气管平滑肌松弛致使肿物对气道的压迫更显著；③肌松剂使膈肌自发运动消失伴运动麻痹，导致有助于气道扩张的跨胸膜压力梯度降低，从而缩小了气道口径，最终造成外源性压迫更明显[5]。因此，在诱导和控制气道时应谨慎权衡神经肌肉阻断剂的使用。

　　此外，有研究表明，全身麻醉期间膈肌穹隆向头侧移位以及吸气张力的消失都会导致肺顺应性降低、气道口径减小，致使肿瘤压迫处气管可利用空间缩小。而且，平卧位会使回心血量增加，这也许会增加肿瘤的血容量。另外，诱导时进行正压通气是很危险的，因为通过狭窄处的气流增加降低了腔内压，使气道更容易塌陷（表 11.3）[6]。综上，对于需要进行全身麻醉的病例，保留自主呼吸以及避免使用肌松剂有助于保持正常的跨肺压，维持气道通畅。

表 11.3	气道管理：分期诱导计划
机制	**诱导方式的选择**
● 体位变化：直立位变为平卧位（回心血量增加使肿瘤血容量及体积增加）	● 无诱导，即局麻诱导 ● 清醒纤维支气管镜插管（插管到狭窄处远端）
● 从清醒状态到麻醉状态	● 分期IV或吸入诱导
● 从自主负压通气到正压通气	● 标准IV诱导
● 从无肌松到肌松	

气管插管

　　Blank 和 de Souza 认为适宜的气道管理策略应当根据气管支气管阻塞的具体解剖情况决定[4]。如果受压气管远端气道正常，可以置入合适型号的加强型气管插管到阻塞部位远端。但是，如果远端气管、隆突和（或）双侧主支气管受压，气管内导管也许就不可能通过阻塞部位，此时，可用硬性支气管镜固定气道[4]，因此麻醉医生需要熟练掌握硬性支气管镜的操作并事先与外科团队进行沟通。纤维支气管镜引导下进行清醒插管适用于纵隔肿物的患者，该操作可以避免麻醉药物对呼吸力学的影响，保留气道反射，对维持气道开放的张力的干扰最小。纤维支气管镜可以在直视下评估气道阻塞程度以及近端和远端的气道状况。

麻醉镇静

气管插管过程中，优先选用呼吸抑制作用最小同时具有镇痛镇静作用的静脉麻醉药物来维持镇静并保留自主通气。这些药物主要包括右美托咪定和氯胺酮等。此外，阻塞远端的湍流增加也许会减少呼吸气流。氦氧混合气有利于全身麻醉诱导，因为能够促进气道阻塞患者气道中的层流气流[7]。为防止出现通气困难，麻醉方案中应包括唤醒病人、转变为抢救体位，以及使用硬性支气管镜。

体位

术前应根据肿瘤和周围受压结构间的解剖关系确定正确的抢救体位。根据肿瘤和气道之间的解剖关系不同，抢救体位包括直立位、坐位、侧卧位或俯卧位。

麻醉维持

手术开始后30分钟，患者开始对手术刺激有反应，这时麻醉医生决定追加罗库溴铵。给予肌松剂后，患者右肺呼吸音消失，吸气峰压上升至40 cmH$_2$O和50 cmH$_2$O。

自主通气

和其他麻醉管理一样，麻醉维持阶段应依据病人的病理状态、前纵隔肿物的大小及占位效应进行个体化处理。如前所述，气道塌陷是处理前纵隔肿物过程中的主要风险之一（图11.5）。若出现通气失败，像张力性气胸及支气管痉挛等常见病因也应该考虑在内，但肿块所致外源性压迫一定是这类患者最该注意的。生理上，气道开放很大程度上依赖于胸腔内负压的存在，而肋间肌的肌力大小和呼吸用力程度参与了胸腔内负压的形成。当病人被麻醉后，肋间肌维持胸腔内负压及张力的作用减弱。同时，胸壁的弹性回缩消失，致使患者心血管及气管支气管受压的风险增加。Bergman的研究曾证明，琥珀酰胆碱使肌肉松弛后会导致膈肌呼气末位置下移减少，功能残气量降低，这说明肌松剂会导致膈肌头侧移位[8]。考虑到肋间肌张力对呼吸力学的影响，有些个案报道曾指出，肌松作用下很难进行正压通气，保留自主呼吸对儿童和成人都是一种更安全的方法[6,9,10]。尽管单肺通气的

方法已被用于婴儿巨大纵隔肿物的切除，但是尚没有报道过这种方法在成年患者中的应用[11]。此外，还有一种独特的通气方法可以用于气管支气管受压患者，那就是加入氦气，它可以降低吸入空气的黏度，因此可以减少气道受压所引起的气流湍流，改善通气[7]。

开放静脉和体外膜肺氧合

鉴于存在静脉阻塞甚至SVC综合征的风险，对于这些纵隔肿物的患者，优选开放下肢静脉。对于特别高危患者，有研究将体外膜肺氧合（ECMO）作为麻醉诱导和维持过程中一个可行的安全保障措施[3,4]。曾有一些个案报道在进行巨大前纵隔肿物切除过程中将ECMO作为备用[12]，这其中的确有一些病例成功使用到了ECMO[13-15]。体外循环也曾被用于类似的通气和（或）循环衰竭的高危患者，例如，压迫严重或者预计切除困难（图11.9）。

并发症：循环衰竭

如前所述，纵隔中包含有最重要的循环结构，包括SVC、心脏、肺动脉和主动脉，其中任何一个结构受压致使血流严重受阻，对患者来说都是致命的。动物模型证实，当肿物足够大时，它对大血管和心脏的压迫会造成心脏指数和每搏指数降低[16]。尽管有若干存在显著心血管压迫的案例并没有出现并发症或者死亡事件[12,17,18]，但也曾有出现循环衰竭的案例报道[3,13,15,19,20]。儿科患者也曾出现相似并发症[21-25]。有个案报道，在进行前纵隔肿物切除时，术中经食管心脏超声监测对有心脏损害症状或者可能出现外科操作相关心脏损害的患者有帮助（图11.10～图11.12）[26]。处理时需综合考虑患者多方面的病理生理状况。由于心室流出道阻塞能够导致右心室衰竭，缩血管药物通常用于维持冠脉血流。一些循环障碍可能部分是由于前负荷不足，这时可以进行补液治疗，但是补液需谨慎，因为补液过多会加重现存的右心功能障碍。

SVC综合征

SVC综合征是大血管受压的一种临床表现。SVC综合征的病理生理表现包括SVC阻塞所致的浅静脉充血扩张。其症状体征与右心衰竭相似，包括呼吸困难、咳嗽、头痛、静脉压升高、上半身水肿、面部多血症、发绀和心动过速（图11.13和图11.14）[27]。SVC综合征可能是管腔内病变（例如，血栓）或管腔外病变（例如，肿物或血肿压迫）所致[27]。诊断方

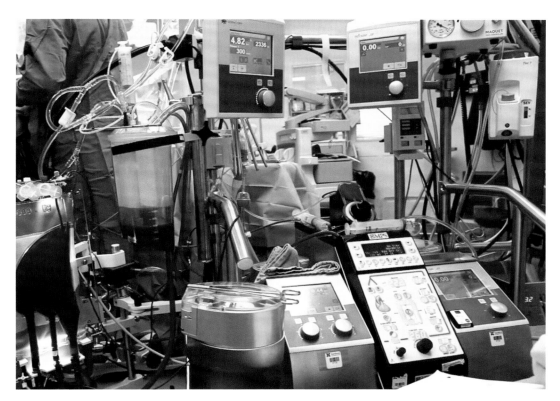

● 图 11.9 手术室内建立 ECMO 或体外循环
图片来自乔治华盛顿医院

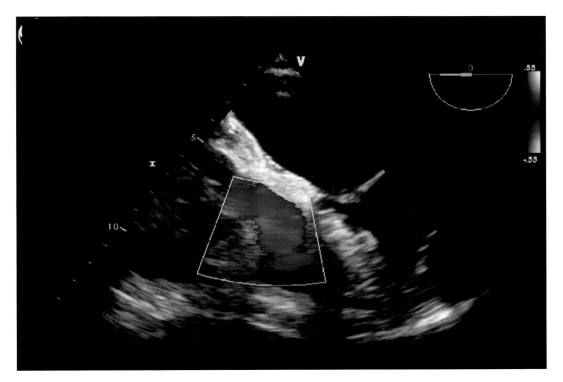

● 图 11.10 经食管心脏超声检查显示肺动脉受压
图像来自乔治华盛顿医院经食管心脏超声检查记录

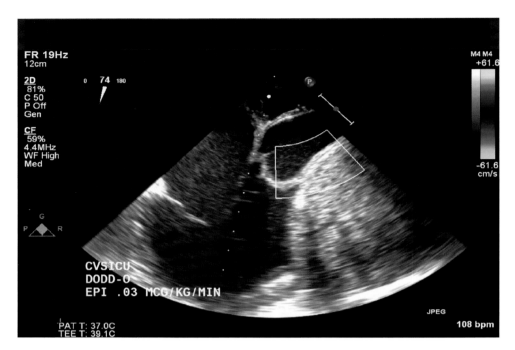

● **图 11.11** 经食管心脏超声检查显示右心房受压
图像来自乔治华盛顿医院经食管心脏超声检查记录

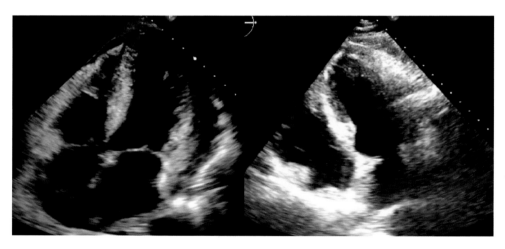

● **图 11.12** 经食管心脏超声检查显示心包填塞
图像来自乔治华盛顿医院经食管心脏超声检查记录

面，CT 可以用于显示 SVC 压迫部位（图 11.15 和图 11.16），超声心动图可以用于诊断成人[26,28-30]及儿童[31]SVC 综合征，并有助于发现病因。治疗通常包括开放下肢静脉和维持血压以保持前负荷。当考虑存在右心衰竭时，补液需谨慎，同时给予适量缩血管药物维持足够的冠状动脉灌注。

麻醉苏醒

病人麻醉苏醒后，麻醉医生在患者平卧位时为其拔出气管导管，拔管后患者血氧饱和度开始下降至 80% 时，再次行气管插管。

拔管方法

当病人从麻醉中苏醒时，麻醉医生最需要考虑的是拔除气管导管的方法。拔管时最重要的是抬高床

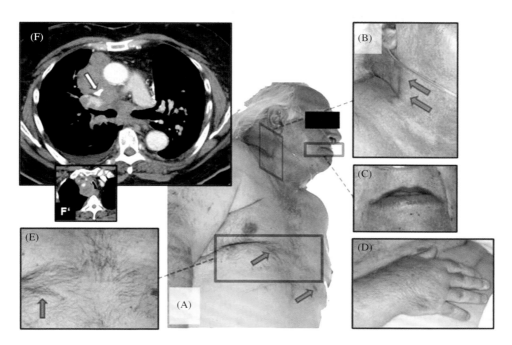

● 图 11.13 SVC 综合征患者。（A）面部、颈部多血征；（B）颈静脉扩张；（C）唇部发绀；（D）右手及右上肢严重水肿；（E）大量侧支循环（箭头所示）；（F）CT 示：巨大纵隔肿物压迫上腔静脉，导致气管受压移位，伴喘鸣

引自 Lepper PM，Ott SR，Hoppe H，et al. Superior vena cava syndrome in thoracic malignancies. Respiratory Care. 2011；56（5）：653-666.

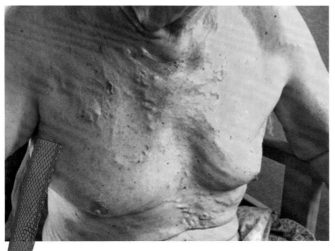

11.14 SVC 综合征患者出现大量侧支循环和静脉怒张 来自乔治华盛顿医院

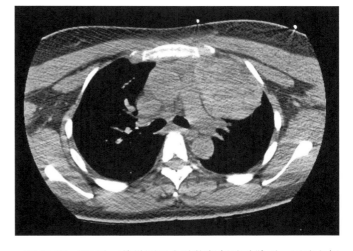

● 图 11.15 CT 示：前纵隔巨大肿物紧邻肺动脉干，压迫左侧气道

图片来自乔治华盛顿医院影像科

大，在病人意识清醒、自主呼吸已完全恢复时拔管，以降低由胸腔内负压降低和胸壁弹性回缩力减弱所造成的风险。这很好理解，因为在直立位时膈肌或是手术后残余的纵隔肿物被推向尾侧，从而避免直接挤压纵隔内结构。流量容积环出现阻塞表现也能解释这一原理，例如，患者处于平卧位时，FEV$_1$ 及功能残气量较坐位时降低[32,33]。如果拔管特别困难或者患者

需要二次插管，也可以让患者在带管状态下接受放化疗，直到肿瘤缩小到足够保证气道安全的大小。

术后注意事项

鉴于患者在手术室内拔管困难，为其保留了气管导管，后续患者接受了几轮放化疗以进一步减瘤。患

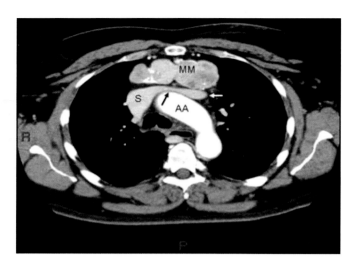

● **图 11.16** CT 示：胸腔前纵隔肿物，上腔静脉显著受压

图内缩写：AA，主动脉弓；MM，纵隔肿物；S，上腔静脉

引自 Blank RS，Souza DGD. Anesthetic management of patients with an anterior mediastinal mass：continuing professional development. *Can J Anesth*. 2011；58（9）：853-867.

者在 ICU 拔出气管导管后仍有轻度的呼吸急促，频率 22 次 / 分，伴有右肺呼吸音减弱。晨起再次复查胸部 X 线发现右侧胸膜腔中度积液。几天后，在没有放置胸腔引流管的情况下，胸腔积液自行吸收。行罗哌卡因胸椎旁神经阻滞后，患者的疼痛得到充分缓解。气管导管拔出后 2 天患者正常下地活动。患者饮食完全恢复后停止神经阻滞，无其他并发症，办理出院。

　　和其他胸部手术一样，术后监护应注意乳糜胸、气胸、血胸和心包病变等并发症的发生。术后通常要进行胸部理疗，充分镇痛，早期活动，补充营养的同时注意控制血糖[2]。

小结

　　前纵隔肿物的外科治疗很大程度上取决于肿瘤的大小以及对胸腔内结构的压迫程度。对于伴有端坐呼吸、晕厥和颈静脉怒张等严重症状和体征的患者，需进行更加周密的处理，例如抬高床头或备好可替代的插管技术等。在麻醉诱导和维持阶段，很重要的一点是保留患者的自主呼吸以及尽可能减轻对其呼吸驱动力的影响。处理这类患者时，麻醉医生应准备好随时应对吸气峰压升高或严重低血压等状况，这些情况可能提示危及生命的心肺功能衰竭。重点应评估并尽量

降低气道、呼吸和循环风险。因此，通常需要多学科合作来制定降低风险的策略。和其他的医学方案一样，很重要的一点是，包括心胸科医生、麻醉医生、重症监护专家在内的整个治疗团队应该就临床思维模式及临床处理方案达成共识，从而尽可能给予患者最好的照护。

参考文献

1. Azarow KS, Pearl RH, Zurcher R, Edwards FH, Cohen AJ. Primary mediastinal masses: a comparison of adult and pediatric populations. *J Thorac Cardiovasc Surg*. 1993;106(1):67–72.
2. Bar-Yosef S. Mediastinal masses: implications for anesthesiologists. In: Barbeito A, Shaw AD, Grichnik K, eds. *Thoracic Anesthesia*. New York, NY: McGraw-Hill; 2012: Chapter 12.
3. Slinger P, Karsli C. Management of the patient with a large anterior mediastinal mass: recurring myths. *Curr Opin Anaesth*. 2007;20(1):1–3.
4. Blank RS, de Souza DG. Anesthetic management of patients with an anterior mediastinal mass: continuing professional development. *Can J Anesth*. 2011;58(9):853–867.
5. Neuman GG, Weingarten AE, Abramowitz RM, Kushins LG, Abramson AL, Ladner W. The anesthetic management of the patient with an anterior mediastinal mass. *Anesthesiology*. 1984;60(2):144–147.
6. Rotman HH, Liss HP, Weg JG. Diagnosis of upper airway obstruction by pulmonary function testing. *Chest*. 1975;68(6):796–799.
7. Szokol JW, Alspach D, Mehta MK, Parilla BV, Liptay MJ. Intermittent airway obstruction and superior vena cava syndrome in a patient with an undiagnosed mediastinal mass after cesarean delivery. *Anesth Analg*. 2003;97(3):883–884.
8. Bergman NA. Reduction in resting end-expiratory position of the respiratory system with induction of anesthesia and neuromuscular paralysis. *Anesthesiology*. 1982;57(1):14–17.
9. Hattamer SJ, Dodds TM. Use of the laryngeal mask airway in managing a patient with a large anterior mediastinal mass: a case report. *AANA J*. 1996;64(5):497–500.
10. Stricker P, Gurnaney H, Litman R. Anesthetic management of children with an anterior mediastinal mass. *Anesthesiology*. 2006;105:A970.
11. Vas L, Falguni N, Veena N. Anaesthetic management of an infant with anterior mediastinal mass. *Paediatr Anaesth*. 1999;9(5):439–443.
12. Rath L, Gullahorn G, Connolly N, Pratt T, Boswell G, Cornelissen C. Anterior mediastinal mass biopsy and resection. *Sem Cardiothor Vasc Anesth*. 2012;16(4):235–242.
13. Takeda S-I, Miyoshi S, Omori K-I, Okumura M, Matsuda H. Surgical rescue for life-threatening hypoxemia caused by a mediastinal tumor. *Ann Thorac Surg*. 1999;68(6):2324–2326.
14. Tempe DK, Arya R, Dubey S, et al. Mediastinal mass resection: femorofemoral cardiopulmonary bypass before induction of anesthesia in the management of airway obstruction. *J Cardiothorac Vasc Anesth*. 2001;15(2):233–236.
15. Inoue M, Minami M, Shiono H, et al. Efficient clinical application of percutaneous cardiopulmonary support for perioperative management of a huge anterior mediastinal tumor. *J Thorac Cardiovasc Surg*. 2006;131(3):755–756.
16. Johnson D, Hurst T, Cujec B, Mayers I. Cardiopulmonary effects of an anterior mediastinal mass in dogs anesthetized with halothane. *Anesthesiology*. 1991;74(4):725–736.
17. Shapiro HM, Sanford TJ, Schaldach AL. Fiberoptic stylet laryngoscope and sitting position for tracheal intubation in acute superior vena caval syndrome. *Anesth Analg*. 1984;63(2):161–162.
18. Crosby E. Clinical case discussion: anesthesia for Cesarean section in a parturient with a large intrathoracic tumour. *Can J Anaesth*. 2001;48(6):575–583.
19. Alkhafaji S, Mazhar R, Carr CS, Alkhulaifi AM. Extreme cardiac and pulmonary artery compression causing positional oxygen desaturation. *Emerg Med J*. 2008;25(8):541.
20. Béchard P, Létourneau L, Lacasse Y, Côté D, Bussières JS. Perioperative cardiorespiratory complications in adults with mediastinal mass. *Anesthesiology*. 2004;100(4):826–834.
21. Anghelescu DL, Burgoyne LL, Liu T, et al. Clinical and diagnostic imaging findings predict anesthetic complications in children presenting with malignant mediastinal masses. *Ped Anesth*. 2007;17(11):1090–1098.
22. Ng A, Bennett J, Bromley P, Davies P, Morland B. Anaesthetic outcome and predictive risk factors in children with mediastinal tumours. *Pediatr Blood Cancer*. 2007;48(2):160–164.
23. Hall KD, Friedman M. Extracorporeal oxygenation for induction of anesthesia in a patient with an intrathoracic tumor. *Anesthesiology*. 1975;42(4):493–495.
24. Levin H, Bursztein S, Heifetz M. Cardiac arrest in a child with an anterior mediastinal mass. *Anesth Analg*. 1985;64(11):1129–1130.
25. Lin C-M, Hsu J-C. Anterior mediastinal tumour identified by intraoperative transesophageal echocardiography. *Can J Anesth*. 2001;48(1):78–80.
26. Yang YL, Lu HH, Huang HW, Tseng CC. Mediastinal tumor resection under the guidance of transoesophageal echocardiography. *Anaesth Intensive Care*. 2007;35:312.
27. Narang S, Harte BH, Body SC. Anesthesia for patients with a mediastinal mass. *Anesthesiol Clin North Am*. 2001;19(3):559–579.
28. Ayala K, Chandrasekaran K, Karalis D, Parris T, Ross J. Diagnosis of superior vena caval obstruction by transesophageal echocardiography. *Chest*. 1992;101(3):874–876.
29. Barbeito A, Bar-Yosef S, Lowe JE, Atkins BZ, Mark JB. Unusual cause of superior vena cava syndrome diagnosed with transesophageal echocardiography. *Can J Anaesth*. 2008;55(11):774–778.
30. Dawkins PR, Stoddard MF, Liddell NE, Longaker R, Keedy D, Kupersmith J. Utility of transesophageal echocardiography in the assessment of mediastinal masses and superior vena cava obstruction. *Am Heart J*. 1991;122:1469–1472.
31. Jamshidi R, Weitzel N. Mediastinal mass with superior vena cava syndrome. *Semin Cardiothorac Vasc Anesth*. 2011;15:105–111.
32. Goh MH, Liu XY, Goh YS. Anterior mediastinal masses: an anaesthetic challenge. *Anaesthesia*. 1999;54:670–682.
33. Vilke GM, Chan TC, Neuman T, Clausen JL. Spirometry in normal subjects in sitting, prone, and supine positions. *Respir Care*. 2000;45(4):407–410.

第12章

全肺切除术

Lacey Wood, Antony Tharian

王宝娜 译 | 倪 诚 许军军 审校

简介

全肺切除术发展史

全肺切除术是指通过手术切除整个左肺或右肺。图 12.1 是全肺切除术后患者的胸部 X 线片。第一例成功的分期全肺切除术是 1931 年在柏林由 Rudolph Nissen 医生完成的。1933 年 4 月 5 日，Evarts Graham 医生在 48 岁的妇科医生 James Gilmore 身上成功完成了第一例同期全肺切除术，术后病理为表皮样癌（也称之为鳞状细胞癌），伴两处支气管周围淋巴结转移，根据现在的肺癌分期标准应为 T2N1 或 Ⅱb 期[1]。

全肺切除术的适应证

肺切除术最常见的适应证是支气管肿瘤[2-4]：

- 肿瘤累及中间段支气管近端主支气管。
- 肿瘤累及肺门结构，例如，肺动脉干、肺上或肺下静脉。
- 肿瘤累及所有肺叶或主要肺叶间裂。
- 肿瘤位于不适合局部切除的其他位置。

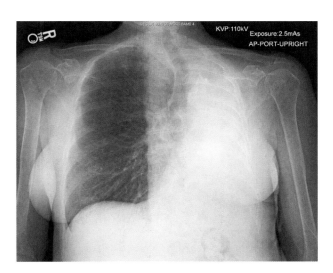

- **图 12.1** 全肺切除术后患者的胸部 X 线片

- 出血难以控制的外伤。
- 慢性炎症或感染性疾病，例如：
  - 支气管扩张。
  - 多重抗药性肺结核。
  - 非典型分枝杆菌感染。
  - 真菌感染所致肺损毁。
  - 其他坏死性或机会性感染。

全肺切除术的禁忌证

全肺切除术最常见的禁忌证是[2,3,5,6]：

- 肿瘤发生远处转移。
- 肿瘤侵犯纵隔结构，例如：
  - 心脏。
  - 大血管。
  - 主动脉。
  - 食管。
  - 脊柱。
  - 气管中段以上气道。
- 患者因素，例如，最大摄氧量（$VO_2\,max$）< 10 ml/（kg·min）或 < 35% 预测值。

肺癌——治疗和分期

全世界每年有超过 2 000 000 新发肺癌病例，肺癌是癌症死亡的主要病因之一。2018 年有超过 1 750 000 人死于肺癌[7]。自 1987 年以来，肺癌就是美国男性和女性癌症死亡的主要病因，占所有癌症死亡人数的 25%。2016 年，肺和支气管癌仅在美国就导致了超过 148 879 人死亡[8]。肺癌包括小细胞肺癌和非小细胞肺癌。非小细胞肺癌占肺癌的 75% ~ 85%，可分为腺癌、鳞癌和大细胞癌。肺癌的分期依据的是第 8 版肿瘤、淋巴结、转移分期系统，如表 12.1 所示[9]。Ⅱb 期及更早期的患者仅通过手术就有机会治愈[6,10]。T4 或 N2 患者也可考虑进行外科切

除 [2,6]。CT 和 PET-CT 可用来评估淋巴结及远处转移。纵隔淋巴结可通过以下方式活检：纵隔镜、支气管镜下的支气管细针穿刺、支气管内超声引导下的支气管细针穿刺、经胸部皮肤的细针穿刺 [6,11]。确诊为 N2 的患者通常需要外科切除、化疗和放疗联合治疗，而远处转移通常为外科切除的禁忌证 [3,6,10]。

表 12.1 第 8 版肺癌 TNM 分期解读

T：原发肿瘤

Tx	原发肿瘤无法评估或在痰液或支气管灌洗液中发现肿瘤细胞，但影像学或支气管镜未见肿瘤
T0	没有原发肿瘤的证据
Tis	原位癌
T1	肿瘤最大径 ≥ 3 cm，被肺脏或脏胸膜包绕，支气管镜检查肿瘤未累及叶支气管近端以上位置（即没有累及主支气管）*
T1a（mi）	**微小浸润腺癌** '
T1a	**肿瘤最大径 ≥ 1 cm***
T1b	**肿瘤 ≥ 1 cm，且最大径 ≥ 2 cm***
T1c	**肿瘤 ≥ 2 cm，且最大径 ≥ 3 cm***
T2	肿瘤 ≥ 3 cm，且最大径 ≥ 5 cm 或符合以下任意一项：△
	累及主支气管，无论距离隆突多远，但未侵及隆突
	侵犯脏胸膜
	扩展到肺门区域的肺不张或阻塞性肺炎，累及部分或全部肺脏
T2a	**肿瘤 ≥ 3 cm，且最大径 ≥ 4 cm**
T2b	**肿瘤 ≥ 4 cm，且最大径 ≥ 5 cm**
T3	肿瘤 ≥ 5 cm，且最大径 ≥ 7 cm；同一肺叶内伴有散在肿瘤结节；直接侵犯以下任一结构：胸壁（包括壁胸膜和肺上沟瘤）、膈神经、心包壁层
T4	肿瘤最大径 ≥ 7 cm；同侧肺不同肺叶伴散在肿瘤结节；直接侵犯以下任一结构：膈肌、纵隔、心脏、大血管、气管、喉返神经、食管、椎体、隆突

N：区域淋巴结受累

Nx	区域淋巴结状况无法评估
N0	区域淋巴结未见转移
N1	同侧支气管周围淋巴结和（或）同侧肺门和肺内淋巴结转移，包括肿瘤直接侵犯累及
N2	同侧纵隔和（或）隆突下淋巴结转移

M：远处转移

M0	没有远处转移
M1	有远处转移
M1a	对侧肺肺叶有肿瘤结节；胸膜或心包出现肿瘤结节，恶性胸膜腔积液或心包积液 ✓
M1b	**胸腔外孤立转移** §
M1c	多发胸腔外转移，累及一个或多个器官

分期

隐匿性癌	TX	N0	M0
0 期	Tis	N0	M0
ⅠA1 期	**T1a（mi）**	**N0**	**M0**
	T1a	**N0**	**M0**
ⅠA2 期	**T1b**	**N1**	**M0**
ⅠA3 期	**T1c**	**N1**	**M0**
1B 期	T2a	N1	M0
ⅡA 期	T2b	N1	M0
ⅡB 期	**T1a 至 T1c**	**N1**	**M0**
	T2a	**N1**	**M0**
	T2b	N1	M0
	T3	N1	M0
ⅢA 期	T1a 至 T1c	N2	M0
	T2a 至 T2b	N2	M0
	T3	N2	M0
	T4	N2	M0
ⅢB 期	**T1a 至 T1c**	**N3**	**M0**
	T2a 至 T2b	**N3**	**M0**
	T3	N2	M0
	T4	N2	M0
ⅢC 期	**T3**	**N3**	**M0**
	T4	**N3**	**M0**
ⅣA 期	**任何 T**	**任何 N**	**M1a**
	任何 T	**任何 N**	**M1b**
ⅣB 期	**任何 T**	**任何 N**	**M1c**

注意：与第 7 版不同之处已加粗

TNM：肿瘤，淋巴结，转移；Tis：原位癌；T1a（mi）：微小浸润腺癌

* 任何大小的不常见浅表播散肿瘤，只要其浸润成分局限于支气管壁，即使临近主支气管，也定义为 T1a

' 孤立腺癌，≥ 3 cm，以贴壁生长型为主，局灶浸润 ≥ 5 mm

△ T2 肿瘤最大径 ≥ 4 cm 或大小无法定义时为 T2a；最大径 ≥ 5 cm 为 T2b

✓ 大多数肺癌患者胸膜腔（心包）积液都是由肿瘤引起的。但也有一小部分病人，多次显微镜下检查胸膜腔（心包）积液都没有发现恶性细胞证据，并且积液并非血性渗出液。这说明积液的产生与肿瘤无关，此时，不应将积液状况纳入肿瘤分期描述

§ 这包括远处（非局部的）单个淋巴结受累

引自 Goldstraw P，Chansky K，Crowley J，et al. The IASLC lung cancer staging project：proposals for revision of the TNM stage groupings in the forthcoming（eighth）edition of the TNM Classification for Lung Cancer. J Thorac Oncol. 2016；11（1）：39-51. doi:10.1016/j.jtho.2015.09.009. 表 1 和表 9 经 Elsevier Inc. 许可使用，版权所有

T，肿瘤；N，淋巴结；M，转移

术前评估

术前注意事项

全肺切除术是所有肺切除手术中风险最高的，死亡率在 3.7% ~ 7.8%[5,12]。因此，全肺切除术是在其他手术方式无法完整切除病灶和同侧转移淋巴结时的选择，其他术式包括袖状肺叶切除术、血管袖状切除术以及楔形切除等非解剖性切除[2,13]。术后肺功能取决于病肺切除后所剩保留功能性肺实质的总量[14]。所有拟行全肺切除手术的患者都应由多学科团队进行生理状况评估，评估术后能否存活，能否顺利脱离呼吸机[15]。

术前评估总结

全肺切除术术前评估应包括以下项目[5,6,13,15-17]：

1. 心血管风险评估，根据风险评估的结果，可能需要由心脏病专家再进行相关评估。
2. 测定肺功能评估呼吸力学，最重要的是计算预测

的术后第 1 秒用力呼气容积（预测的术后 FEV_1）。
3. 通过分析动脉血气中 PaO_2 和 $PaCO_2$ 水平评估肺实质的功能，最重要的是计算预测的术后肺一氧化碳弥散量（预测的术后 DLCO）。
4. 通过爬楼梯测试或往返步行测试评估心肺功能，和（或）根据步骤 1 ~ 3 的结果，必要时行运动心肺功能测试。

图 12.2 总结了术前评估的流程图。

心血管风险评估与评价

拟行全肺切除术的患者术前应进行系统检查评估，包括病史采集、机能状态评估、体格检查和基线心电图检查等。存在心脏杂音或不明原因呼吸困难的患者还应进行超声心动图检查[6]。所有拟行全肺切除术的患者术前也可考虑进行超声心动图检查，因为肺动脉高压是此术式的相对禁忌证，肺循环阻力增加会使右心功能障碍风险升高，术后并发症风险增加[18,19]。尤其是对于高龄的右全肺切除患者，因为术后留下的左肺容积要明显小于右肺。随着年龄的增长，右心室顺应性显著降低，使得患者很难应对全肺切除术后出现的右心室后负荷增加。伴有以下任一问题的患者都应由心脏病专家进行正式的评估[5,6]：

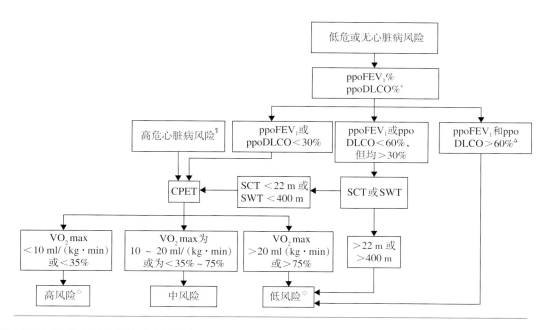

• 图 12.2 拟行全肺切除术患者术前肺功能评估流程图

引自 Brunelli A，Kim AW，Berger KI，Addrizzo-Harris DJ. Physiologic evaluation of the patient with lung cancer being considered for resectional surgery：Diagnosis and Management of Lung Cancer，3rd ed：American College of Chest Physicians evidence-based clinical practice guidelines. *Chest.* 2013；143：e166S. 图 12.2 经 Elsevier Inc. 许可使用，版权所有

CPET，心肺运动测试；SCT，爬楼梯测试；SWT，往返步行测试；VO_2max，最大摄氧量

1. 最新诊断的或处于发作期的心脏病，例如，不稳定型心绞痛、失代偿性心力衰竭、严重心律失常或严重的瓣膜病变。

2. 活动耐量差：代谢当量＜4个，或不能爬两段楼梯。

3. 心脏并发症风险高，如修订心脏风险指数（Revised Cardiac Risk Index，RCRI）≥3 或胸科 RCRI（Thoracic RCRI，ThRCRI）≥2。

心脏风险计算方法

拟行全肺切除术的患者往往同时存在吸烟、慢性阻塞性肺疾病和潜在冠状动脉疾病等心脏病高危因素，易发生心脏并发症 [16]。目前，有多种可以预测围术期心脏并发症风险的方法，依据这些方法，产生了多种指南推荐意见。这些风险评估方法包括：①美国外科医师学会国家外科质量改进计划外科风险评分 [20]；②美国外科医师学会国家外科质量改进计划 Gupta 围术期心肌梗死或心搏骤停线上风险计算器 [21]；③ RCRI [22]；④胸科 RCRI [23,24]，见图 12.3。

呼吸力学

肺功能检测中的第 1 秒用力呼气容积（FEV_1）是肺切除术后呼吸系统并发症、肺部疾病和心血管并发症的一个独立预测因子 [5,25]。FEV_1 是可以通过肺功能检测得到的，对年龄、性别和身高校正后表示为预测值的百分比。术前 FEV_1 值是测量支气管扩张剂反应的最佳指标 [5]，测量结果必须具有可重复性，应避免咳嗽、漏气、间断、提前终止或呼吸用力变化所导致的错误。可重复的定义是：两次 FEV_1 或用力肺活量最大值相差小于 5% [15]。ppoFEV 被证实与术后呼吸系统并发症和死亡率增加有关，计算方法如下：

解剖学方法：

美国外科医师学会国家外科质量改进计划（ACS NSQIP）的外科风险评分 [20]：是一个可预测 13 种预后风险的线上风险计算器，根据《最新手术操作术语》（current procedural terminology，CPT）的手术操作编码以及多种患者危险因素计算得出。在可预测的 13 种预后风险中，有一种是主要不良心脏事件，包括缺血、梗死和心搏骤停（www.riskcalculator.facs.org）

国家外科质量改进计划 NSQIP 的 21 个危险因素		
CPT 代码	长期使用类固醇类药物	手术前 30 天的充血性心力衰竭史
其他潜在治疗选项	手术前 30 天内出现腹水	呼吸困难
年龄	手术前 48 小时内发生脓毒症	1 年内吸烟史
性别	呼吸机依赖	严重 COPD 病史
功能状态	癌症广泛转移	透析
紧急病例	糖尿病	急性肾衰竭
ASA 分级	需药物治疗的高血压病	BMI

ACS NSQIP MICA [21]：Gupta 围术期心脏风险线上计算器，源自 NSQIP 数据库，基于以下 5 个危险因素计算心肌梗死和心搏骤停的风险（http://www.surgicalriskcalculator.com/miorcardiacarrest）

心肌梗死和心搏骤停的危险因素
年龄增长
肌酐异常（≥ 133 mmol/L）
ASA 分级
术前功能状态
手术类型

RCRI [22]：用 6 个危险因素评估围术期主要心脏并发症的发生风险，包括心肌梗死、肺水肿、心房颤动或原发性心搏骤停、完全性心脏传导阻滞等并发症

● 图 12.3　心脏风险计算方法

ppoFEV$_1$ = 术前 FEV$_1$ ×（1 - 待切除亚段 / 术前全部功能亚段）

灌注方法：

ppoFEV$_1$ = 术前 FEV$_1$ ×（1 - 待切除肺灌注 %）

灌注方法利用 V/Q 肺扫描进行计算，仅计算有灌注的肺实质，比解剖学方法更准确，尤其是当切除肺无功能的时候。

参照图 12.4 肺段及亚段解剖计算术后预测值。

肺实质功能

PaO$_2$ < 60 mmHg 和 PaCO$_2$ > 45 mmHg 曾是判断能否进行肺切除术的临界值。然而，DLCO 才是检测肺气体交换及弥散功能最有用的方法[13]。DLCO 与肺泡毛细血管交界处功能性表面积的总量有关有关，就像 FEV$_1$ 一样，也表示为预测值的百分比，预测值也是根据患者年龄、性别和身高计算而来的。DLCO 的检测方法如下：让患者吸入 CO，最大吸气时屏住呼吸 9 ～ 11 秒，然后计算呼出气中的未吸收 CO 量或百分比[26]。须注意的是，多种因素会对 DLCO 产生影响，表 12.2 对这些因素进行了总结。ppoDLCO 与术后呼吸循环系统并发症的风险增加相关，是一个独立于 ppoFEV$_1$ 之外的可以预测肺切除术后死亡率的最强预测因素[27-29]。ppoDLCO 可以使用和术后 FEV1

相同的公式计算。

解剖学方法：

ppoDLCO = 术前 DLCO ×（1 - 待切除亚段 / 术前全部功能亚段）

灌注方法：

ppoDLCO = 术前 DLCO ×（1 - 待切除肺灌注 %）

表 12.2	导致 DLCO 降低或增加的因素
DLCO 降低	**DLCO 增加**
肺本身疾病，如 COPD 或胸部放射史	肺容量和呼气时间增加，例如哮喘
心输出量降低，例如心力衰竭	心输出量增加时，例如锻炼或应激
无效腔增加，例如肺栓塞	存在心脏左向右分流
由血红蛋白减低引起的贫血，使吸收减少	由血红蛋白增加引起的红细胞增多症，使 CO 吸收增加

心肺交互作用

心肺运动试验

正式的实验室心肺运动试验（cardiopulmonary exercise testing，CPET）是指患者在固定的自行车或

右肺		
叶	段	# 亚段数
上	1.尖段	2
	2.前段	2
	3.后段	2
中	4.内侧段	2
	5.外侧段	2
下	6.背段	3
	7.内基底段	2
	8.前基底段	2
	9.外基底段	2
	10.后基底段	3
	右肺亚段数总计	22

左肺		
上	1.尖后段	3
	2.前段	3
	3.上舌段	2
	4.下舌段	2
下	5.背段	3
	6.前内基底段	2
	7.外基底段	2
	8.后基底段	3
	左肺亚段数总计	20
	总计亚段数	42

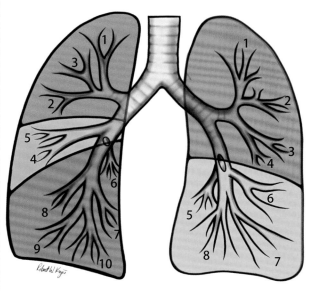

● **图 12.4** 图中标记出了右肺的 10 个肺段及左肺的 8 个肺段。表格中列出了每个肺段的名称以及其所包含亚段数目，及在全肺 42 个亚段中所占比例

跑步机上运动，同时记录心电图、心率变化、氧耗量和二氧化碳生成量[5,30,31]。单位时间的最大氧耗量（VO_2 max）是 CPET 所采集信息中最重要的数据，是评估心肺功能的金标准[2]，因为 VO_2max 是用于测定心肺健康状态最佳的可重复指标[31]。VO_2max 会随着年龄、性别和身高而变化，因此可以用绝对值和预测值的百分比来表示[30,31]。VO_2max 通过如下方式用于肺切除术的风险评估[2,5,29,32]：

- < 10 ml/(kg·min)——全肺切除术禁忌证。
  - ◎ 患者术后死亡风险高。
- 10 ~ 15 ml/(kg·min)——围术期死亡风险增加。
- > 15 ml/(kg·min)——生理功能良好。
  - ◎ 高风险组没有围术期死亡（平均 ppoFEV₁ 为 41%）。
- >20 ml/(kg·min)——进行全肺切除术是安全的。

其他用于预测 VO_2max 的简化运动试验

对于 ppoFEV₁ 和 ppoDLCO 在 30% ~ 60%、心血管并发症风险不高的患者，除正式 CPET 外，还有 3 种简单易行的试验可以补充或替代 CPET 用于预测 VO_2max[5]，包括爬楼梯测试、往返步行测试和 6 分钟步行测试。

爬楼梯测试：让患者去爬楼梯，直至因呼吸困难或疲劳必须停下来。不同研究中对爬楼梯时间、速度、每段楼梯台阶数、每个台阶高度和停止标准的定义是不同的[5,29,33]。

爬楼梯的层数与 VO_2max 间的相关性[5,13,29,33]：

< 1 层——对应 VO_2max < 10 ml/(kg·min)。
< 2 层——风险非常高。
> 3 层（~ 12 ~ 14 m）——肺叶切除术后并发症和死亡风险降低。
> 22 m——对应 VO_2max > 15 ml/(kg·min)。
> 5 层楼梯——对应 VO_2max > 20 ml/(kg·min)。

爬楼梯 > 22 m 在预测 VO_2max > 15 ml/(kg·min) 时具有 86% 的阳性预测值，因此被当做判断患者能否进行全肺切除术的临界值（在没有正式 CPET 结果时）[33]。

往返步行测试：患者在两个相距 10 m 的标记之间来回走动，步行的速度由声音信号控制，速度随每分钟逐渐增加，直至患者因呼吸困难无法在规定时间内走完这 10 m[5,29,34]。

步行距离与 VO_2max 间的相关性[5,29,34]：

- 两次尝试都没能完成 250 m 步行——说明 VO_2max < 10 ml/(kg·min)。
- 步行 < 400 m——患者需要进行心肺运动试验。
- 步行 > 400 m，说明 VO_2max > 15 ml/(kg·min)，患者适合进行全肺切除术，不需 CPET。

6 分钟步行测试：要求患者在 6 分钟内尽可能快地行走，可以自行调节速度并休息。这个实验并不标准，在术前评估时不能用于制定治疗决策。但 6 分钟步行测试中的血氧饱和度降低与高风险患者主要并发症的发生具有独立相关性[29,35]。

外科手术

手术过程总结

麻醉诱导后用硬性或纤维支气管镜确认有足够长度的支气管未被肿瘤侵犯[2,36]。最常用的术式是经第 4 或第 5 肋间行后外侧开胸，偶尔也会切除第 5 肋骨以便暴露。此外，还可以通过胸腔镜或前路保护肌肉（不分离背阔肌或前锯肌）的方式进胸，这两种方式都能够减少术后疼痛[37,38]。肺萎陷之后可以暴露肺门，从而评估肺动脉、上下肺静脉和主支气管的情况，以判断肿瘤是否可切除[13]。如果可切除，应依次分离结扎上、下肺静脉和肺动脉，然后用缝合器缝合支气管，将一侧肺完全切下。此时一定要注意双腔支气管导管或支气管封堵器没有在缝合线上[2,13]。支气管残端应尽可能短，以防残腔积存积液[13]。接下来在胸腔内注入温盐水进行泄漏测试，经气管导管正压通气观察有无气泡[2,13]。有些外科医生会放置胸导管引流，也有医生选择不放置，以尽可能降低水密封封闭式负压吸引所致循环衰竭的风险。所有患者术后均应行胸部 X 线检查，以评估纵隔位置[13]。

全肺切除术手术类型

- 标准全肺切除术：经心包外途径将肺静脉和动脉分离结扎，切除整个肺。
- 经心包内全肺切除术：在左侧膈神经后，与神经平行方向沿长轴切开心包[39]。适用于左或右肺动脉受累时，或需分离肺静脉至左心房水平才能保证切缘无肿瘤时[2]。
- 胸膜外肺切除术：广泛切除肺脏、淋巴结、同侧壁胸膜、半侧膈肌、心包积血（补片重建）和胸壁[2,13,40]。适用于部分胸膜恶性间皮瘤患者，术后需联合大剂量放射治疗[13]。

- 残肺切除术：切除既往肺切除术后残余的肺组织。
- 支气管袖状肺切除术/隆突肺切除术：切除肺脏和隆突，然后进行气管支气管吻合重建[4]。适用于主支气管近端、隆突及位于气管远端 3 ~ 4 cm 内的肿瘤[3,13,41]。右侧开胸更便于处理隆突[2,41]。右肺袖式切除术一般可以右开胸完成，后侧开胸最常见，前路进胸也是可以的[41]。左主支气管更长，因其位于主动脉下而很难经右侧开胸进行暴露（图 12.5）。因此，左肺袖式切除术通常通过以下方式进行：① 正中开胸：可以先应用（或不应用）胸腔镜辅助在正中胸骨切开之前进行肺动脉和静脉切断；② Hemi-Clamshell 入路；③ 分两步：先行左肺切除术，再右侧开胸，进行隆突切除[41]。

麻醉管理

术前计划和术前回顾

术前应对患者进行全面的病史采集和体格检查，同时评估全部实验室检查、影像学检查及其他相关检查结果。尤其应关注基线动脉血气、术前血红蛋白水平和血小板计数、血型和交叉配血、电解质紊乱、副肿瘤综合征相关检查结果、肺功能、心脏检查、胸部 X 线片、胸部 CT、支气管镜检查报告以及其他影像学检查[14,16]。在手术开始前，麻醉医生应确认血液制品已经备好，并回顾影像学结果以评估血管和气道受肿瘤侵犯或阻塞的情况，以及双肺的解剖和整体状况。这些可指导麻醉策略的制定，例如，最适合的插管方法、单肺通气（OLV）的可行性、最适合的 OLV 模式、深入了解麻醉诱导后呼吸循环衰竭的风险。对于气道塌陷或循环衰竭的高危患者，例如，前

纵隔肿物患者，必须考虑以下问题：是否需要俯卧位或侧卧位以及是否需要耳鼻喉科会诊，以决定是否需要硬性支气管镜辅助通过阻塞位置；是否需要术前置入 ECMO 的导管；或是否需要紧急正中开胸以手动提起胸内容物从而解除胸腔内压迫[42]。

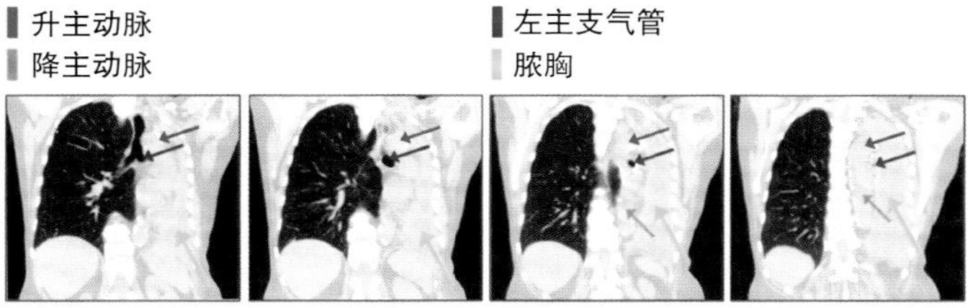

监测和导管

术中根据美国麻醉医师协会标准进行监测。拟行全肺切除术的患者应置入较粗的外周静脉导管，以便输血输液；置入动脉导管以便进行监测和采血取样；置入尿管以精确记录尿量；经常也会置入中心静脉导管以指导液体治疗和便于给予升压药[2,13,16]。必要时也会用到肺动脉导管（Pulmonary artery catheters，PACs）和经食管超声心动图（transesophageal echocardiograms，TEEs）。依据病人情况和操作者习惯不同，动脉导管在麻醉诱导前或麻醉诱导后置入都是可以的。

肺隔离

连接监护并建立静脉通路后进行麻醉诱导，诱导完成后通过单腔气管导管用纤维支气管镜进行检查，也可以在静脉麻醉下进行硬性支气管镜检查。然后进行肺隔离，常用方法依次为：DLT；支气管封堵器；将单腔气管导管置入非手术侧主支气管，其中 DLT 是金标准[16]。通常在胸科手术中，左侧 DLT 更容易置入以进行肺隔离，因为右主支气管短粗且开口更早（图 12.6）。行左肺和右肺切除术时可以选择的肺隔离方法见 12.7。左肺切除时在用缝合器缝合前一定要撤回左侧 DLT 或支气管封堵器，

▌升主动脉　　　　　　▌左主支气管
▌降主动脉　　　　　　▌脓胸

● 图 12.5　展示左肺切除术后伴发大量左侧脓胸的患者，此患者的左主支气管在主动脉之下

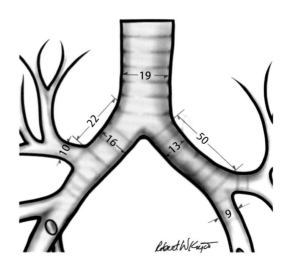

● 图 12.6　支气管尺寸

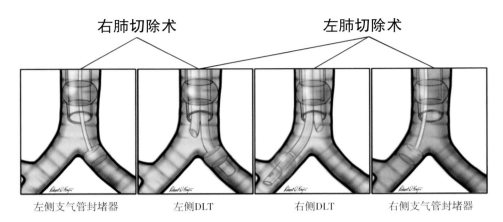

右肺切除术　　　　　　左肺切除术

| 左侧支气管封堵器 | 左侧DLT | 右侧DLT | 右侧支气管封堵器 |

● 图 12.7　肺隔离的选择。右肺切除肺隔离选择：右侧支气管封堵器或左侧 DLT。左肺肺隔离选择：左侧支气管封堵器，左侧 DLT，右侧 DLT 需确认墨菲氏孔与右肺上叶对位正确

以免将其缝合到吻合口引发炎症或感染甚至组织坏死，致使支气管残端愈合不良，甚至可能引发支气管胸膜瘘 [2,13,41]。完成肺隔离和确认可以进行 OLV 之后，将患者置于侧卧位，注意保护眼睛及颈部，并观察气道压力是否满意 [2]。体位摆好后再次用纤维支气管镜确认 DLT、支气管封堵器或气管导管是否对位良好 [2,16]。

单肺通气推荐

1．潮气量 4 ~ 6 ml/kg 理想体重。
2．气道峰压 < 35 cmH$_2$O。
3．气道平台压 < 25 cmH$_2$O。
4．呼气末正压 5 ~ 10 cmH$_2$O。
5．通过增加呼吸频率维持正常 CO$_2$ 分压。
6．避免高氧——滴定 FiO$_2$ 以维持血氧饱和度在 94% ~ 98%。
7．减少手术时间和单肺通气时间。
8．压力控制通气是适合存在肺损伤风险患者的通气模式，例如，拟行全肺切除术或有肺大疱的患者 [2,13,16,38,43,44]。

肺动脉夹闭时的血流动力学管理

麻醉医生应了解手术步骤，知道手术进行到哪里，预测下一步操作，及时与外科医生进行有效沟通。例如，当肺门或心包受到牵拉时可能会发生低血压和心律失常 [36]。当手术夹闭肺动脉时麻醉医生和外科医生应及时沟通，因为此时整个肺循环血量都将通过单肺进行，保持稳定的心输出量很关键。中心静脉压显著升高和剧烈循环波动说明右心室顺应性不足，与循环衰竭和术后心脏并发症相关高死亡率相关 [2]。

手术引起的肺循环阻力增加能够引起自身持续连锁反应，导致右心衰竭和左心衰竭（图 12.8）。

术后死亡率增加与年龄增加和右肺切除相关 [2,13]，其原因如心血管风险评估部分所述。必须排除因外科压迫心脏导致的肺动脉夹闭后血流动力学反应差。解除所有可逆因素后仍不能耐受肺动脉夹闭的话，麻醉和外科团队应判断继续手术是否合适 [2]，还是采取放疗、立体定向放疗或射频消融等非外科治疗 [29]。术前评估时应与患者沟通这些非外科治疗。当然，术前进行恰当的检查评估和患者选择，较少发生类似情况 [2]。

补充研究

对于肺动脉夹闭后中心静脉压增加、肺动脉高压

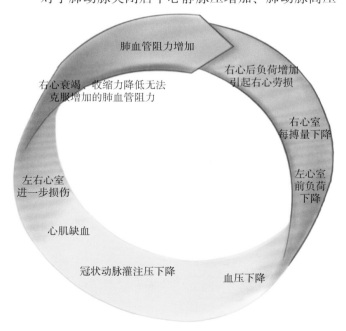

● 图 12.8　肺血管阻力增加引起的生理变化，以及逐渐发展为左心衰竭和右心衰竭的过程

和出现右心衰竭迹象的患者，应努力降低肺血管阻力 [增加 FiO_2、正常二氧化碳或轻度低二氧化碳水平、纠正酸中毒、保温、吸入 NO 10 ~ 40 ppm 或前列环素 50 ng/(kg·min)]，还可以应用肺动脉导管和 TEE 进行监测[16]。肺动脉导管可以监测右心房、右心室、肺动脉压力和心输出量，指导肺动脉高压的治疗[16]。TEE 经胃短轴切面可以用来诊断肺血管阻力增加所致的右心衰竭，表现为右心扩大、室间隔变平或 D 形左心室、反常运动（右心室向左心室膨出，心脏收缩时最明显）（图 12.9）[45,46]。还有一些更先进的技术，例如，用伯努利方程计算肺动脉压（图 12.10），通过

TEE 二维斑点追踪技术测量三尖瓣环收缩期位移或右心室应变力评估右心室功能[45-48]。

术中液体管理

全肺切除术后肺水肿或急性肺损伤的危险因素包括全肺切除术本身、右肺切除、围术期输液过量、术中和术后大量排尿、术中高通气压力指数（联合气道压和时间）和术前酗酒[13,49,50]。术后第一个 24 小时内输液大于 3 L 是急性肺损伤的独立危险因素[50]。应加强液体管理，目标包括：第一个 24 小时内液体正平衡少于 20 ml/kg；第一个 24 小时内晶体液少于

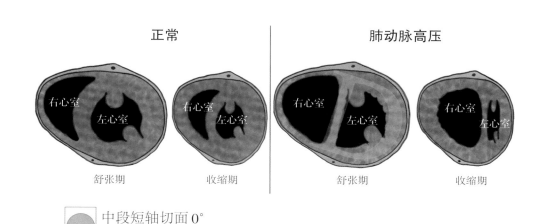

● 图 12.9　经胃中段短轴切面。左右心室收缩和舒张时的正常图像。肺动脉高压患者左右心室收缩舒张时图像表现为右心室扩大、室间隔变平或 D 形左心室、反常运动（右心室向左心室膨出，心脏收缩时最明显）

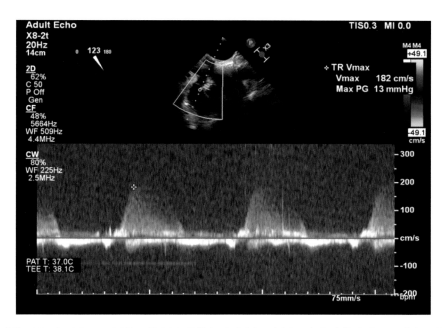

● 图 12.10　收缩期肺动脉压力可以用 TEE 测得：使用多普勒超声获得三尖瓣反流的峰值速度，用伯努利方程计算右心房和右心室之间的压力梯度

3 L；不补充第三间隙丢失量；调整输液使尿量不超过 0.5 ml/(kg·h)[13]。输液速度控制在 2 ～ 3 ml/(kg·h)，不增加肺切除术患者急性肾损伤的风险[38]。在限制静脉输液的同时避免低血容量和急性肾损伤，因此常应用血管升压药维持平均动脉压以及补偿神经阻滞的自主神经效应[2,13,16,38]。持续低血压时应排除是否由出血所致[2]，术中和术后都要进行有创监测并应用升压药来增加组织灌注[13,16,38]。

特殊注意事项

胸膜腔外全肺切除术

- 累及胸壁血管可能会伴有大量失血。
- 静脉回心血量可能因失血、肿瘤压迫上腔静脉或外科因素而减少。
- 当患者从侧卧位转为平卧位时，可能发生心脏疝导致血流动力学不稳定。
- 由于手术时间长以及大量液体转移，患者通常保留气管导管。
- 如果使用的是双腔支气管导管，手术结束后通常需要更换为单腔气管导管。
- 围术期并发症的发生率为 0 ～ 82.6%，死亡率为 0 ～ 11.8%。
- 5 年生存率为 0 ～ 78%。
- 并发症包括：急性呼吸窘迫综合征、心包填塞、心脏疝、肺栓塞、呼吸系统感染、呼吸衰竭、房性心律失常和心肌梗死[13,40]。

气管袖状全肺切除术 / 切除隆突的全肺切除术

- 气管支气管切除和吻合期间可以通过以下方式进行通气：
  1. 跨区域通气——将一根长的无菌单腔气管导管置入到手术区域远端的左主干支气管内。
  2. 高频喷射通气。
- 缝合吻合期间进行间歇性呼吸暂停。
- 偶尔也会用到体外循环或 ECMO。
- 拔管前要进行纤维支气管镜检查，检查吻合口并清除支气管内分泌物。
- 与其他肺切除术相比，并发症发生率（11% ～ 50%）和死亡率（3% ～ 20%）更高，5 年生存率更低（20%）。
- 全肺切除术后肺水肿是右侧气管袖状全肺切除术后的常见并发症。

- 高达 20% 的患者会发生急性呼吸窘迫综合征，死亡率为 50% ～ 100%[13,41]。

拔管

术后在手术室还是在 ICU 拔管，应根据多种因素进行个体化评估，包括液体平衡状况、术中情况和患者的合并症。以下建议可用来指导决策[13]：

- ppoFEV$_1$ > 40%——在患者清醒、体温正常和舒适的情况下，在手术室内拔管。
- ppoFEV$_1$ > 30% ～ 40%。
  ◎ 运动耐量及肺实质功能良好——有可能在手术室内拔管。
  ◎ 运动耐量差，但肺实质功能良好——最好先停止机械通气，并评估自主呼吸状态下的氧气耗量增加情况。
- ppoFEV$_1$ 为 20% ～ 30%——如果运动耐量及肺实质功能良好，并使用了胸段硬膜外镇痛（TEA），可以考虑早期拔管。

疼痛管理

良好的镇痛是非常必要的，使患者能够咳出分泌物。如果没有禁忌证，术前应为患者放置胸段硬膜外导管或椎旁阻滞导管，以便术中和术后镇痛[16,38,51,52]。与全身应用阿片类药物相比，TEA 的优势包括并不限于以下内容：改善围术期镇痛、减少肺部并发症、减少机械通气时间、减少术后蛋白质的分解代谢[51]。此外，TEA 还被证实能减少拟行肺切除术高危患者的并发症[53]，因此，TEA 是最常采用的镇痛方式，是胸科手术疼痛管理的金标准[16,38,52]。然而，尽管 TEA 仍是金标准，但最近有研究显示，椎旁阻滞导管能提供同等的镇痛，且副作用更轻。TEA 可能导致尿潴留、低血压、恶心呕吐和肺部并发症[54]。TEA 能够降低开胸手术后慢性疼痛的发生率[55]，而椎旁阻滞导管只干预患侧而不会阻滞对侧的交感神经或抑制对侧呼吸功能[16,52,56]。椎旁阻滞导管有助于限制全肺切除术期间的液体总入量，还能降低心律失常、血流动力学波动、呼吸系统并发症、入住 ICU、再次手术、30 天死亡率等的发生风险[52]。现在不清楚的是，椎旁阻滞导管的优势是否源于接受硬膜外镇痛的患者体质更弱或者病情更复杂。前锯肌平面阻滞和竖脊肌阻滞等神经阻滞技术也是有益于胸科手术镇痛的辅助方法[16,38,57,58]。外科可以应用肋间神经保护技术减轻疼痛，使用肋间肌皮瓣保护肋间神经，以防外科牵拉压迫引起的神经损伤[38]。

术后监测及并发症

术后应监测病人有无出血、全肺切除术后肺水肿、气道分泌物、对侧气道阻塞和心律失常。胸腔内引流管可以用来监测术后出血，但要注意其不要引起纵隔摆动。

心律失常

术后常见的心律失常包括心房颤动、心房扑动和室上性心动过速[2,59]。心房颤动是术后最常见的心律失常，研究表明，高达 40% 的全肺切除术患者会出现术后心房颤动[60]，延长住院时间并增加死亡率[61]。图 12.11 显示，心房颤动会引起左心功能障碍及其他不良心脏问题[62]。术后心房颤动的危险因素包括但不限于：高龄、男性、术前心脏病史、低血容量、术中低血压、贫血、交感神经兴奋、儿茶酚胺释放、代谢紊乱（低血糖、低血钾、低血镁）、肺动脉高压及体液转移过多[59,61,63]。可改善心房颤动的治疗包括术前停止饮酒、输注红细胞、开放手术及使用强心药物[64]。年龄是影响心房颤动发生最重要的危险因素[65]。应提前发现并避免危险因素以预防术后心房颤动。胺碘酮、β-受体阻滞剂和他汀类药物已被证实能

够降低围术期心房颤动的发生[66]。心房颤动的治疗包括快速找到病因、纠正酸碱失衡和电解质紊乱、进行药物治疗（β-受体阻滞剂、非二氢吡啶类钙拮抗剂、胺碘酮或地高辛，各类药物均有其优缺点）[59,63]。也可以预防性应用胺碘酮和 β-受体阻滞剂。但是，关于预防用药尚没有明确的推荐意见，应依据患者情况进行个体化处理[2,63]。

脑卒中

全肺切除患者的脑卒中风险增加，因为肺静脉残端容易形成血栓。超声检查显示左上肺静脉更长且血流更慢，最易形成血栓[67]。

围术期肺部并发症和全肺切除术后肺水肿

围术期肺部并发症包括术后呼吸衰竭、肺炎、肺不张、支气管痉挛和肺水肿，这些并发症在肺癌切除患者术后的发生率为 3.9% ～ 37.5%[3,68-70]。全肺切除术后肺水肿在全肺切除术患者中的发生率为 2% ～ 5%[2,13,16,23,71]，死亡率高达 50%[2,13]。全肺切除术后肺水肿的危险因素在之前术中液体管理部分讨论过。全肺切除术后肺水肿通常呈双相性，早期征象于术后 72 h 内出现，残余肺组织毛细血管床渗出，导致呼吸窘迫和缺氧[2]，晚期征象于 72 h 后出现，与误吸、支气管胸膜瘘或外科并发症相关。治疗措施包括限制液体入量、使用利尿剂、降低机械通气患者的通气压

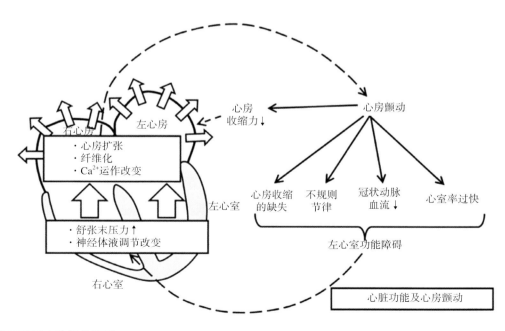

● 图 12.11　心房颤动对心功能的影响

引自 Iwasaki Y，Nishida K，Kato T，Nattel S. Atrial Fibrillation pathophysiology：implications for management. Circulation. 2011；124（20）：2264-2274. doi:10.1161/CIRCULATIONAHA.111.019893. 经 Elsevier Inc. 允许使用，Elsevier Inc.© 版权所有

力，以及采取措施降低肺血管阻力[13]。

支气管胸膜瘘

支气管胸膜瘘是连接支气管和胸膜腔的窦道。全肺切除术后支气管胸膜瘘的发生率和死亡率高达 2.9% ~ 20% 和 18% ~ 67%[12,72]。患者表现为咳嗽，胸腔引流伴持续漏气或液面下降，胸部 X 线片发现新的气液平面[2]。支气管胸膜瘘的危险因素包括诱导治疗、主动吸烟、酒精滥用 / 依赖、MRC 呼吸困难量表评分 2 分及以上、右侧全肺切除、手术时间增加、术后长时间机械通气、残端肿瘤、残端直径较大[2,12]。支气管胸膜瘘可以通过用临近活组织覆盖吻合口的方法来预防[41]。由于左侧支气管残端位于主动脉下（图 12.5），通常用纵隔内组织进行保护。右支气管残端暴露较多，需要用带血管蒂的组织瓣（如肋间肌）覆盖来保护[2,38]。由于位置和单独的支气管动脉供血，右肺切除术发生支气管胸膜瘘的风险更大，而左肺有两支支气管动脉供血[2]。在手术修复前，患者应该接受药物治疗以维持循环及呼吸功能稳定，但全肺切除术后出现支气管胸膜瘘的患者偶尔需要急诊手术探查，甚至可能需要进行隆突切除术[41]。这些患者处理起来极具挑战性，因为他们可能伴有败血症、缺氧、呼吸衰竭和心脏衰竭[2]。插管前最好保留自主呼吸，支气管胸膜瘘是单肺通气的绝对适应证[44]。必须迅速进行肺隔离，这样才能避免支气管胸膜瘘溢出物进入余肺，同时避免对残端进行正压通气，以防瘘口变大甚至导致张力性气胸[44,73]。支气管胸膜瘘的晚期表现多是非特异性表现，常与脓胸相关。如果伴有脓胸，治疗应包括引流液体、应用抗生素和手术修补瘘管（图 12.5，显示大量脓胸）[2]。

心脏疝

心脏疝是一种死亡率超过 50% 的致命并发症[2,13]。由于两区之间的压差，心脏通过心包缺损疝入肺切除术后的间隙。常发生在术后 24 小时内，此时心包未完全闭合或闭合处有破口。右肺切除术后心脏疝会导致静脉回流受阻，并伴有 CVP 升高、心动过速、低血压、休克，心脏扭转可引起急性上腔静脉综合征[74]。左肺切除术后的心脏疝压迫心肌，可导致心肌缺血、心律失常、心室流出道梗阻[13]。心脏疝可迅速导致心搏骤停，如怀疑为心脏疝，应将患者置于侧卧位（术侧朝上），送往手术室进行手术修复[2,13]。由于情况紧急，通常使用单腔气管导管进行插管[13]。

致谢

我们要感谢 Robert Krejci 为本章绘图和制表。

参考文献

1. Fell SC. A history of pneumonectomy. *Chest Surg Clin N Am.* 1999;9(2):267–290, ix.
2. Hackett S, Jones R, Kapila R. Anaesthesia for pneumonectomy. *BJA Educ.* 2019;19(9):297–304. doi:10.1016/j.bjae.2019.04.004
3. Quint LE. Lung cancer: assessing resectability. *Cancer Imaging.* 2003;4(1):15–18. doi:10.1102/1470-7330.2003.0028
4. Shapiro M, Swanson SJ, Wright CD, et al. Predictors of major morbidity and mortality after pneumonectomy utilizing the Society for Thoracic Surgeons General Thoracic Surgery Database. *Ann Thorac Surg.* 2010;90(3):927–935. doi:10.1016/j.athoracsur.2010.05.041
5. Brunelli A, Kim AW, Berger KI, Addrizzo-Harris DJ. physiologic evaluation of the patient with lung cancer being considered for resectional surgery. *Chest.* 2013;143(5):e166S–e190S. doi:10.1378/chest.12-2395
6. Lim E, Baldwin D, Beckles M, et al. Guidelines on the radical management of patients with lung cancer. *Thorax.* 2010;65(Suppl 3):iii1–iii27. doi:10.1136/thx.2010.145938
7. Bray F, Ferlay J, Soerjomataram I, Siegel RL, Torre LA, Jemal A. Global cancer statistics 2018: GLOBOCAN estimates of incidence and mortality worldwide for 36 cancers in 185 countries. *CA Cancer J Clin.* 2018;68(6):394–424. doi:10.3322/caac.21492
8. Siegel RL, Miller KD, Jemal A. Cancer statistics, 2019. *CA Cancer J Clin.* 2019;69(1):7–34. doi:10.3322/caac.21551
9. Goldstraw P, Chansky K, Crowley J, et al. The IASLC lung cancer staging project: proposals for revision of the TNM stage groupings in the forthcoming (eighth) edition of the TNM Classification for Lung Cancer. *J Thorac Oncol.* 2016;11(1):39–51. doi:10.1016/j.jtho.2015.09.009
10. British Thoracic Society. Guidelines on the selection of patients with lung cancer for surgery. *Thorax.* 2001;56(2):89–108. doi:10.1136/thorax.56.2.89
11. Miller RD, ed. *Miller's Anesthesia.* 7th ed. Philadelphia, PA: Churchill Livingstone/Elsevier; 2010.
12. Thomas PA, Berbis J, Baste J-M, et al. Pneumonectomy for lung cancer: Contemporary national early morbidity and mortality outcomes. *J Thorac Cardiovasc Surg.* 2015;149(1):73–83. doi:10.1016/j.jtcvs.2014.09.063
13. Slinger P. Update on anesthetic management for pneumonectomy: *Curr Opin Anaesthesiol.* 2009;22(1):31–37. doi:10.1097/ACO.0b013e32831a4394
14. Slinger P, Darling G. Preanesthetic Assessment for Thoracic Surgery. In: Slinger P, ed. *Principles and Practice of Anesthesia for Thoracic Surgery.* New York, NY: Springer New York; 2011:11–34. doi:10.1007/978-1-4419-0184-2_2
15. Roy PM. Preoperative pulmonary evaluation for lung resection. *J Anaesthesia Clin Pharmacol.* 2018;34(3):296–300.
16. Lederman D, Easwar J, Feldman J, Shapiro V. Anesthetic considerations for lung resection: preoperative assessment, intraoperative challenges and postoperative analgesia. *Ann Transl Med.* 2019;7(15):356–356. doi:10.21037/atm.2019.03.67
17. Della Rocca G, Vetrugno L, Coccia C, et al. Preoperative evaluation of patients undergoing lung resection surgery: defining the role of the anesthesiologist on a multidisciplinary team. *J Cardiothorac Vasc Anesth.* 2016;30(2):530–538. doi:10.1053/j.jvca.2015.11.018
18. Wilkinson JN, Pennefather SH, McCahon RA. *Thoracic Anaesthesia.* Oxford, UK: Oxford University Press; 2011.
19. Ramakrishna G, Sprung J, Ravi BS, Chandrasekaran K, McGoon MD. Impact of pulmonary hypertension on the outcomes of noncardiac surgery: predictors of perioperative morbidity and mortality. *J Am Coll Cardiol.* 2005;45(10):1691–1699. doi:10.1016/j.jacc.2005.02.055
20. Cohen ME, Ko CY, Bilimoria KY, et al. Optimizing ACS NSQIP modeling for evaluation of surgical quality and risk: patient risk adjustment, procedure mix adjustment, shrinkage adjustment, and surgical focus. *J Am Coll Surg.* 2013;217(2):336–346.e1. doi:10.1016/j.jamcollsurg.2013.02.027
21. Gupta PK, Gupta H, Sundaram A, et al. Development and validation of a risk calculator for prediction of cardiac risk after surgery. *Circulation.* 2011;124(4):381–387. doi:10.1161/CIRCULATIONAHA.110.015701
22. Ford MK, Beattie WS, Wijeysundera DN. Systematic review: prediction of perioperative cardiac complications and mortality by the revised cardiac risk index. *Ann Intern Med.* 2010;152(1):26–35. doi:10.7326/0003-4819-152-1-201001050-00007
23. Brunelli A, Varela G, Salati M, et al. Recalibration of the Revised Cardiac Risk Index in Lung Resection Candidates. *Ann Thorac Surg.* 2010;90(1):199–203. doi:10.1016/j.athoracsur.2010.03.042
24. Thomas DC, Blasberg JD, Arnold BN, et al. Validating the Thoracic Revised Cardiac Risk Index Following Lung Resection. *Ann Thorac Surg.* 2017;104(2):389–394. doi:10.1016/j.athoracsur.2017.02.006
25. Ferguson MK, Siddique J, Karrison T. Modeling major lung resection outcomes using classification trees and multiple imputation techniques. *Eur J Cardio-Thorac Surg.* 2008;34(5):1085–1089. doi:10.1016/j.ejcts.2008.07.037
26. DeCato TW, Hegewald MJ. Breathing red: physiology of an elevated single-breath diffusing capacity of carbon monoxide. *Ann Am Thorac Soc.* 2016;13(11):2087–2092. doi:10.1513/AnnalsATS.201605-355CC
27. Ferguson MK, Vigneswaran WT. Diffusing capacity predicts morbidity after lung resection in patients without obstructive lung disease. *Ann Thorac Surg.* 2008;85(4):1158–1165. doi:10.1016/j.athoracsur.2007.12.071
28. Ferguson MK, Reeder LB, Mick R. Optimizing selection of patients for major lung resection. *J Thorac Cardiovasc Surg.* 1995;109(2):275–281; discussion 281–283. doi:10.1016/S0022-5223(95)70389-6
29. Beckles MA, Spiro SG, Colice GL, Rudd RM; American College of Chest Physicians. The physiologic evaluation of patients with lung cancer being considered for resectional surgery. *Chest.* 2003;123(1 Suppl):105S–114S. doi:10.1378/chest.123.1_suppl.105s
30. Albouaini K, Egred M, Alahmar A, Wright DJ. Cardiopulmonary exercise testing and its application. *Postgrad Med J.* 2007;83(985):675–682. doi:10.1136/hrt.2007.121558
31. Milani RV, Lavie CJ, Mehra MR, Ventura HO. Understanding the basics of cardiopulmonary exercise testing. *Mayo Clin Proc.* 2006;81(12):1603–1611. doi:10.4065/81.12.1603
32. Walsh GL, Morice RC, Putnam JB, et al. Resection of lung cancer is justified in high-risk patients selected by exercise oxygen consumption. *Ann Thorac Surg.* 1994;58(3):704–710, discussion 711. doi:10.1016/0003-4975(94)90731-5
33. Brunelli A, Xiumé F, Refai M, et al. Peak oxygen consumption measured during the stair-climbing test in lung resection candidates. *Respiration.* 2010;80(3):207–211. doi:10.1159/000279331

34. Win T. Comparison of shuttle walk with measured peak oxygen consumption in patients with operable lung cancer. *Thorax*. 2005;61(1):57–60. doi:10.1136/thx.2005.043547

35. Towe CW, Wu K, Khil A, et al. Desaturation during six-minute walk testing predicts major morbidity following anatomic lung resection among patients with COPD. *Healthc Basel Switz*. 2019;7(1). doi:10.3390/healthcare7010016

36. Jaffe RA. *Anesthesiologist's Manual of Surgical Procedures*. 5th ed. Philadelphia, PA: Wolters Kluwer; 2014.

37. Batchelor TJP, Ljungqvist O. A surgical perspective of ERAS guidelines in thoracic surgery. *Curr Opin Anaesthesiol*. 2019;32(1):17–22. doi:10.1097/ACO.0000000000000685

38. Batchelor TJP, Rasburn NJ, Abdelnour-Berchtold E, et al. Guidelines for enhanced recovery after lung surgery: recommendations of the Enhanced Recovery After Surgery (ERAS®) Society and the European Society of Thoracic Surgeons (ESTS). *Eur J Cardiothorac Surg*. 2019;55(1):91–115. doi:10.1093/ejcts/ezy301

39. Rendina EA, Venuta F, Ibrahim M. Intrapericardial pneumonectomy. *Multimed Man Cardiothorac Surg MMCTS*. 2006;2006(109):mmcts.2004.000091. doi:10.1510/mmcts.2004.000091

40. Duranti L, Pardolesi A, Bertolaccini L, et al. Extra-pleural pneumonectomy. *J Thorac Dis*. 2019;11(3):1022–1030. doi:10.21037/jtd.2019.02.61

41. Weder W, Inci I. Carinal resection and sleeve pneumonectomy. *J Thorac Dis*. 2016;8(S11):S882–S888. doi:10.21037/jtd.2016.08.47

42. Ku CM. Anesthesia for Patients with Mediastinal Masses. In: Slinger P, ed. *Principles and Practice of Anesthesia for Thoracic Surgery*. New York, NY: Springer; 2011:201–210. doi:10.1007/978-1-4419-0184-2_14

43. Ferrando C, Mugarra A, Gutierrez A, et al. Setting individualized positive end-expiratory pressure level with a positive end-expiratory pressure decrement trial after a recruitment maneuver improves oxygenation and lung mechanics during one-lung ventilation. *Anesth Analg*. 2014;118(3):657–665. doi:10.1213/ANE.0000000000000105

44. Ashok V, Francis J. A practical approach to adult one-lung ventilation. *BJA Educ*. 2018;18(3):69–74. doi:10.1016/j.bjae.2017.11.007

45. Rudski LG, Lai WW, Afilalo J, et al. Guidelines for the echocardiographic assessment of the right heart in adults: a report from the American Society of Echocardiography. *J Am Soc Echocardiogr*. 2010;23(7):685–713. doi:10.1016/j.echo.2010.05.010

46. Vegas A. *Perioperative Two-Dimensional Transesophageal Echocardiography: A Practical Handbook*. New York, NY: Springer; 2012.

47. Tousignant C, Desmet M, Bowry R, Harrington AM, Cruz JD, Mazer CD. Speckle tracking for the intraoperative assessment of right ventricular function: a feasibility study. *J Cardiothorac Vasc Anesth*. 2010;24(2):275–279. doi:10.1053/j.jvca.2009.10.022

48. Savage RM, Aronson S, eds. *Basic Perioperative Transesophageal Echocardiography: A Multimedia Review*. 1st ed. Philadelphia: Wolters Kluwer/Lippincott Williams & Wilkins Health; 2013.

49. Zeldin RA, Normandin D, Landtwing D, Peters RM. Postpneumonectomy pulmonary edema. *J Thorac Cardiovasc Surg*. 1984;87(3):359–365.

50. Licker M, de Perrot M, Spiliopoulos A, et al. Risk factors for acute lung injury after thoracic surgery for lung cancer. *Anesth Analg*. 2003;97(6):1558–1565. doi:10.1213/01.ANE.0000087799.85495.8A

51. Manion SC, Brennan TJ. Thoracic epidural analgesia and acute pain management. *Anesthesiology*. 2011;115(1):181–188. doi:10.1097/ALN.0b013e318220847c

52. Powell ES, Cook D, Pearce AC, et al. A prospective, multicentre, observational cohort study of analgesia and outcome after pneumonectomy. *Br J Anaesth*. 2011;106(3):364–370. doi:10.1093/bja/aeq379

53. Cerfolio RJ, Allen MS, Trastek VF, Deschamps C, Scanlon PD, Pairolero PC. Lung resection in patients with compromised pulmonary function. *Ann Thorac Surg*. 1996;62(2):348–351.

54. Davies RG, Myles PS, Graham JM. A comparison of the analgesic efficacy and side-effects of paravertebral vs epidural blockade for thoracotomy: a systematic review and meta-analysis of randomized trials. *Br J Anaesth*. 2006;96(4):418–426. doi:10.1093/bja/ael020

55. Khoronenko V, Baskakov D, Leone M, et al. Influence of regional anesthesia on the rate of chronic postthoracotomy pain syndrome in lung cancer patients. *Ann Thorac Cardiovasc Surg*. 2018;24(4):180–186. doi:10.5761/atcs.oa.18-00044

56. Daly DJ, Myles PS. Update on the role of paravertebral blocks for thoracic surgery: are they worth it? *Curr Opin Anaesthesiol*. 2009;22(1):38–43. doi:10.1097/ACO.0b013e32831a4074

57. Lee J, Kim S. The effects of ultrasound-guided serratus plane block, in combination with general anesthesia, on intraoperative opioid consumption, emergence time, and hemodynamic stability during video-assisted thoracoscopic lobectomy: a randomized prospective study. *Medicine (Baltimore)*. 2019;98(18):e15385. doi:10.1097/MD.0000000000015385

58. Bang S, Chung K, Chung J, Yoo S, Baek S, Lee SM. The erector spinae plane block for effective analgesia after lung lobectomy: three cases report. *Medicine (Baltimore)*. 2019;98(29):e16262. doi:10.1097/MD.0000000000016262

59. Fleisher LA, Fleischmann KE, Auerbach AD, et al. 2014 ACC/AHA guideline on perioperative cardiovascular evaluation and management of patients undergoing noncardiac surgery. *J Am Coll Cardiol*. 2014;64(22):e77–e137. doi:10.1016/j.jacc.2014.07.944

60. De Decker K, Jorens PG, Van Schil P. Cardiac complications after noncardiac thoracic surgery: an evidence-based current review. *Ann Thorac Surg*. 2003;75(4):1340–1348. doi:10.1016/S0003-4975(02)04824-5

61. Roselli EE, Murthy SC, Rice TW, et al. Atrial fibrillation complicating lung cancer resection. *J Thorac Cardiovasc Surg*. 2005;130(2):438.e1–438.e9. doi:10.1016/j.jtcvs.2005.02.010

62. Iwasaki Y, Nishida K, Kato T, Nattel S. Atrial fibrillation pathophysiology: implications for management. *Circulation*. 2011;124(20):2264–2274. doi:10.1161/CIRCULATIONAHA.111.019893

63. Karamchandani K, Khanna AK, Bose S, Fernando RJ, Walkey AJ. Atrial fibrillation: current evidence and management strategies during the perioperative period. *Anesth Analg*. 2020;130(1):2–13. doi:10.1213/ANE.0000000000004474

64. Lee SH, Ahn HJ, Yeon SM, et al. Potentially modifiable risk factors for atrial fibrillation following lung resection surgery: a retrospective cohort study. *Anaesthesia*. 2016;71(12):1424–1430. doi:10.1111/anae.13644

65. Amar D. Older age is the strongest predictor of postoperative atrial fibrillation. 2002;96(2):5.

66. Oesterle A, Weber B, Tung R, Choudhry NK, Singh JP, Upadhyay GA. Preventing postoperative atrial fibrillation after noncardiac surgery: a meta-analysis. *Am J Med*. 2018;131(7):795–804.e5. doi:10.1016/j.amjmed.2018.01.032

67. Riddersholm S, Tayal B, Kragholm K, et al. Incidence of stroke after pneumonectomy and lobectomy: a nationwide, register-based study. *Stroke*. 2019;50(5):1052–1059. doi:10.1161/STROKEAHA.118.024496

68. Reeve JC, Nicol K, Stiller K, et al. Does physiotherapy reduce the incidence of postoperative pulmonary complications following pulmonary resection via open thoracotomy? A preliminary randomised single-blind clinical trial. *Eur J Cardio-Thorac Surg Off J Eur Assoc Cardio-Thorac Surg*. 2010;37(5):1158–1166. doi:10.1016/j.ejcts.2009.12.011

69. Rodriguez-Larrad A, Vellosillo-Ortega JM, Ruiz-Muneta C, Abecia-Inchaurregui I.C, Seco J. Postoperative respiratory exercises reduce the risk of developing pulmonary complications in patients undergoing lobectomy. *Arch Bronconeumol*. 2016;52(7):347–353. doi:10.1016/j.arbres.2015.11.017

70. de la Gala F, Piñeiro P, Reyes A, et al. Postoperative pulmonary complications, pulmonary and systemic inflammatory responses after lung resection surgery with prolonged one-lung ventilation: randomized controlled trial comparing intravenous and inhalational anaesthesia. *Br J Anaesth*. 2017;119(4):655–663. doi:10.1093/bja/aex230

71. Dulu A, Pastores SM, Park B, Riedel E, Rusch V, Halpern NA. Prevalence and mortality of acute lung injury and ARDS after lung resection. *Chest*. 2006;130(1):73–78. doi:10.1378/chest.130.1.73

72. Sarkar P, Chandak T, Shah R, Talwar A. Diagnosis and management bronchopleural fistula. *Indian J Chest Dis Allied Sci*. 2010;52(2):97–104.

73. Khurana JS, Sharma VN. Bronchopleural fistula management during anaesthesia. *Br J Anaesth*. 1964;36:302–306. doi:10.1093/bja/36.5.302

74. Mehanna MJ, Israel GM, Katigbak M, Rubinowitz AN. Cardiac herniation after right pneumonectomy: case report and review of the literature. *J Thorac Imaging*. 2007;22(3):280–282. doi:10.1097/RTI.0b013e31803bb451

第13章

胸膜腔手术麻醉

Harendra Arora, Alan Smeltz

赵亚杰 译 | 闫 琦 张国华 审校

简介

胸膜腔为脏胸膜（覆盖于肺表面）和壁胸膜（覆盖于胸壁内侧）之间的一个潜在间隙。其功能是将膈肌和胸壁产生的胸膜腔内压变化传递给肺，并产生胸膜滑动。两层胸膜紧密贴合，形成压力略低于大气压的潜在间隙。

胸膜疾病有多种类型。包括炎症（胸膜炎）、血胸、乳糜胸、气胸、胸腔积液、脓胸、胸膜肿瘤等。胸膜肿瘤既可以起源于胸膜本身（如间皮瘤），也可以从其他部位扩散至胸膜（转移）。这些疾病通常表现为非特异性心肺症状，如呼吸困难、咳嗽、胸膜炎性胸痛和低血压，但也可能存在特异性表现。胸膜疾病较常见，多需手术治疗。本章将重点介绍最有可能需要手术治疗的情况。尽管与其他胸部病变相比，胸膜病变通常位于纵隔外围，但仍有相关风险，并对胸科麻醉医师提出了相应挑战。

胸膜特殊疾病的手术注意事项

胸腔积液

胸腔积液是指液体在胸膜腔内的过多积聚（图13.1）。根据 Light 标准（表13.1），积液可以分为漏出液或渗出液[1,2]。当毛细血管床的静水压增加或胶体渗透压降低时，如充血性心力衰竭或肝硬化，则导致漏出性胸腔积液。当淋巴引流减少或毛细血管通透性增加导致液体渗出到胸膜腔时，如肺炎、恶性胸膜疾病或肺栓塞，就会发生渗出性胸腔积液。最常见的恶性病因是肺癌（37.5%）、乳腺癌（16.8%）、淋巴瘤（11.5%）和泌尿生殖系统癌症（9.4%）[3]。随着胸腔积液的增多，占位效应会限制肺扩张，导致无效通气、呼吸做功增加、肺不张和低氧血症。

胸腔穿刺引流胸腔积液，无论是诊断性的还是治疗性的，通常都是安全的，但在多达39%的病例中可导致一定程度的气胸[4]。其他较常见的并发症包括血胸、实质脏器损伤、引流不畅等。使用超声引导穿刺可降低并发症风险。如果考虑胸膜固定术，可先进行大量引流以缓解症状和（或）评估肺的复张性。评估肺复张性的方法之一是测量清除500 ml积液前后胸膜压力的变化，并计算胸膜腔的弹性。降幅小于19 cmH$_2$O 表明肺可以复张[5]。如果引流量 > 1.5 L 会增加复张性肺水肿的风险。肺萎陷（非复张肺）患者如果胸腔引流量太大而引起极度胸膜负压，则发生该并发症的风险增加。复张性肺水肿并不常见（发生率 < 1%），可表现为呼吸窘迫突然恶化。通常采取支持性治疗，尽管将积液返回胸膜腔也与症状的快速消退相关[6]。

如果肺能复张，建议留置胸腔引流管和（或）进行胸膜固定术，并诱导脏胸膜和壁胸膜粘连。尽管在2013年美国胸科学会/胸科医师学会/胸部放射学学会实践指南中特别提到了应使用化学硬化而非机械摩擦胸膜固定术[4]，但目前关于哪种方法更有效的证据存在矛盾[7,8]。滑石粉是化学性胸膜固定术最有效和最常用的药物，但与其他药物（如四环素类或博来霉素）相比，其引起胸膜炎性胸痛、肺炎和急性呼吸窘迫综合征的发生率更高（表13.2和框13.1）[3,9]。滑石粉可以通过留置的胸膜导管以浆液形式（粉末与生理盐水混合）或通过胸腔镜直接以粉末形式注入。给予滑石粉浆后，胸膜导管应保持夹闭至少1小时。但是，如果肺不能复张（30%的病例会发生这种情况），单独放置留置导管优于尝试胸膜固定术。可通过向导管内注入纤维蛋白溶解剂尝试松解粘连和分隔，或直接通过胸腔镜机械破坏和清除它们。据报道，外科胸膜固定术的成功率为90%，而通过胸膜导管注射化学硬化剂的成功率为60%[3]，这种差异可能是由于胸膜分隔的分离更彻底，从而增加肺活动性，使胸膜粘连更彻底。

对于慢性恶性胸腔积液患者，胸膜固定术难以治

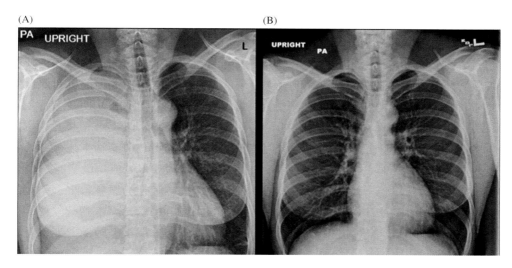

(A)　(B)

● 图 13.1　胸腔积液。（A）前后位胸部 X 线片显示右侧大量胸腔积液，完全变白；（B）1 个月后同一患者的胸部 X 线片显示胸腔积液完全消退

愈或存在肺萎陷的，另一种姑息治疗是胸膜腹膜分流术。单向阀可使胸腔积液引流到腹腔内，这种手术有助于患者尽可能减少胸腔积液。但是恶性肿瘤细胞可能种植到腹部是它的一个严重风险。

表 13.1	胸腔积液的病因	
	漏出液	渗出液
Light 标准		
蛋白质、胸腔积液：血清	≤ 0.5	> 0.5
LDH、胸腔积液：血清	≤ 0.6 或胸腔积液 LDH 小于等于血清 LDH 正常上限的 2/3	> 0.6 或胸腔积液 LDH 大于血清 LDH 正常上限的 2/3
机制	↑ 血浆静水压 ↓ 血浆胶体渗透压	↑ 毛细血管通透性 ↓ 胸膜淋巴引流
病因	充血性心力衰竭 肺不张 肾病综合征 低蛋白血症 肝性胸腔积液 尿毒症 腹膜透析 肺栓塞	肺炎 恶性肿瘤 肺栓塞 乳糜胸 脓胸 缩窄性心包炎 萎陷肺 上腔静脉阻塞 结节病

来源：改编自 Light RW, Macgregor MI, Luchsinger PC, Ball WC, Jr, Pleural effusions: the diagnostic separation of transudates and exudates, Ann Intern Med. 1972；77 (4)：507-513, and Light RW, Clinical practice, pleural effusion, N Engl J Med. 2002；346 (25)：1971-1977.
LDH，乳酸脱氢酶

表 13.2	用于胸膜固定术的常用化学硬化剂及其成功率
硬化剂	成功率（%）
滑石粉	70 ～ 100
四环素	50 ～ 92
博来霉素	58 ～ 85
顺铂	65 ～ 83
多西环素	60 ～ 89
泰素（紫杉醇）	85 ～ 93
红霉素	85 ～ 88

来源：改编自 Zarogoulidis K, Zarogoulidis P, Darwiche K, et al. Malignant pleural effusion and algorithm management. J Thorac Dis. 2013；5（Suppl 4）：S413-419.

框 13.1	滑石粉胸膜固定术的不良反应

发热
胸痛
呼吸困难
肺不张
皮下气肿
持续性漏气
脓胸

乳糜胸

乳糜是淋巴液和经肠道吸收脂肪的混合物，胸导管每天输送约 4 L 乳糜，向头侧穿过后内侧胸腔，最终汇入左锁骨下静脉和颈内静脉交界处的静脉角。无论是先天性、肿瘤性还是外伤性过程，都可能导致胸导管损伤，导致淋巴乳糜液外漏并积存于胸膜腔内，即乳糜胸。视频辅助胸腔镜肺切除术后胸导管创伤性损伤的发生率高达 2.6%，而在食管手术后，这一发生率为 10.5%[10]。乳糜漏的程度可分为低容量（24 小时 < 500 ml）或高容量（24 小时 > 1000 ml）[11]。大量乳糜丢失会增加营养不良、免疫抑制、感染和呼吸系统疾病的风险。如果不治疗，乳糜胸的死亡率为 30%[10]。如果在限制脂肪饮食 5 ~ 7 天后，泄漏量仍然很大，则需要手术治疗。选择包括胸膜固定术、胸导管结扎术和非侵入性血管内胸导管栓塞。

脓胸

脓胸是胸膜腔内感染引起的脓性液体渗出性积聚（图 13.2）。其发展分为 3 期：Ⅰ 期，渗出期，渗出液容易排出，受影响的肺可完全重新复张；Ⅱ 期，纤维脓性期，渗出物稠厚，纤维蛋白沉积，形成多个分隔小室；Ⅲ 期是慢性机化期，肉芽组织形成后形成疤痕，导致脓胸侧胸膜挛缩和纵隔向同侧移位。对于脓胸的治疗，除了适当的抗生素和治疗性引流外，通常还需要外科手术。对 8 项随机对照试验的荟萃分析表明，早期脓胸（Ⅰ 期和 Ⅱ 期）患者无论是否接受手术治疗，其死亡率相似[13]，但接受手术的患者住院时间较短。在胸腔闭式引流管中注入纤维蛋白溶解剂是患者经非手术治疗得以成功治愈的一个因素[14]。

对于手术治疗的患者，根据脓胸的不同分期可以进行胸腔镜下小室分离术和胸膜纤维板剥除术，也可能需要切除病变严重的肺段。如果有较大无法复张的肺段，为防止脓胸复发可能会清除部分胸膜腔。这可以通过移入肌瓣或硅胶植入物来完成，以消除新的胸膜空隙（图 13.3）[15]。合并症较多的患者可能无法耐

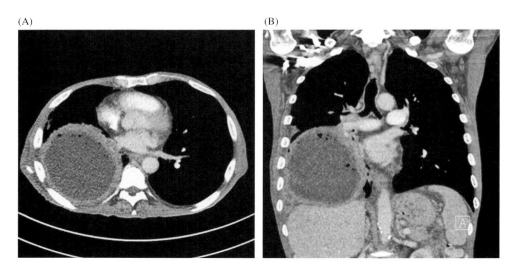

● **图 13.2**　脓胸。（A）胸部计算机断层扫描（增强 CT）显示右侧后方有一个巨大脓胸；（B）胸部计算机断层扫描冠状面显示脓胸的范围

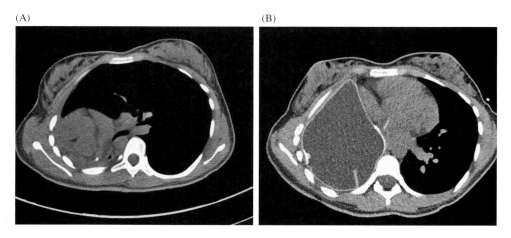

● **图 13.3**　全肺切除术后综合征。（A）胸部计算机断层扫描显示右肺切除术后纵隔右移；（B）同一名患者在植入生理盐水充注式硅胶假体后的胸部横向计算机断层扫描。以这种方式闭塞胸膜腔也可用于防止物质的再积聚，如脓胸

受以上手术治疗，可以尝试临时开胸，以便引流感染物质。

血胸

钝性或穿透性胸部创伤、外科手术、凝血病、血管疾病、血管侵袭性或增生性肿瘤生长过程等均会导致血液在胸膜腔积聚[16]。60% 的血胸发生在多发创伤患者中，使这类患者死亡率高达 25%[17]。血胸的初步处理包括放置胸腔闭式引流管。对于初次即引流超过 1500 ml 的血性液体，或每小时引流血性液体大于 200 ml 连续 4 小时以上，以及经过保守治疗仍不能保持血流动力学稳定的患者建议进一步行手术干预治疗。如果血液已凝固或胸膜腔内形成分隔，则血性渗出物可能会残存于胸膜腔（即，即使胸腔造口仍无法排空引流）。积血可能导致胸膜感染和脓胸。一旦确定了胸腔出血的来源，应对引起出血的相应疾病进行治疗。

气胸

气体可通过多种途径进入胸膜腔，引起气胸（图 13.4）。其机制包括自发性气胸，伴 / 不伴潜在肺部疾病、创伤性胸壁损伤和医源性手术并发症。若是源于胸壁缺损可能需要特殊的早期干预来闭合缺损。但是，是否需要医疗干预或放置胸腔引流管一般取决于目前肺部疾病情况、胸片（前后位）中胸膜到胸壁的距离是否 > 2 cm 以及呼吸功能不全的程度[18]。对于 3 ~ 5 天内持续漏气未缓解的患者，则需要手术干预。对于无法或不愿接受手术的患者，可尝试从胸腔引流管注入化学性硬化剂进行胸膜固定。手术选择包括胸膜固定术和相关病变肺段的切除[19,20]。

恶性间皮瘤

恶性间皮瘤是一种高度侵袭性癌症，可累及间皮组织，包括胸膜（图 13.5）。这种癌症局部侵袭性强，会产生恶性胸腔积液。最佳保守治疗的中位生存期仅为 4.5 个月，手术治疗的中位生存期为 14.5 个月[21]。治疗通常包括化学治疗和放射治疗，外科清创常用以缓解症状。癌症的浸润性扩散使得任何手术选择在技术上都具有挑战性和高风险性。手术治疗包括滑石粉胸膜固定术、胸膜切除术（伴或不伴胸膜剥脱术）以及胸膜外全肺切除术。胸膜切除剥脱术是指切除病变胸膜，剥离增厚的癌性表皮，使其脱离胸膜腔。胸膜外全肺切除术是完整切除癌细胞浸润的肺、胸膜、心包和膈肌，必要时用补片修补心包和膈肌。

在一项间皮瘤根治性手术的多中心试验中，患者随机接受胸膜外全肺切除术和非胸膜外全肺切除术（内科治疗加或不加胸膜切除术）[21]。结果表明，接受胸膜外全肺切除术的患者 1 年生存率降低，且生活质量并未提高。随后的一项回顾性研究专门比较了接受胸膜外全肺切除术和胸膜切除术伴剥脱术的患者，发现前者与发病率和死亡率增加有关[22]。之后，在 MesoVATS 多中心随机对照试验中，发现接受胸腔镜下滑石粉胸膜固定术和接受胸腔镜下胸膜切除术的两组患者，其 1 年生存率相当，但滑石粉胸膜固定术患者的呼吸系统并发症较少，住院时间更短[23]。遗憾的是，这项研究没有发现胸膜切除术是否对肺卡压患者有任何益处。由于这些发现，许多人不建议进行胸膜

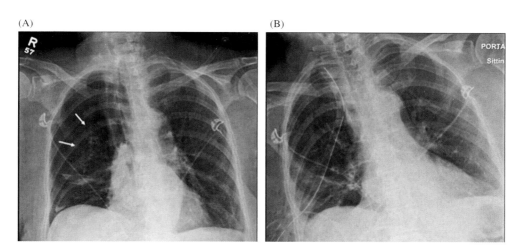

(A)　　　　　　　　　　　　　　　　(B)

● **图 13.4**　气胸。（A）前后位胸片显示右侧巨大气胸，箭头为塌陷的肺边界；（B）前后位胸片显示放置胸腔引流管后肺部扩张

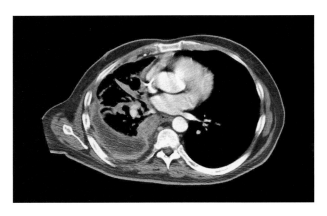

● 图 13.5 间皮瘤。胸部计算机断层扫描显示右侧胸腔有一个巨大的间皮瘤

外全肺切除术，而在滑石粉胸膜固定术的基础上同时进行胸膜切除术加剥离术的效果仍有争议。

支气管胸膜瘘或肺泡胸膜瘘

支气管胸膜瘘是指主支气管、肺叶支气管或肺段支气管与胸膜腔之间相互交通形成的瘘管（bronchopleural fistula，BPF），而肺泡胸膜瘘是指胸膜腔与肺段支气管远端肺实质（肺泡）的病理性交通（图 13.6）。肺切除术后，支气管胸膜瘘发生率高达 4% ~ 5%，且可增加相关死亡率[25]。肺泡胸膜瘘多发生在肺楔形切除术后的钉线缺损处。气道瘘的处理方式取决于泄漏的严重程度和通过非手术治疗恢复的可能性。漏气的严重程度可分为 4 级，轻者仅在用力呼气时漏气，重者持续漏气（表 13.3）[26,27]。持续性漏气（> 5 天）和靠近主气道的漏气可能需要手术矫正。一般来说，

支气管胸膜瘘需要手术治疗，而肺泡胸膜瘘更容易自行恢复[25]。

表 13.3	漏气的 Cerfolio 分级
1 级	漏气仅在用力呼气时发生
2 级	漏气仅在正常自主呼气期间发生
3 级	漏气仅在正常自主吸气期间发生
4 级	在整个正常自主呼吸周期内持续漏气

来源：改编自 Cerfolio RJ. Recent advances in the treatment of air leaks. *Curr Opin Pulm Med*. 2005；11（4）：319-323.

麻醉关注点

麻醉前评估

除美国麻醉医师学会推荐的标准麻醉前评估外[28]，接受胸腔镜手术的患者可能需要额外的肺功能和（或）心功能评估。例如，即使是呼吸困难症状较轻或体能轻度降低的病例，也应放宽指征，进行额外检查。在这些患者中，肺功能检查和经胸超声心动图可帮助预测患者对单肺通气相关的暂时性医源性肺内分流和右心室后负荷升高的耐受程度[29]。

对于有气道反应性疾病或高血容量症状的患者，应考虑优化术前肺功能，如使用支气管扩张剂或利尿剂。支气管胸膜瘘或脓胸患者可能出现败血症，在这种情况下，应在择期手术前优化抗生素治疗。乳糜引流量大的患者可能会出现低血容量和营养不良。只要有可能，在为这些患者进行择期手术之前，应优化营

(A) 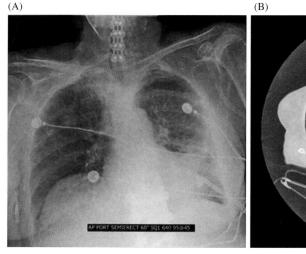 (B)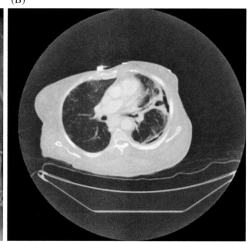

● 图 13.6 支气管胸膜瘘。（A）一例左侧支气管胸膜瘘患者的前后位胸片；（B）同一患者的胸部计算机断层扫描显示左侧有支气管胸膜瘘和气胸

养治疗。对于预期失血量大的特殊手术，如广泛的胸膜剥脱术，建议准备 2 ~ 4 个单位的浓缩红细胞。

对于大量胸腔积液的患者，全身麻醉诱导和正压通气时尤其危险。肺储备功能差的患者可从麻醉诱导前的治疗性胸腔穿刺术中获益。由于胸腔积液对肺扩张的限制作用，通常需要增加吸气压力才能获得足够的潮气量。对于有潜在肺部疾病的患者，如肺大疱或近期肺切除术，气道压力升高可能会导致气压伤和（或）破裂、气道瘘形成和气胸。

此外，据报道，大量胸腔积液会压迫纵隔，导致心脏压塞[30]。因此，对于有大量胸腔积液和临界纵隔高压的患者，正压通气可能会导致灾难性的血流动力学衰竭。如果急性心包填塞的风险很高（例如，动脉波形伴有反常脉冲），则应考虑诱导前行有创动脉压监测，维持自主通气，并保持较高的心率、全身血管阻力和血管内容量状态[31]。

对于疑似张力性气胸的患者，应尽快进行紧急胸腔穿刺引流术，然后放置胸腔引流管。当患者出现胸部鼓音、气管向一侧偏移、颈静脉怒张、血流动力学紊乱和气道压力增高时，应高度怀疑张力性气胸[32]。

术中管理

胸膜手术的常规麻醉方式是全身麻醉，使用双腔支气管导管或使用单腔气管导管联合支气管封堵器进行肺隔离。肺隔离可以优化单侧胸腔内的手术视野和操作空间。对于支气管胸膜瘘患者，肺隔离也有助于防止气流穿过瘘管。权衡患者误吸的可能性和肺部风险（如果发生误吸）来决定是否进行快速序贯诱导。应注意，对于乳糜胸患者，常在手术前通过鼻胃管给予高脂液体。这会增加乳糜的生成，从而有助于确定泄漏位置。然而，它会增加胃内容物的体积，从而增加麻醉期间误吸的风险。

在过去的几十年里，这些手术也在非插管的"清醒"状态下成功实施[33,34]。尝试这样做的理由是为了避免单肺插管和机械通气的风险，并加快康复。对于支气管胸膜瘘患者，避免正压通气也有助于将发生张力性气胸的风险降至最低。要实施非插管技术，需要完善的神经阻滞并取得患者的合作，因为疼痛、咳嗽和其他运动会使手术在技术上更具挑战性。为了缓解咳嗽反射，可以进行星状神经节阻滞[35]。然而，这种阻滞在罕见的情况下可能会导致咳嗽发作，因此应保留作为一种补救技术[36]。静脉镇静应采用滴定式，在保持自主通气的同时为患者提供舒适感。据报道，转

为全身麻醉的原因包括阻滞不充分、心搏骤停、奇静脉损伤、二氧化碳潴留、广泛粘连和无法控制的咳嗽[35]。为了降低术中转为全身麻醉的风险，建议对 ASA 3 级或以上、左室射血分数 < 40%、体重指数 > 25 kg/m^2、气道反应性疾病控制不佳、血流动力学不稳定、低血容量、凝血障碍或局部对比剂过敏的患者，放弃"清醒"胸腔镜手术[37]。然而，对于合适的病人，"清醒"视频辅助胸腔镜手术可减少手术时间、住院时间和总费用。行滑石粉胸膜固定术的患者随机接受"清醒"胸段硬膜外镇痛或全身麻醉插管，两组手术时间和患者满意度没有差异，但是"清醒"组的住院时间更短[34]。

除非患者有其他特殊合并症，否则大多数胸膜手术仅需 ASA 标准监测即可。但当患者接受胸膜切除术、胸膜外肺切除术、慢性脓胸胸膜剥脱术和（或）对大血管有广泛操作时，应提高监测等级。对于这些病例，大出血的风险较高，应考虑中心静脉置管、动脉穿刺置管，并预先备好血液制品[24]。对于接受广泛切除的患者，可放置鼻胃管以尽量减少胃对膈肌的压迫。此外，在胸膜疾病导致解剖结构异常的患者中，放置可触及的食管探条可帮助手术团队识别食管，从而避免损伤。

对于大多数胸膜手术，吸入或静脉用药均可安全维持全身麻醉。但是，对于气道瘘患者，全静脉麻醉可确保更可靠的药物输送，并防止手术室内气体污染。在有瘘管的患者中也应避免使用 H_2O，以降低电灼设备所致的术中着火的风险。

围术期镇痛

与其他胸部手术一样，充分的围术期镇痛和避免持续的镇静作用对于接受胸膜手术的患者至关重要（表 13.4）。这使患者能够深呼吸，而不受疼痛或通气驱动力降低的限制。胸段硬膜外镇痛、椎旁神经阻滞、肋间阻滞、肌筋膜平面阻滞、手术部位局麻药浸润和全身用药均被证明能有效降低胸外手术期间和术后的疼痛[38,39]。各种镇痛方案的联合治疗可以实现有效的多模式镇痛，成为加速康复治疗的一部分。这种方案已被证明可以最大限度地减少术后并发症，加快患者出院[40]。

镇痛策略的选择应个体化。例如，胸段硬膜外镇痛和椎旁阻滞减少阿片类用药的效果最好[38]，但在同时使用抗凝药物时，需要遵守安全操作指南[41]。当进行胸膜切除术时，建议避免进行术后椎旁阻滞或术前

椎旁置管[24]。这是因为胸膜形成了椎旁间隙的前外侧缘，切除胸膜会导致注入该间隙的药物不被包裹，从而降低疗效（图 13.7）。通常胸膜固定术患者不使用非甾体抗炎药，因为理论上来讲，炎症的减少会降低胸膜粘连的有效性。但证据显示，接受胸膜固定术的患者随机接受阿片类药物或非甾体抗炎药治疗时，手术效果没有差异[42]。

对于不完全满足拔管标准且使用双腔支气管导管的患者，应更换单腔气管插管后再运送到重症监护病房。建议抬高床头，联合减阿片镇痛，避免残余神经肌肉阻滞或镇静，以优化整个恢复期的呼吸力学。

致谢

我们要感谢 Clayton Commander 博士和 Benjamin Haithcock 博士为我们提供的数据。

表 13.4	胸膜疾病手术患者围术期减阿片方案的选择
镇痛类型	优缺点
胸段硬膜外	• 高效 • 双侧镇痛 • 如果同时进行抗凝治疗，则需要遵守 ASRA 指南
椎旁阻滞	• 高效 • 如果同时进行抗凝治疗，则需要遵守 ASRA 指南 • 如果后内侧胸膜已移除，则效果不佳
肋间阻滞或局部浸润	• 可由外科医生进行
肌筋膜平面阻滞	• 椎板后或竖脊肌阻滞
口服或静脉用药	• 对乙酰氨基酚（扑热息痛）、加巴喷丁、普瑞巴林、非甾体抗炎药、氯胺酮、右美托咪定、静脉利多卡因和镁输注

ASRA，美国区域麻醉和疼痛医学会

术后管理

除术前呼吸严重受限的患者外，大多数接受手术的胸膜疾病患者可以在离开手术室前拔管。早期终止正压通气对减少气道 - 胸膜瘘患者的漏气尤其有益。

参考文献

1. Light RW, Macgregor MI, Luchsinger PC, Ball WC, Jr. Pleural effusions: the diagnostic separation of transudates and exudates. *Ann Intern Med.* 1972;77(4):507–513.
2. Light RW. Clinical practice: pleural effusion. *N Engl J Med.* 2002;346(25):1971–1977.
3. Antunes G, Neville E, Duffy J, Ali N; Pleural Diseases Group SoCCBTS. BTS guidelines for the management of malignant pleural effusions. *Thorax.* 2003;58(Suppl 2):ii29–ii38.
4. Feller-Kopman DJ, Reddy CB, DeCamp MM, et al; Management of Malignant Pleural Effusions. An official ATS/STS/STR clinical practice guideline. *Am J Respir Crit Care Med.* 2018;198(7):839–849.
5. Lan RS, Lo SK, Chuang ML, Yang CT, Tsao TC, Lee CH. Elastance of the pleural space: a predictor for the outcome of pleurodesis in patients with malignant pleural effusion. *Ann Intern Med.* 1997;126(10):768–774.
6. Sunderland N, Maweni R, Akunuri S, Karnovitch E. Re-expansion pulmonary oedema: a novel emergency therapeutic option. *BMJ Case Rep.* 2016 Apr 27;2016:bcr2016215076.
7. Hojski A, Leitgeb M, Crnjac A. Release of growth factors after mechanical and chemical pleurodesis for treatment of malignant pleural effusion: a randomized control study. *Radiol Oncol.* 2015;49(4):386–394.
8. Sepehripour AH, Nasir A, Shah R. Does mechanical pleurodesis result in better outcomes than chemical pleurodesis for recurrent primary spontaneous pneumothorax? *Interact Cardiovasc Thorac Surg.* 2012;14(3):307–311.
9. Zarogoulidis K, Zarogoulidis P, Darwiche K, et al. Malignant pleural effusion and algorithm management. *J Thorac Dis.* 2013;5(Suppl 4):S413–419.
10. Martucci N, Tracey M, Rocco G. Postoperative Chylothorax. *Thorac Surg Clin.* 2015;25(4):523–528.
11. Morabito J, Bell MT, Montenij LJ, et al. Perioperative considerations for chylothorax. *J Cardiothorac Vasc Anesth.* 2017;31(6):2277–2281.
12. Shiraishi Y. Surgical treatment of chronic empyema. *Gen Thorac Cardiovasc Surg.* 2010;58(7):311–316.
13. Redden MD, Chin TY, van Driel ML. Surgical versus non-surgical management for pleural empyema. *Cochrane Database Syst Rev.* 2017;3:CD010651.
14. Samancilar O, Akcam TI, Kaya SO, Ozturk O, Akcay O, Ceylan KC. The efficacy of VATS and intrapleural fibrinolytic therapy in parapneumonic empyema treatment. *Ann Thorac Cardiovasc Surg.* 2018;24(1):19–24.
15. Khan H, Woo E, Alzetani A. Modified thoracoplasty using a breast implant to obliterate an infected pleural space: an alternative to traditional thoracoplasty. *Ann Thorac Surg.* 2015;99(4):1418–1420.
16. Patrini D, Panagiotopoulos N, Pararajasingham J, Gvinianidze L, Iqbal Y, Lawrence DR. Etiology and management of spontaneous haemothorax. *J Thorac Dis.* 2015;7(3):520–526.
17. Broderick SR. Hemothorax: etiology, diagnosis, and management. *Thorac Surg Clin.* 2013;23(1):89–96, vi–vii.
18. MacDuff A, Arnold A, Harvey J; BTS Pleural Disease Guideline Group. Management of spontaneous pneumothorax: British Thoracic Society Pleural Disease Guideline 2010. *Thorax.* 2010;65(Suppl 2):ii18–ii31.
19. Min X, Huang Y, Yang Y, et al. Mechanical pleurodesis does not reduce recurrence of spontaneous pneumothorax: a randomized trial. *Ann Thorac Surg.* 2014;98(5):1790–1796; discussion 1796.
20. Goto T, Kadota Y, Mori T, et al. Video-assisted thoracic surgery for pneumothorax: republication of a systematic review and a proposal by the guideline committee of the Japanese association for chest surgery 2014. *Gen Thorac Cardiovasc Surg.* 2015;63(1):8–13.
21. Treasure T, Lang-Lazdunski L, Waller D, et al. Extra-pleural pneumonectomy versus no extra-pleural pneumonectomy for patients with malignant pleural mesothelioma: clinical outcomes of the Mesothelioma and Radical Surgery (MARS) randomised feasibility study. *Lancet Oncol.* 2011;12(8):763–772.
22. Burt BM, Cameron RB, Mollberg NM, et al. Malignant pleural mesothelioma and the Society of Thoracic Surgeons Database: an analysis of surgical morbidity and mortality. *J Thorac Cardiovasc Surg.* 2014;148(1):30–35.
23. Rintoul RC, Ritchie AJ, Edwards JG, et al. Efficacy and cost of video-assisted thoracoscopic partial pleurectomy versus talc pleurodesis in patients with malignant pleural mesothelioma (MesoVATS): an open-label, randomised, controlled trial. *Lancet.* 2014;384(9948):1118–1127.
24. Woolhouse I, Maskell NA. Introducing the new BTS guideline: the investigation and management of pleural malignant mesothelioma. *Thorax.* 2018;73(3):210–212.
25. Poulin V, Vaillancourt R, Somma J, Gagné N, Bussières JS. High frequency ventilation combined with spontaneous breathing during bronchopleural fistula repair: a case report. *Can J Anesth.* 2008;56(1):52–56.
26. Singh N, Agarwal R. Bronchopleural fistula or alveolopleural fistula? Not just semantics. *Chest.* 2006;130(6):1948; author reply 1948–1949.
27. Cerfolio RJ. Recent advances in the treatment of air leaks. *Curr Opin Pulm Med.* 2005;11(4):319–323.
28. Apfelbaum JL, Connis RT, Nickinovich DG, et al; Committee on Standards and Practice Parameters, American Society of Anesthesiologists Task Force on Preanesthesia Evaluation. Practice advisory for preanesthesia evaluation: an updated report by the American Society of Anesthesiologists Task Force on Preanesthesia Evaluation. *Anesthesiology.* 2012;116(3):522–538.
29. Karzai W, Schwarzkopf K. Hypoxemia during one-lung ventilation: prediction, prevention, and treatment. *Anesthesiology.* 2009;110(6):1402–1411.

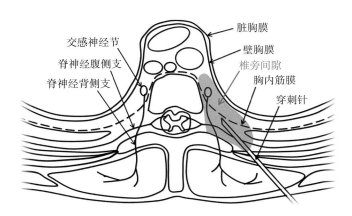

• 图 13.7　显示椎旁间隙与胸膜解剖关系的后胸壁横断面。

30. Werlang ME, Pimentel MR, Diaz-Gomez JL. Thoracentesis-reverting cardiac tamponade physiology in a patient with myxedema coma and large pleural effusion. *Proc (Bayl Univ Med Cent).* 2017;30(3):295–297.

31. Aye T, Milne B. Ketamine anesthesia for pericardial window in a patient with pericardial tamponade and severe COPD. *Can J Anaesth.* 2002;49(3):283–286.

32. Galvagno SM, Jr., Nahmias JT, Young DA. Advanced Trauma Life Support® update 2019: management and applications for adults and special populations. *Anesthesiol Clin.* 2019;37(1):13–32.

33. Pompeo E, Tacconi F, Mineo D, Mineo TC. The role of awake video-assisted thoracoscopic surgery in spontaneous pneumothorax. *J Thorac Cardiovasc Surg.* 2007;133(3):786–790.

34. Pompeo E, Dauri M; Awake Thoracic Surgery Research Group. Is there any benefit in using awake anesthesia with thoracic epidural in thoracoscopic talc pleurodesis? *J Thorac Cardiovasc Surg.* 2013;146(2):495–497.e1.

35. Al-Abdullatief M, Wahood A, Al-Shirawi N, et al. Awake anaesthesia for major thoracic surgical procedures: an observational study. *Eur J Cardiothorac Surg.* 2007;32(2):346–350.

36. Atici S, Akoz K. Transient cough attacks after right stellate ganglion block. *Reg Anesth Pain Med.* 2010;35(3):318–319.

37. Caronia FP, Loizzi D, Nicolosi T, Castorina S, Fiorelli A. Tubeless tracheal resection and reconstruction for management of benign stenosis. *Head Neck.* 2017;39(12):e114–e117.

38. Joshi GP, Bonnet F, Shah R, et al. A systematic review of randomized trials evaluating regional techniques for postthoracotomy analgesia. *Anesth Analg.* 2008;107(3):1026–1040.

39. Forero M, Rajarathinam M, Adhikary S, Chin KJ. Erector spinae plane (ESP) block in the management of post thoracotomy pain syndrome: a case series. *Scand J Pain.* 2017;17:325–329.

40. Teeter EG, Kolarczyk LM, Popescu WM. Examination of the enhanced recovery guidelines in thoracic surgery. *Curr Opin Anaesthesiol.* 2019;32(1):10–16.

41. Horlocker TT, Vandermeuelen E, Kopp SL, Gogarten W, Leffert LR, Benzon HT. Regional Anesthesia in the Patient Receiving Antithrombotic or Thrombolytic Therapy: American Society of Regional Anesthesia and Pain Medicine Evidence-Based Guidelines (Fourth Edition). *Reg Anesth Pain Med.* 2018;43(3):263–309.

42. Rahman NM, Pepperell J, Rehal S, et al. Effect of opioids vs NSAIDs and larger vs smaller chest tube size on pain control and pleurodesis efficacy among patients with malignant pleural effusion: the TIME1 randomized clinical trial. *JAMA.* 2015;314(24):2641–2653.

第14章

外科气道管理

Zipei Feng，Mengjie Wu，Melissa Nikolaidis，Yi Deng

赵亚杰 译 | 闫 琦 张国华 审校

简介

气道手术一般可分为内镜手术和开放手术两类。它可用于解决喉部的各种疾病，如狭窄、肿瘤、构音障碍等，可在计划或紧急情况下建立声门下气道。本章将讨论小儿和成人患者外科气道管理方法。

解剖学

全面了解喉部解剖对于安全有效地进行气道手术至关重要。喉从头侧到尾侧由 4 个可触及的标志物组成：舌骨、甲状软骨、环状软骨和胸骨切迹（图14.1）。舌骨是下颌骨下方可触及的骨性突起。其位置可影响咽部气道的开放，并可能参与导致阻塞性睡眠呼吸暂停的发生。甲状软骨由两个宽大的软骨板组

成，前上融合成喉结。甲状软骨下方是环状软骨。它是唯一完整的软骨环，通常代表气道最狭窄的部分，尤其是在儿童中。它作为肌肉、软骨和韧带的附着，用于发声和气道开放。在插管过程中可以压迫环状软骨，使喉部向后移位，以改善插管视野，并关闭食管开口，这可能会减少快速顺序诱导插管（称为 Sellick 手法）期间的反流。

对于颈部较瘦的患者，可以在甲状腺和环状软骨之间触诊到环甲韧带。该韧带的中间部分由连接甲状软骨前下部和环状软骨前上部的纤维结缔组织构成，而外侧部分从环状软骨上外侧缘延伸，终止为声带韧带。

在气道手术中最容易触及的标志是胸骨切迹，它是颈段气管的下界。

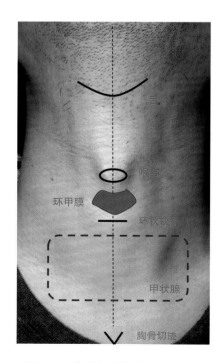

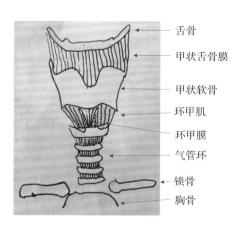

舌骨
甲状舌骨膜
甲状软骨
环甲肌
环甲膜
气管环
锁骨
胸骨

● **图 14.1** 体表解剖标志

手术

以下概述了用于计划或紧急气道管理的常见方法。

直接喉镜、支气管镜检查

适应证

常见于儿童及成人气道相关操作，可用于诊断、活检、气道异物取出、气道扩张、支架置入，或阻塞性睡眠呼吸暂停的诊疗。

仪器

组装时，需要使用硬性喉镜。对于小儿患者，可选择 Parson、Phillips 或 Miller 喉镜进行初步检查。与 Miller 喉镜相比，Phillips 喉镜的尖端更圆，在会厌谷和会厌下均可推进。

在极少数情况下，如 Pierre Robin 综合征等导致视野不佳时，可以使用 Hollinger 前联合镜改善视野。对于成人，可使用 Lindholm、Dedo 或 Miller 喉镜进行初步检查。如果视野不佳，可使用 Hollinger 喉镜或前支架喉镜。装置中还应包括带摄像机的硬性镜管（图 14.2）、悬挂设备和支气管镜。如果预计为困难气道，应设置 4.0 或 4.5 小儿硬性支气管镜（图 14.3）。4.5 硬性支气管镜可通过 6.0 气管插管，通过塞丁格方法建立气道，尤其是在有明显舌后坠的情况下。手术器械，如直视光学钳、内镜剪、激光和球囊，可根据需要设置。

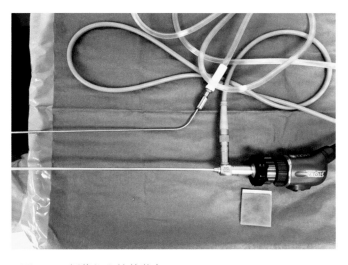

● 图 14.2　摄像机和镜管装备

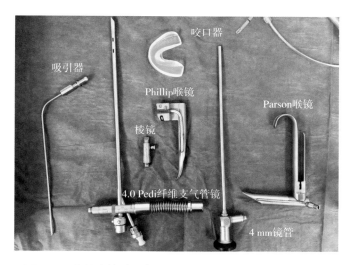

● 图 14.3　直接喉镜检查仪器

通气注意事项

麻醉诱导前，应与外科医生讨论通气方法。对于内镜气道手术，尤其是小儿气道手术，保留自主呼吸是首选方法。成人可以考虑使用喷射通气；但在小儿患者中，喷射通气与气胸的高发病率有关。若存在气管插管或纤维支气管镜，可暂停通气进行气道操作，或使用小号气管插管进行声门上手术，可以在手术过程中维持氧合。经鼻高流量氧疗（STRIVE Hi）可用于特定的患者，无需重复气管插管和拔管，便可维持氧饱和度。保留自主呼吸的静脉麻醉配合 STRIVE Hi 是一种相对较新的无管化气道管理技术，在气道手术中使用经鼻高流量进行预充氧，并随着麻醉深度的加深而增加到 70 LPM。STRIVE Hi 适用于气道通畅患者，可降低气压伤风险（与喷射通气相比）和气道着火风险，促进呼吸力学，同时提供与传统吸入诱导相同或更好的氧合和通气。这种方法尤其适用于预期插管或通气困难的患者（如喉气管狭窄、肥胖、慢性阻塞性肺疾病、妊娠）。对于无法维持自主呼吸的患者，经鼻湿化快速通气交换技术（THRIVE）是一种改进。这是一种新颖的先进氧合技术，同时通过降低气道压力，产生气道正压，冲刷解剖无效腔内气体以减少高碳酸血症，允许被动氧合进行气体交换来维持氧合、延长呼吸暂停时间。

THRIVE 在下咽喉气道手术中成功地延长了呼吸暂停时间，方法是以 70 LPM 的速度经鼻高流量湿化氧合，偶尔进行抬下颌以维持上呼吸道通畅。这种方法也可用于需要紧急外科气道的患者，以防止"无法插管、无法通气"的情况。

操作细节

1. 患者于仰卧位进行麻醉诱导。

2. 放置咬口器，直接喉镜下观察喉部。

3. 向声门喷洒 2% 利多卡因。在小儿患者，利多卡因毒性剂量应提前计算，最多可给予 4 mg/kg 利多卡因。

4. 再次面罩通气，然后进行直接喉镜检查。使用硬性镜管观察声门上、声门、声门下、气管、隆突和主支气管结构。拍照记录。

5. 进行相应气道操作，包括去除声门上、声门或声门下的病变，以及扩张气道。根据通气技术的不同，可以使用支气管镜、气管插管或喷射通气来维持氧合。如果使用激光，应在手术开始前考虑激光安全预防措施。这些措施包括抗激光带充水气囊的气管插管、患者和医师的眼部及面部防护以及低 FiO_2 浓度。

环甲膜切开术

适应证和禁忌证

对于因创伤、水肿、出血、辐射或解剖限制而无法插管的患者，应在紧急情况下进行环甲膜切开术，以建立外科气道。绝对禁忌证包括已知的气管狭窄或气管不连续。相对禁忌证包括无法识别体表标志、肥胖、颈部创伤、凝血障碍患者和喉癌患者。

仪器

可使用环甲膜切开套件。紧急情况下，可使用15 或 11 号刀片、钝性解剖器械，如蚊式钳、小号气管导管（通常为 6.0）和吸引器来建立气道。其他设备包括气管扩张器、环状软骨拉钩、丝线。

通气注意事项

尽量保留自主通气。应保持适当的面罩加压给氧技术，以避免紧急建立气道。如果可能，应尝试使用喉罩。如果患者可面罩通气或可通过喉罩（LMA）进行通气，则考虑进行常规气管切开术。

操作细节

1. 患者仰卧，垫肩枕，头后仰。

2. 触诊和标记体表标志（图 14.1）。

3. 如果时间允许，做好消毒铺巾准备。

4. 用 1% 利多卡因和 1∶100 000 肾上腺素混合液浸润环状软骨和甲状软骨之间的区域，以减少出血。

5. 在甲状软骨与环状软骨之间，环甲膜下缘作横向切口。

6. 如体表标志不易触及，作垂直正中切口，用手指剥离，直至能摸到环状软骨和甲状软骨，再在环甲膜下方两软骨之间作横向切口。

7. 一旦进入气道，使用蚊式钳等钝器扩张气道，抽吸术野内的血液。

8. 将气管套管或小号气管导管置入气道，确认通气，并用 2-0 丝线固定于皮肤。

9. 尽管一些文献表明，环甲膜切开术后的患者可以安全地拔管，并长期随访恢复良好，但关于患者是否应转为正式气管切开术的研究有限。这应根据具体情况进行评估，如果在紧急环甲膜切开术期间担心气道损伤，无论是否转为正式气管造口术，应尽快将患者送到手术室进行二次检查。

备注

1. 在紧急情况下，也可通过塞丁格法进行经皮环甲膜穿刺术。有关套件和操作步骤的详细信息，请参见各套件说明。总体而言，解剖学方面的考虑是相似的。若患者有广泛放疗史，经皮方法不可取，因为扩张可能非常困难，并且出现假性通道的可能性较高。

2. 在手术过程中，用一只手稳定喉部非常重要，尤其是对于颈部较粗的患者。操作过程中时刻检查体表标志，确保穿刺入口位置正确。

3. 如果时间允许，使用含肾上腺素的局麻药进行局部浸润可以收缩血管以改善术野。吸引器可改善术野清晰度，帮助钝性分离。

气管切开术

适应证和禁忌证

择期气管切开术通常适用于：①长时间插管，通常超过 1 周；②由于神经或呼吸系统受损而无法拔管。与气管插管相比，气管切开术可降低镇静需求，改善肺部卫生，促进康复。报告显示早期气管切开术可缩短重症监护室的住院时间。气管切开术也可以分为择期或急诊手术，因出血、肿块或创伤而无法插管的急性呼吸衰竭患者可行急诊气管切开术。相对禁忌证包括抗凝治疗、呼吸参数条件较高、血流动力学不稳定、甲状腺肿或颈部活动度差。

仪器

可用标准气管切开术套件（图 14.4）。在紧急情况下，要求与环甲膜切开术相似。可使用 15 或 11 号刀片、钝性解剖器械（如蚊式钳）、小号气管导管（通常为 6.0）和吸引器建立气道。

通气注意事项

尽可能保持自主通气。对于声门上肿物患者，应在局麻下进行清醒气管切开术。在紧急情况下，正确的面罩通气或放置 LMA 对于争取时间进行紧急气管切开术非常重要，而不是危急气管切开（劈开）术。

操作细节

对于择期气管切开术：

1. 患者取仰卧位，对患者进行预氧合，放置肩垫，伸展颈部。
2. 触诊和标记体表标志（图 14.1）。
3. 消毒铺巾。
4. 在环状软骨下方约一横指处标记一条 3 cm 的切口线，下至胸骨切迹上两横指处。在短颈患者中，可能需要将切口移至环状软骨下缘正下方。
5. 用含 1 : 100 000 肾上腺素的 1% 利多卡因浸润该区域。
6. 用手术刀做横向切口（图 14.5A）。
7. 使用电刀控制出血并分离颈阔肌（图 14.5A）。
8. 用手指在上方和下方钝性分离形成小的颈阔肌下

皮瓣。注意不要将颈阔肌下皮瓣向下延伸太远，因为这可能会增加气管造口换管过程中出现假通道的可能性。

9. 触诊气道，使用电刀沿中线进行分离，并使用血管钳钝性分离（图 14.5B）。
10. 逐层分离舌骨下肌群，并将甲状腺拉钩置于舌骨下肌群下方，直至到达甲状腺（图 14.5C）。
11. 触诊环状软骨，使用电刀在环状软骨上缓慢剥离，直至到达气管前筋膜。在此过程中，将吸入的氧气降至 40% 或更低，并注意不要将电刀意外进入气道。
12. 使用蚊式钳（止血钳类型）沿气管前筋膜剥离，用电灼法边缓慢离断甲状腺峡部边止血。
13. 使用电刀从气管外侧提起甲状腺峡部。请勿抬高超过气管前 180°，以免损伤喉返神经。
14. 甲状腺峡部回缩后，气道现在处于清晰可见状态（图 14.5D）。确认止血。使用电刀对第一和第二个气管环之间的间隙进行标记。此时，可将患者恢复为 100% FiO_2。
15. 确认所有设备已准备就绪并经过适当测试。包括 15 号刀片、蚊式钳、组织剪、2-0 丝线、气管扩张器和气管套管（检查气囊功能，插入管芯）。
16. 将缝合线穿过皮肤，稍微弯曲针头。缝合，确保针位于针持。
17. 气囊放气，气管导管尽可能深入气管内，然后重新给气囊充气。
18. 第一和第二个气管环之间用 15 号刀片做切口；注意不要损坏气管套管的气囊（图 14.5D）。一旦进入气道，用蚊式钳进一步扩大开口。

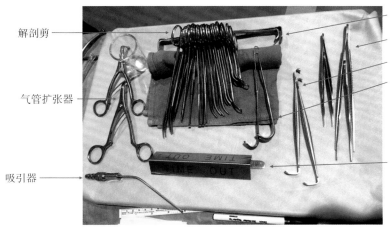

解剖剪　气管扩张器　吸引器　甲状腺拉钩　平镊　"S"拉钩　环状软骨拉钩　手术刀

● 图 14.4　标准气管切开术套件

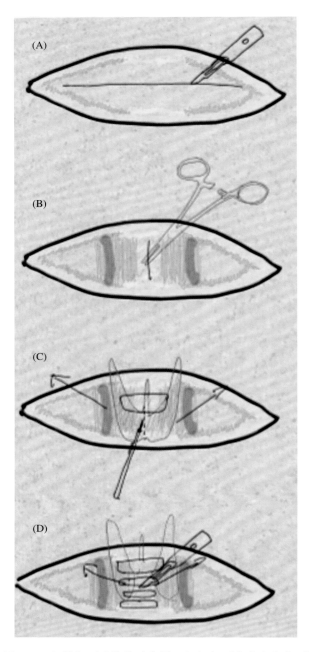

● **图 14.5** 气管切开术简单示意图。（A）切开表皮和真皮（黑色）、皮下组织（黄色）、颈阔肌（红色）；（B）于气道中线切开，并用蚊式钳分离。注意避免损伤颈前静脉；（C）将舌骨下肌群从侧面牵拉，直到看到甲状腺。Bovie 电刀离断甲状腺峡部；（D）一旦甲状腺峡部离断并向外侧牵开，即可见气管环。在第一和第二气管环之间做切口

19. 用组织剪做侧切口或做 Bjork 瓣。用气管扩张器扩张，并将缝合线穿过下环。
20. 断开回路，气囊放气，缓慢撤出气管导管，直到尖端刚好高于气管切口。
21. 抽吸气管中的血液，经气切口放置气切套管，确认通气。
22. 系好固定缝线，并用 2-0 丝线和气管套管带子结扎固定气切套管。

紧急气管切开术：
1. 患者仰卧位，放置肩垫。
2. 触诊体表标记。
3. 如果时间允许，用局部麻醉浸润环状软骨下方区域。
4. 用一只手稳定喉部，沿气道做垂直正中切口。
5. 触诊气道并用手指钝性分离；使用吸引器帮助改善术野。
6. 在气道上做一个垂直切口。吸引并观察气道开口。
7. 将气管套管置入气道，并用缝线固定。
8. 尽快将患者送入手术室进行气管切开修整术。

备注

1. 环状软骨高、甲状腺大的患者，切口可在胸骨切迹上方两横指处，避免损伤甲状腺峡部。
2. 在择期气管切开术中，应触诊高骑跨的无名动脉，避免意外损伤。
3. 在进行气管切开术的过程中，一定要注意气道吸引。
4. 对于凝血障碍患者，使用双极电刀可能有用，手术结束时可使用局部止血药进行止血。

小结

气道的外科干预在治疗影响发声和呼吸相关疾病，以及在呼吸窘迫或呼吸衰竭患者中建立安全气道方面非常重要。合适的无创气道管理，如自主呼吸、面罩给氧、放置 LMA 和视频辅助插管技术通常可以避免紧急气道手术。但是，在需要紧急气道手术的情况下，正确识别解剖标志可以提高安全性、有效性并降低并发症发生率。对于涉及使用套件的手术，重要的是要熟悉器械并提前练习，才能在真正的气道紧急情况下提高效率和安全性。

扩展阅读

Arkin N. Surviving and THRIVE-ing the difficult airway: gaining calm, control, and time during an emergent tracheostomy. *J Head Neck Anesth*. 2017;2(2):23–28.

Booth AQ, Vidhani K. The SponTaneous Respiration using IntraVEnouse anesthesia and High flow nasal oxygen (STRIVE Hi) approach to endoscopic airway surgery. *J Head Neck Anesth*. 2017;2(2):11–18.

Booth AWG, Vidhani K, Lee PK, Thomsett C-M. Spontaneous Respiration Using Intravenous Anaesthesia and Hi-Flow Nasal Oxygen (Strive Hi) maintains oxygenation and airway patency during management of the obstructed airway: an observational study. *Br J Anaesth* 2017;118(3):444–451.

Cheung NH, Napolitano LM. Tracheostomy: epidemiology, indications, timing, technique, and outcomes. *Respir Care*. 2014;59(6):895–919.

Cortinez LI, De la Fuente N, Eleveld DJ. Performance of propofol target-controlled infusion models in the obese: pharmacokinetic and pharmacodynamic analysis. *Anesth Analg*. 2014;119(2):302–310.

Gibbs MA, Mick NW (2013). Surgical airway. In: Hagberg CA, ed. *Benumof and Hagberg's Airway Management*. 3rd ed. Philadelphia, PA: Elsevier/Saunders, 2013: 640–656.e2. doi:10.1016/b978-1-4377-2764-7.00031-2

Graham DB, Eastman AL, Aldy KN, Carroll EA, Minei JP, Brakenridge SC, Phelan HA. Outcomes and long term follow-up after emergent cricothyroidotomy: is routine conversion to tracheostomy necessary? *Am Surg*. 2011;77(12):1707–1711.

Koji H, Masaji N, Moritoki E, Jean-Louis V. Timing of tracheotomy in ICU patients: a systematic review of randomized controlled trials. *Crit Care*. 2015;19:424. doi:10.1186/s13054-015-1138-8

Koufman JA, Fortson JK, Strong MS. Predictive factors of cricoid ring size in adults in relation to acquired subglottic stenosis. *Otolaryngol Head Neck Surg*. 1983;91:177–182.

Patel A, Nouraei SA. Transnasal humidified rapid-insufflation ventilatory exchange (Thrive): a physiological method of increasing apnoea time in patients with difficult airways. *Anaesthesia*. 2015;70(3):323–329.

Thurairatnam R, Arora A, Mir F. Use of THRIVE to maintain oxygenation during the management of an anticipated difficult airway and emergency tracheostomy. *J Head Neck Anesth*. 2017;2(2):19–22.

第15章

支气管胸膜瘘

Jose C. Humanez，Saurin Shah，Thimothy Graham，Kishan Patel，Paul Mongan

李清月 译｜闫 琦 倪 诚 审校

简介

支气管胸膜瘘（bronchopleural fistula，BPF）是支气管树和胸膜腔之间的瘘管[1]。BPF 是肺部疾病或手术并发症之一，相对罕见但较为严重。据报道，非手术病因的 BPF 发生率仅 1%，肺部手术后的 BPF 发生率高达 30%。最常见的原因是肺切除术后并发症，其次是慢性坏死性肺炎、放疗、囊肿/肺大疱破裂和外伤[2]。据报道，全肺切除术后 BPF 发生率为 4.5% ～ 20%，肺叶切除术后发生率为 0.5% ～ 1%，右侧肺叶切除术后为著[2]。BPF 的发病率和死亡率很高，相关报告表明，不论病因如何，BPF 死亡率均高达 70%[3,4]。因此必须识别高危患者并采取预防措施。一旦发生 BPF，早期识别和治疗至关重要[2]。

病因

BPF 的病因多种多样，手术所致 BPF 的发病率最高，预后最差。框 15.1 列出了 BPF 最常见的术后和非术后原因。

BPF 最常见于支气管/手术残端未能愈合的情况。未能愈合的原因可能是初始闭合不当、血管功能不全、手术部位感染或残留恶性肿瘤，或术后呼吸机支持时间过长。坏死性肺炎、肺部恶性肿瘤、钝性/穿透性创伤或微创操作（胸管放置、胸腔穿刺术和放射治疗）等非手术原因所致 BPF 较少见。发病率和严重程度受多因素影响；糖尿病、肝硬化和长期激素治疗等因素会导致发生 BPF 的风险更高。

临床表现

临床表现多变，可分为急性、亚急性和慢性。急性 BPF 通常是由于残端吻合不充分或破裂所致的术后并发症。亚急性和慢性 BPF 通常继发于非手术病因，如感染。就诊时机、症状严重程度和潜在病因对于确定最佳治疗方案很重要。

框 15.1　支气管胸膜瘘的分类

术后原因
　与切除相关
　　恶性肿瘤
　　创伤
　　感染（如肺大疱切除、肺结核、脓肿、真菌球）
　与胸膜实质疾病相关
　　肺气肿
　　胸外伤
　　其他感染（如卡氏肺孢子菌、肝脓肿进入胸部）
　其他
　　气管或食管穿孔修复
　　胃食管反流病
　　Boerhaave 综合征
非术后原因
　有创操作后（如置线、胸膜活检、支气管镜检查、肺活检）
　特发性
　感染
　持续性自发性气胸
　胸外伤
　与放化疗有关的坏死性肺病
　急性呼吸窘迫综合征

改编自：Lois M，Noppen M. Bronchopleural fistulas：an overview of the problem with special focus on endoscopic management. *Chest*. 2005；128（6）：3955-3965.

急性 BPF 通常在术后最初几天出现，其特点是突然出现以下症状：①呼吸困难；②低血压；③皮下气肿；④脓痰；⑤气管/纵隔移位；⑥持续漏气；⑦胸腔积液消失。急性 BPF 可能会危及生命，需要立即干预。亚急性和慢性 BPF 可能会在数天至数周内出现，临床症状多样，包括但不限于：①不适；②发烧；③轻微咳痰；④呼吸困难。因 BPF 死亡率

较高，无论症状严重程度如何，BPF 都需要早期诊断和及时治疗。

诊断

单从典型临床表现即可怀疑 BPF[3]。明确诊断需要结合适当的实验室检查、影像学检查。BPF 患者可能会表现为白细胞计数升高、动脉血气异常。平片检查结果，如①胸膜内空间增加；②新发气液平面或原平面增加；③张力性气胸；④胸腔积液下降或消失（在没有胸管的情况下），结合症状可能提示 BPF。计算机断层扫描（CT）可显示气胸和（或）纵隔气肿以及原有病灶（图 15.1）；通过计算机断层扫描和其他射线照相方式很难直接看到瘘管。

通过支气管镜在疑似 BPF 部位选择性注射亚甲蓝并进行胸管引流也有助于识别和定位 BPF。当支气管造影不能提供明确诊断时，支气管镜下球囊封堵术可用于目标气道以减少漏气，并帮助定位 BPF。此外，通过支气管镜使用二氧化碳监测可帮助定位 BPF。

支气管镜检查以外的其他技术也可用于确认 BPF 的诊断或定位。通气闪烁显像利用放射性气体来辅助诊断，然而，该测试需要患者合作，又费时，并且与支气管镜检查和（或）诊断性外科手术相比没有明显的诊断优势。

支气管胸膜瘘的处理

关于 BPF 患者的最佳治疗尚无共识。对于术后 BFP，最好的管理方法是在肺切除时进行预防，避免中断支气管血供、粗暴处理支气管黏膜、缝合张力过大、使用类固醇[4]。BPF 治疗包括外科手术、药物治疗、支气管镜检查，结合使用不同生物胶、线圈和密封剂等一系列措施。初始非手术治疗的重点是通过最小化气道平均压并放置胸引管，降低气道和胸膜腔之间的压力梯度[2]。Cooper 和 Miller 描述了 BPF 患者的评估和管理。它包括出现危及生命时的初步治疗（表 15.1）[5]。肺切除术后小的（< 3 ~ 5 mm）漏气可以保守治疗，尝试引流、抗生素、持续监测甚至支气管镜检查（应用密封剂）。主支气管残端开裂需要立即重新缝合和加固。防止剩余肺组织污染、呼吸支持、早期诊断性支气管镜检查、尽量减少瘘管张力和通过的气流量是治疗的基本原则。肺切除术后延迟的 BPF 通常与脓胸有关。此类患者多有潜在疾病，较为虚弱，因此积极治疗导致 BPF 的潜在疾病非常重要。脓胸必须采用闭式引流和（或）外科开放引流。需要通过肠内或肠外途径给予适当的营养。治疗慢性 BPF 需要积极控制感染并充分引流，用血管化组织闭合瘘管，并在感染得到良好控制后关闭胸腔。

胸腔引流管

目的是引流胸腔，在肺叶切除术后 BPF 的情况下，可促进同侧肺的肺复张。

在 BPF 患者中使用胸引管风险、获益并存。框 15.2 描述了 BPF 患者放置胸引管后的相关并发症。

适应证包括大流量 BPF、气胸和脓胸引流。此外，对于机械通气患者，胸引管可通过在呼气阶段增加胸膜内正压来减少呼气期间的漏气 [从而保持呼气末正压（PEEP）]。胸引管还可以通过在吸气阶段阻塞 BPF 来减少吸气期间的 BPF 流量[6]。胸引管的直径应足以排出漏气，应可置入硬化剂促进胸膜固定（滑石粉、博来霉素）。

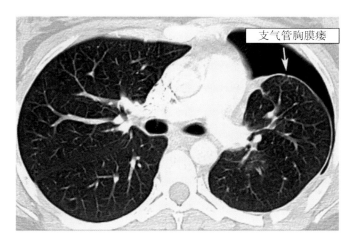

● 图 15.1　左下肺叶切除术后 2 周，计算机断层扫描识别患者的外周支气管胸膜瘘（BPF）。纤维支气管镜检查可通过多种办法识别或定位 BPF。支气管灌洗液中连续气泡的存在可提示存在 BPF 并有助于定位

引自 Truong A, Truong D-T, Thakar D, Riedel B. Bronchopleural fistula: anesthetic management. In: Barbeito A, Shaw AD, Grichnik K, eds. Thoracic Anesthesia. New York, NY: McGraw-Hill Medical. https://doctorlib.info/anesthesiology/thoracic/19.html

a 见 Sarkar P, Chandak T, Shah R, Talwar A. Diagnosis and management bronchopleural fistula. Indian J Chest Dis Allied Sci. 2010；52（2）：97-104.

表 15.1	危及生命的情况和处理建议
情况	治疗
张力性气胸	紧急胸腔引流
肺部出血	保持气道通畅
	患侧肺朝下行体位引流
支气管残端破裂	立即重新缝合和加固
脓胸	引流
	适当的抗生素治疗

表 15.2	胸引管对支气管胸膜瘘患者的危害
机械通气患者潮气量减少	
气体交换异常	
需要呼吸支持	
由于胸引管负压，可能会增加通过瘘管的流量	
干扰胸腔闭合和愈合	
置管部位和胸腔感染倾向	

肺切除术后早期患者禁用吸引，重者可致纵隔移位、血流动力学不稳定，甚至心脏疝（右肺切除术后伴心包缺损）。

机械通气

部分 BPF 患者可能需要机械通气。对于术后患者、慢性阻塞性肺疾病、急性呼吸窘迫综合征患者，机械通气是发生 BPF 的独立危险因素。通过 BPF 逸出的空气不仅延迟了瘘管的愈合，而且因其所在区域阻力低，导致潮气量显著减少，影响分钟通气量和氧合。为了减少瘘管流量和潮气量损失，需要降低气道压力、促进 BPF 愈合等治疗。这些治疗包括限制通气期间使用的 PEEP、限制有效潮气量、缩短吸气时间、降低呼吸频率 [7,8]。其他治疗包括健侧肺隔离，使用双腔支气管导管，实施单肺通气，实施独立肺通气（使用两个呼吸机），调整患者体位等 [7-10]。高频通气也可用于传统机械通气难以处理的大量漏气患者 [11]。

手术

据报道，BPF 手术闭合的成功率为 80%~95% [2,7]，成功率与开胸手术风险相关。闭合手术包括慢性开放引流、直接残端闭合并用肋间肌加固、网膜瓣、经胸骨支气管闭合、胸廓成形术（伴或不伴胸外胸壁肌肉转位）。视频辅助胸腔镜也可用于治疗 BPF。建议对复杂的 BPF 进行分阶段关闭。在第一阶段，患者接受 Eloesser 或 Clagett 手术进行胸腔引流，同时进行肌瓣手术；一旦病情改善，二期手术使用网膜瓣进行胸腔封闭。肺叶切除和袖状切除术后 BPF 的患者，需额外覆盖带血管皮瓣（图 15.2）[5]。如果患者功能状态不佳，则需要支气管镜检查。

支气管镜检查

支气管镜检查通常是 BPF 手术治疗的第一步。通过支气管镜可以直接观察到与全肺切除术或肺叶切除术相关的 BPF，而远端 BPF 需要使用球囊系统地阻塞段支气管以定位通向瘘管的部分（图 15.3）[2]。要通过支气管镜技术成功处理 BPF，瘘管必须直接可视，并能证明闭塞显著减少或阻止了空气泄漏。可通过支气管镜使用密封剂，该法对大多数外周泄漏或肺泡泄漏有效，对于大气道泄露无效。此外，这为那些不能耐受大型胸科手术的患者提供了一种替代方案。一旦定好位，可以尝试在瘘管处应用密封剂。密封剂可选乙醇硝酸银、氰基丙烯酸酯化合物、线圈、铅塞、气球、纤维蛋白或组织胶、抗生素、凝胶泡沫、

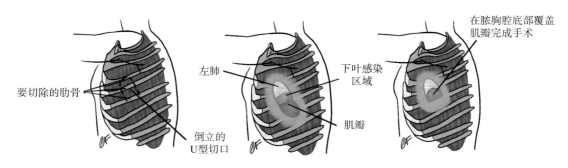

● **图 15.2** Clagett 手术，用于治疗肺切除术后脓胸。这是一个二期手术，需要开放胸膜引流来控制脓腔及关闭 BPF，然后用抗生素封闭胸膜腔

来源：Pairolero PC，Arnold PG，Bronchopleural fistula：treatment by transposition of pectoralis major muscle. *J Thorac Cardiovasc Surg*. 1980；79；142-145.

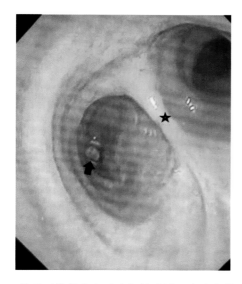

● 图 15.3　外观正常的左上叶支气管残端，在支气管冲洗时显示连续气泡，怀疑支气管胸膜瘘

引自 Puskas J，Mathisen D，Grillo H，et al. Treatment strategies for bronchopleural fistula. *J Thorac Cardiovasc Surg*. 1995；109（5）：989-995.

碱性蛋白和自体血补片。表 15.2 介绍了支气管镜治疗 BFP 的密封剂选择。

麻醉注意事项和管理

　　肺切除术后 BPF 通常与脓胸有关，多需胸部开窗（Clagett vs. Eloesser 手术）来清创并促进肉芽组织生长。在此阶段，用抗生素溶液冲洗胸腔后，将抗生素溶液填满整个胸腔。

　　在此期，主要麻醉管理目标是避免污染健肺。可通过双腔支气管导管或支气管内插管进行肺隔离。肺隔离和气管插管应在直接纤维支气管镜引导下进行，以准确定位并防止进一步损伤支气管残端。如前所述，未能正确进行肺隔离可导致脓性物质溢出至健肺，导致通气困难和其他并发症。

　　可在做好气道局部麻醉（有或没有镇静）的基础上进行纤维支气管镜引导清醒气管插管，或者在麻醉但保留自主呼吸的情况下（避免正压通气）实施气管插管。也可使用支气管封堵器，但要求 BPF 的位置距离隆突足够远。

　　气管插管成功后，使用保护性单肺通气技术进行通气（参见之前关于机械通气的讨论）。应经常从气管腔吸引脓性物质，手术结束时应在支气管气囊放气之前进行吸引。患者通常在手术结束时拔管以避免残端正压。

表 15.2	支气管镜治疗 BPF 中使用的密封剂
密封胶	**评价**
聚乙二醇：FocalSeal-L（focal；lexington，MA）	水溶性聚乙二醇基凝胶作为聚合物和密封剂，由氙灯 440 ~ 550 nm 光谱激活
乙醇	Takaoka 等建议将无水乙醇直接注射到瘘管的黏膜下层，作为术后直径 3 mm 中央型 BPF 患者的一线治疗
铅粒	最早使用的密封胶之一
氰基丙烯酸酯胶	与纤维蛋白共同使用的最常见的密封剂。通过充当塞子进行封闭，然后通过诱导纤维化和黏膜增殖的炎症反应，永久封闭缺损 氰基丙烯酸酯胶在与体液或组织接触时聚合成固体材料
纤维蛋白胶	较小的术后 BPF 闭合可以通过选择性支气管造影，通过柔性纤维支气管镜放置纤维蛋白密封剂来完成 纤维蛋白在瘘管内形成凝块，封闭泄漏。纤维蛋白胶最终被重新吸收，防止排异反应
血补片	血补片原理同上
白蛋白 - 戊二醛组织黏合剂	手术期间使用的生物胶复合物（cryolife；kennesaw，GA） 其在密封肺裂伤和防止肺气肿肺缝合线或钉线漏气方面是安全有效的 通过硬性支气管镜在支气管内或在开胸手术期间封闭 BPF
纤维素	Surgicel（Ethicon；Piscataway，NJ）：它已成功用于 BPF 的治疗
凝胶泡沫	理论上存在可用性和被完全重新吸收的优势 切成小条，用生理盐水润湿，通过支气管镜的工作通道冲入患处（或通过硬镜直接滴入）
线圈	线圈可单独使用或与其他密封剂一起用于处理 BPF
球囊栓塞	检测漏气部位和放置密封剂物质
硝酸银	通过硬镜封闭残端泄漏
腓骨	与纤维蛋白胶一起用于封闭 BPF 将骨头塑造成瘘管形状，并在放入后喷洒纤维蛋白
支架	广泛用于治疗食管气道瘘，多见于恶性肿瘤，先天性或其他获得性疾病少见 适用于肺切除术后残端瘘的封闭和支气管成形术后的裂开 支架的目标是在气道中提供尽可能紧密的密封，以防止误吸和肺炎

[a] Takaoka K，Inoue S，Ohira S，Central bronchopleural fistulas closed by bronchoscopic injection of absolute ethanol，*Chest*. 2002；122（1）：374-378. doi：10.1378/chest.122.1.374.

其他术前注意事项包括：患者通常伴有脓毒症，一般状况差，需要抗生素治疗和静脉补液。患者可能还需要营养支持。如存在菌血症，禁止放置胸部硬膜外导管。

如前所述，BFP 的手术治疗需要分期进行。一期手术进行引流，当感染得到控制，则愈合开始，再采用肌瓣（背阔肌、前锯肌、胸大肌）、大网膜或胸廓成形术来封闭瘘口。此期麻醉考虑与开放引流相似，感染和交叉污染已经不是主要问题。

此期的通气目标是通过一种或多种技术最大限度地减少通过瘘管的气流，同时维持氧合。协调考虑通气策略与胸引管吸引可以改善通气，同时最大限度地减少瘘管气流[9]。此期可使用高频喷射通气，可在较低的气道峰值压力下进行充分的气体交换，以及改善残肺的肺复张，但该设备较为特殊、无法监测呼气末二氧化碳、存在气压伤的风险是其缺点[11]。

预后

肺部大手术后，BPF 的发生并不常见，研究报道约为 2.6% ~ 8%，但后果严重。一项研究表明，肺部大手术后发生 BPF 的患者死亡率为 40%。另一项研究表明，肺叶切除术或全肺切除术的全因死亡率达到 6.4%，而 BPF 占总死亡率的 54%[12]。

预防

研究发现，在单侧全肺切除术的情况下，右侧肺切除术是增加 BPF 的独立危险因素[12]。尽管大多数作者指出原因是多因素的，但解剖是其重要原因，与左侧相比，右侧支气管残端更多地暴露于胸膜腔，且此处缺乏纵隔软组织的自然缓冲。支气管残端的大小也是 BPF 形成的独立危险因素。其他风险因素包括术前化疗伴或不伴同步放疗。在更大规模的研究中，

BPF 的发展与肿瘤大小、转移性淋巴结肿大、淋巴结清扫范围、支气管残端残留恶性细胞和糖尿病之间没有统计学意义上的相关性[12,13]。

在肺叶切除术或全肺切除术中，应对吻合口压力进行测试。通过对受影响的支气管进行支气管导管并给予 30 cmH$_2$O 压力，当时出现的任何漏气都可以在手术室进行即时修复。在支气管初次闭合期间遗漏的小瘘管通常是在术后即刻通过发现胸引管持续漏气而识别的。延迟发现会导致胸腔污染、脓胸或败血症。

当决定尝试进行二次修复时，必须进行选择性支气管内插管，以便手术修复，防止液体从胸膜腔流入正常肺组织，放置气体通过瘘管进入胸膜腔或外部，如果胸膜腔缺乏外部引流或瘘管呈活瓣状，则可能发生张力性气胸。在手术过程中，通气时必须小心，因为单肺通气和手术体位构成了重大挑战。肺复张技术可用于预防肺不张，但单肺通气时应注意 PEEP 升高也可能影响氧合。

参考文献

1. Batihan G, Ceylan KC. Bronchopleural fistula: causes, diagnosis and management. In: Stojšić J, ed. *Diseases of Pleura*. London, UK: IntechOpen; 2020.
2. Lois M, Noppen M. Bronchopleural fistulas: an overview of the problem with special focus on endoscopic management. *Chest*. 2005;128(6):3955–3965.
3. Sarkar P, Chandak T, Shah R, Talwar A. Diagnosis and management bronchopleural fistula. *Indian J Chest Dis Allied Sci*. 2010;52(2):97–104.
4. Puskas J, Mathisen D, Grillo H, et al. Treatment strategies for bronchopleural fistula. *J Thorac Cardiovasc Surg*. 1995;109(5):989–995.
5. Cooper WA, Miller JI. Management of bronchopleural fistula after lobectomy. *Semin Thorac Cardiovasc Surg*. 2001;13:8–12.
6. Blanch PB, Koens JC Jr, Layon AJ. A new device that allows synchronous intermittent inspiratory chest tube occlusion with any mechanical ventilator. *Chest*. 1990;97:1426–1430.
7. Downs JB, Chapman RL. Treatment of bronchopleural fistulas during continuous positive pressure ventilation. *Chest*. 1976;69:363–366.
8. Zimmerman JE, Colgan DL, Mills M. Management of bronchopleural fistula complicating therapy with positive end expiratory pressure (PEEP). *Chest*. 1973;64:526–529.
9. Bauman MH, Sahn SA. Medical management and therapy of bronchopleural fistulas in the mechanically ventilated patient. *Chest*. 1990;97:721–728.
10. Carvalho P, Thompson WH, Riggs R, et al. Management of bronchopleural fistula with a variable-resistance valve and a single ventilator. *Chest*. 1997;111:1452–1454.
11. Shen NH, Lu FL, Wu HW, et al. Management of tension pneumatocele with high-frequency oscillatory ventilation. *Chest*. 2002;121:184.
12. Darling G, Abdurahman A, Qi-Long Yi, et al. Risk of a right pneumonectomy: role of bronchopleural fistula. *Ann Thorac Surg*. 2005;79:433–437.
13. Lawrence GH, Ristroph R, Wood J, Starr A. Methods for avoiding a dire surgical complication: bronchopleural fistula after pulmonary resection. *Am J Surg*. 1983;144:136–140.

第16章

食管切除术

Tiffany D. Perry, Tricia Desvarieux, Kevin Sidoran

李清月 译 | 闫 琦 倪 诚 审校

简介

选择性部分或全食管切除术是食管癌根治性或姑息性治疗的最常见办法（图 16.1）。因良性疾病切除食管并不常见。但是，对于多次尝试保守治疗均失败的食管疾病，可以考虑食管切除（图 16.2），如动力障碍、贲门失弛缓症或痉挛、硬皮病、伴有狭窄的顽固性胃食管反流病（gastroesophageal reflux disease，GERD）等[1]。在急性食管穿孔或严重腐蚀性损伤的情况下，可能需要紧急食管切除术。

食管涉及三个身体区域——颈部、胸部和腹部——且靠近重要脏器和血管，因此从手术和麻醉的角度来看都是挑战[2]。食管切除术的总体死亡率在过去 30 年中已下降至 8% ～ 11%，但并发症发生率仍高达 40% ～ 50%[3-5]。该手术一般包括切除食管（部分或全部）和部分胃以及淋巴结。常用胃代替

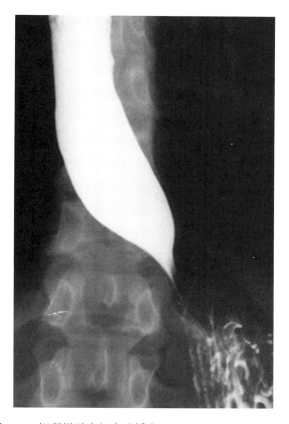

● **图 16.2** 钡餐提示贲门失弛缓症

引自 Khatri V. *Atlas of Advanced Operative Surgery.* Philadelphia，PA：Elsevier，2012.

食管，少数情况下，也可以使用结肠或空肠代替食管（图 16.3 和 16.4）[6]。食管切除术有多种术式，其术式取决于肿物病理特点、肿瘤位置、外科医生经验 / 偏好以及患者因素（既往手术史、年龄、肺功能）（图 16.5）[6]。

表 16.1 描述了常用术式[7]。Ivor Lewis 术是两切口手术，采用开腹手术和右开胸手术并进行胸段食管胃吻合术。经膈肌裂孔入路（Orringer）包括中线剖腹手术和左颈部切口以进行颈部食管胃吻合术（图 16.6）。三切口入路（McKeown）包括腹部切口、右侧开胸和颈部切口以进行颈部吻合术[8]。左胸腹入

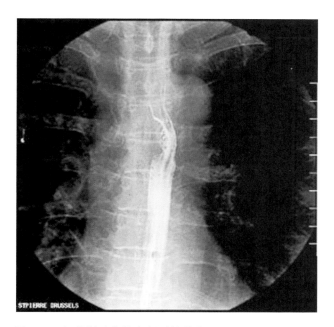

● **图 16.1** 钡餐提示食管中部恶性肿瘤

引自 Khatri V. *Atlas of Advanced Operative Surgery.* Philadelphia，PA：Elsevier，2012.

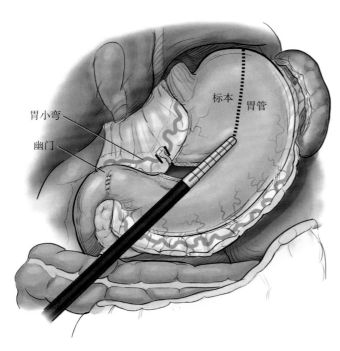

• **图 16.3**　分离标本和胃管准备

引自 Khatri V. *Atlas of Advanced Operative Surgery*. Philadelphia，PA：Elsevier，2012.

路不常用，它通过一个长切口提供充分术野暴露[[9]]。利用腹腔镜、胸腔镜和机器人辅助的微创技术越来越普遍[[6]]（图 16.7A 和 16.7B）。

术前评估和管理

　　应进行详细术前评估。食管切除术患者常有慢性阻塞性肺疾病、心血管疾病和胃肠道反流病等严重合

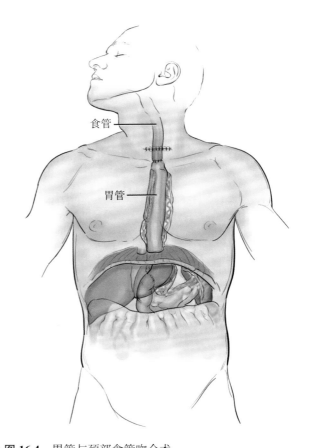

• **图 16.4**　胃管与颈部食管吻合术

引自 Khatri V. *Atlas of Advanced Operative Surgery*. Philadelphia，PA：Elsevier，2012.

并症，应进行行术前评估和优化[[10]]。此外，酗酒和吸烟是食管癌的常见危险因素，应考虑其潜在危害。应评估新辅助放疗和化疗可能引起的并发症，如肺纤维化、扩张型心肌病、血小板减少症和贫血[[11,12]]。

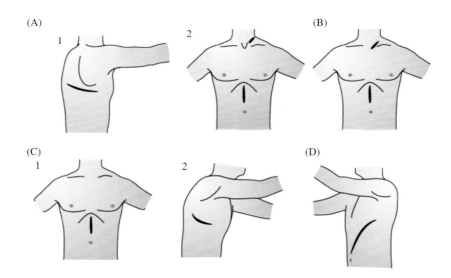

• **图 16.5**　食管切除术常用术式。（A）三切口（McKeown）；（B）经膈肌裂孔（Orringer）；（C）Ivor Lewis；（D）左胸腹切口

引自 Barbeito A.，Grichnik K.，Shaw AD. *Thoracic Anesthesia*. New York：McGraw-Hill Medical，2012.

表 16.1 食管切除术的手术技巧

术式	手术切口 / 体位	特殊注意事项
Ivor Lewis	手术切口：2 个 正中开腹，右侧开胸 体位：仰卧至左侧卧位	单肺通气 疼痛控制
经裂孔 （Orringer）	手术切口：2 个 正中开腹，左颈部切口 体位：仰卧	钝性胸腔内夹层 继发血流动力学 　不稳定 气管支气管树穿 　孔的可能性 左颈部无血管 　通路 疼痛控制
三切口 （McKeown）	手术切口：3 个 右开胸，正中开腹，左颈 　切口 体位：左侧卧位至仰卧位	单肺通气 左颈部无血管 　通路 疼痛控制
左胸腹	手术切口：1 个 左开胸，延伸至左上腹 外壁体位：右侧卧位	单肺通气 疼痛控制
微创［腹腔 镜、胸腔镜和 （或）机器人］	手术切口：多个 腹部小切口与右胸腔镜联 　合切口 手术结束时可能有左颈部 　切口 体位：仰卧，左侧卧位和 　（或）俯卧	单肺通气 手术时间延长的 　可能性

修改引自 Slinger P，Campos JH，Anesthesia for thoracic surgery，in Miller RD，Cohen NH，eds.，Miller's Anesthesia. Philadelphia，PA：Elsevier/Saunders；2015

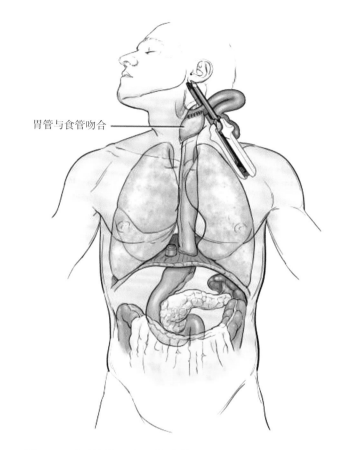

● **图 16.6** 左颈部切口与颈部食管胃吻合术

引自 Khatri V. *Atlas of Advanced Operative Surgery*. Philadelphia，PA：Elsevier，2012.

　　术前肺功能评估应考虑手术是否需要单肺通气（one-lung ventilation，OLV），并评估影响氧合、通气和撤离呼吸机的风险因素。术前心血管评估和管理可参考美国心脏病学会 / 美国心脏协会指南[13]。对于接受过术前放疗的患者，应仔细评估气道。重度 GERD 患者应考虑使用预防性药物增加胃 pH 和减少胃容量，例如 H_2 受体拮抗剂和质子泵抑制剂。最后，有必要平衡患者术前优化的益处与恶性肿瘤延迟切除的风险。

监测

　　使用标准的美国麻醉医师协会监测时，应仔细注意心电图 Ⅱ 和 V 5 导联的位置，在纵隔操作期间可能出现心律失常和缺血[14]。有创动脉血压监测适用于实时血流动力学监测以及 OLV 期间的动脉血气采样。有必要选择大口径静脉通路。对于外周静脉通路较差、需要血管升压药或正性肌力药物支持的患者，可以考虑留置中心静脉导管。如需颈部食管胃吻合术，则应将中心静脉导管放置在右侧。

诱导

　　在食管切除术患者的麻醉诱导过程中，最大限度地减少反流误吸风险至关重要。鉴于误吸风险增加，应在床头抬高的情况下进行快速诱导或清醒气管插管。根据术式和通气策略，应使用带气套囊的单腔气管导管或双腔支气管导管。

　　建立人工气道后，应放置鼻胃管（nasogastric，NG）进行胃肠减压。在手术过程中，NG 可为外科医生提供反馈，按需在手术的各个阶段撤回或推进。一旦 NG 处于其最终位置，应小心地将其固定到位，以避免脱管或移位。

通气

除经裂孔入路外，食管切除术的手术入路需要肺隔离和 OLV。OLV 多通过 DLT 和支气管封堵器实施。放置 DLT 能提供可靠的肺隔离，其管腔较大，便于吸引血液或分泌物。对于有困难气道或解剖异常的患者（如声门下狭窄、气管或主支气管受到外部压迫），放置 DLT 具有挑战性，支气管封堵器可能是首选。支气管封堵器的肺塌陷效果与 DLT 的效果相当，但需要更多时间定位，并且可能需要在整个手术过程中进行多次定位[15]。选择肺隔离技术时应考虑快速保护气道以降低反流误吸风险。

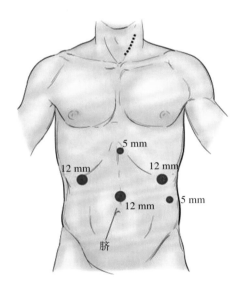

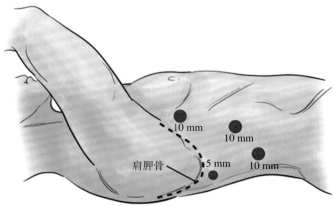

● **图 16.7** 微创食管切除术。（A）腹腔镜腹部手术阶段操作孔部位；（B）胸腔镜手术期间操作孔部位

引自 Khatri V. *Atlas of Advanced Operative Surgery*. Philadelphia，PA：Elsevier，2012.

食管切除术可致大量促炎反应，从而可能导致急性肺损伤。OLV 与炎性反应有关，应采用保护性通气策略。已证明采用 5 ml/kg 的潮气量和 5 cmH$_2$O 的呼气末正压进行单肺通气可降低 OLV 期间的炎性反应[5]。

疼痛管理

食管切除术后的疼痛处理具有挑战性，特别是对于涉及开胸和剖腹手术的术式。术后疼痛管理在促进康复、减少并发症和缩短住院时间方面起着至关重要的作用[16]。胸部硬膜外镇痛（thoracic epidural analgesia，TEA）一直是开放手术疼痛管理的金标准，大量证据支持其优于全身性阿片类药物[17,18]。TEA 已被证明可提供出色的镇痛效果，减少术后肺部并发症，减少开胸术后疼痛[19]。TEA 还与吻合口漏发生率降低有关，还可能发挥有利的免疫调节作用[20,21]。最近的研究表明，椎旁阻滞可提供与 TEA 相当的镇痛效果，副作用较少，且能减少术后肺部并发症[16,22,23]。对于需要行开腹食管切除术但存在椎管内阻滞禁忌或椎管内穿刺困难的患者，也可以考虑使用躯干阻滞（如腹横肌平面阻滞、腹直肌鞘阻滞）[24]。

液体管理

适当的液体管理是食管切除术中麻醉计划和管理的重要组成部分。必须考虑术前液体不足，特别是晚期食管疾病导致摄入不足的情况。手术方法和手术时间严重影响液体需求。理想的液体管理既要满足重要器官和吻合部位的灌注压和氧气输送，也要避免过多的液体积聚。多项研究表明，液体超负荷与伤口愈合延迟、肺水肿、急性肺损伤以及心功能受损有关[25,26]。限制性液体管理与早期成功拔管有关[5,27]。尽管缺乏容量限制的标准定义[28-31]，但目前大多数文献都建议采用限制性液体管理或目标导向液体管理策略。此外，体位变化、胸膜腔内压变化和 OLV 影响了一般用于目标导向治疗的数个参数的准确性和用途，例如每搏输出量变异度和脉压变异度[32,33]。需要进一步的研究来阐明最佳的液体治疗方案。

血管升压药的使用

考虑到血管收缩会导致吻合口缺血，在食管切除术中使用升压药需要注意[5,34,35]。但全身性低血压也会影响吻合口灌注[5,36]。如果排除了低血容量引起的低血压，最近的研究表明，血管升压药可以安全地用于改善胃组织灌注[5,36-38]。应注意完全避免使用血管升压药会导致体液过负荷，这也可能损害吻合口灌注。建议就术中血管升压药的使用与手术团队密切沟通。

术中并发症

低血压是食管切除术中的常见并发症，可由手术过程中对心脏和主要血管结构的压迫和操作、低血容量、使用椎管内镇痛药或心律失常引起[10,14]。多达65%的患者在食管切除术中可能发生心律失常，在经裂孔食管手术中尤为常见[2,39]。在食管切除术期间，低氧血症可能会带来额外的挑战，尤其是使用OLV的情况[10]。低氧血症的发生机制包括肺不张、OLV时的分流、手术创伤或肺水肿。食管切除术期间的大出血虽然不常见，但由于食管靠近主动脉、奇静脉和肺血管，因此可能会发生大出血[40]。对大血管的损伤，可能需要从微创手术转换为开放手术。气管损伤非常罕见（发生率为0.2%～2%）[14]，大多数损伤是小损伤。手术区域逸散的麻醉气体的气味可提示损伤，在极少数情况下，大的损伤可能会导致麻醉回路中的气道压和通气量下降。在气管损伤的情况下，气管插管需要在外科医生的指导下跨越气管损伤部位。对于较大的病变，可能需要通过右侧开胸进行手术修复。

急诊和重症监护病房转运

对于食管切除术患者，考虑到术后并发症，以及重新插管可能造成的吻合口创伤，不常规行早期拔管。但最近的数据提示，早期拔管是一种安全的做法，可以减少呼吸系统并发症并缩短重症监护病房的住院时间[41,42]。大多数食管切除术患者可以在手术后早期安全拔管，前提是他们的血流动力学和代谢稳定，肺功能令人满意，并且已经制定了适当的术后镇痛计划。拔管前，应吸引口咽和NG，并将床头抬高，以尽量减少误吸风险。对于手术后不能立即达到拔管标准的患者，如果使用DLT进行肺隔离，在大多数情况下应在离开手术室前更换为单腔气管插管。

术后并发症

食管切除术后常见的肺部并发症包括肺炎、急性呼吸窘迫综合征和肺栓塞。肺部并发症是接受该手术的患者术后死亡的最常见原因[5]。吞咽功能障碍和误吸是食管切除术后的早期并发症，可增加肺炎的风险[43]。肺炎是术后死亡的独立危险因素，在涉及开胸的手术中发生率最高[44]。

鉴于胸导管与食管非常接近，接受食管切除术的患者比其他胸科手术更频繁地发生乳糜漏（图16.8）。据估计，高达8%的食管切除术患者会发生乳糜漏，死亡率高达18%[45]（图16.9）。主要通过胸导管结扎术进行治疗。

吻合口漏和缺血是食管切除术后最可怕的并发症。据报道，颈部吻合口漏的发生率高达15%～37%[5]。虽然胸腔吻合口漏发生率较低，但与较高的致病率和死亡率相关。小的吻合口漏可能没有症状，但也可能表现为发热、白细胞增多、胸腔积液或败血症。缺血的严重程度各不相同，但全局缺血可能快速进展为感染性休克[46]。

据报道，高达25%的食管切除术患者术后发生心房颤动。心房颤动与肺部并发症和吻合口漏有关，

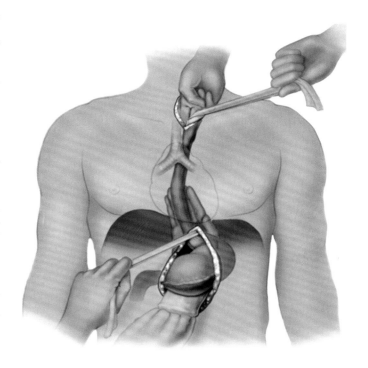

● 图16.8　经裂孔食管切除术中的食管位移情况

摘自 Stiles，B. Altorki，N. Traditional techniques of esophagectomy. Surg Clin N Am. 2012；92（5）：1249-1263；Orringer MB. Transhiatal esophagectomy without thoracotomy. *Gen Thorac Surg* 2005；10（1）：63-83.

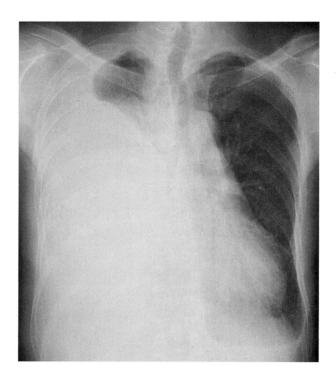

● 图 16.9 食管切除术后乳糜胸

保护性肺通气、避免容量超负荷以及通过胸段硬膜外或椎旁阻滞充分控制疼痛。术后管理建议包括早期拔管、早期活动和早期肠内营养 [50]。目前关于食管切除术 ERAS 的早期结果是令人振奋的，但需要更多的研究来提出标准化流程，同时提高 ERAS 普及率 [51]。

是短期预后不良、发病率和死亡率增加的标志 [47]。

在食管切除术中，由于手术过程中的拉伸、压缩、热损伤或血管损伤，可能会发生喉返神经损伤。喉返神经损伤最常表现为声音嘶哑。然而，严重者可能导致声带麻痹伴呼吸困难和（或）吸入性肺炎。文献报道的发生率差异较大，高者达 59% [48]。如果声带麻痹持续存在或较前加重，可能需要通过注射治疗使声带内移。

食管切除术后的晚期并发症包括吻合口狭窄、吞咽困难、胃排空延迟、反流、倾倒综合征、食管裂孔疝等功能障碍。食管切除术后接受麻醉的患者误吸风险高，应采取预防措施，可采用快速序贯诱导、床头抬高、使用 H_2 受体拮抗剂或质子泵抑制剂预处理 [2]。

加速康复外科

加速康复外科（enhanced recovery after surgery，ERAS）理念提供了多学科围术期治疗方案，旨在减少并发症、促进康复和改善治疗结果 [49]。尽管手术技术取得了进步，但食管切除术仍然是一种高风险手术，具有较高的致病率和死亡率 [12]；因此，食管切除术的 ERAS 迅速获得关注也就不足为奇了。食管切除术 ERAS 计划的术前管理包括营养评估和优化、多学科肿瘤医生会诊、制订康复计划。术中麻醉管理包括

参考文献

1. Mormando J, Barbetta A, Molena D. Esophagectomy for benign disease. J Thorac Dis. 2018;**10**(3):2026–2033.
2. Berry MF, Schroeder RA. Esophageal cancer operations. In: Barbeito A, Grichnik K, Shaw AD, eds. *Thoracic Anesthesia*. New York, NY: McGraw-Hill Medical; 2012.
3. Chang AC, Ji H, Birkmeyer NJ, Orringer MB, Birkmeyer JD. Outcomes after transhiatal and trans-thoracic esophagectomy for cancer. *Ann Thorac Surg*. 2008;85(2):424–429.
4. Connors RC, Reuben BC, Neumayer LA, Bull DA. Comparing outcomes after transthoracic and transhiatal esophagectomy: a 5-year prospective cohort of 17,395 patients. *J Am Coll Surg*. 2007;205(6):735–740.
5. Ng JM. Update on anesthetic management for esophagectomy. *Curr Opin Anaesthesiol*. 2011;24(1):37–43.
6. D'Amico TA. Outcomes after surgery for esophageal cancer. *Gastrointest Can Res*. 2007;1(5):188–196.
7. Slinger P, Campos JH. Anesthesia for thoracic surgery. In Miller RD, Cohen NH, eds. *Miller's Anesthesia*. Philadelphia, PA: Elsevier/Saunders; 2015.
8. Filicori F, Swanström LL. Management of esophageal cancer. In: Cameron JL, Cameron AM, eds. *Current Surgical Therapy*. Philadelphia, PA: Elsevier; 2020.
9. Heitmiller RF. The left thoracoabdominal incision. Anna Thorac Surg. 1988;46(2):250–253.
10. Blank RS, Huffmyer JL, Jaeger M. Anesthesia for esophageal surgery. In: Slinger P, ed. *Principles and Practice of Anesthesia for Thoracic Surgery*. Cham, Switzerland: Springer; 2016.
11. Monjazeb AM, Blackstock AW. The impact of multimodality therapy of distal esophageal and gastroesophageal junction adenocarcinomas on treatment-related toxicity and complications. *Semin Radiat Oncol*. 2013;23(1):60–73.
12. Veelo DP, Geerts BF. Anaesthesia during oesophagectomy. J Thorac Dis. 2017;9(Suppl 8):S705–S712.
13. Fleisher LA, Fleischmann KE, Andrew D Auerbach, et al. 2014 ACC/AHA guideline on perioperative cardiovascular evaluation and management of patients undergoing noncardiac surgery: executive summary: a report of the American College of Cardiology/American Heart Association Task Force on Practice Guidelines. *Circulation*. 2014;130(24):2215–2245.
14. Herbella F. Esophagectomy perianesthetic care from a surgeon's point of view. SOJ Anesthesiol Pain Manage. 2014;1(1):1–7.
15. Narayanaswamy M, McRae K, Slinger P, et al., Choosing a lung isolation device for thoracic surgery: a randomized trial of three bronchial blockers versus double-lumen tubes. *Anesth Analg*, 2009;108(4):1097–1101.
16. Visser E, Marsman M, van Rossum PSN, et al. Corrigendum: Postoperative pain management after esophagectomy: a systematic review and meta-analysis. *Dis Esophagus*. 2018;31(4):doy033.
17. Flisberg P, Törnebrandt K, Walther B, Lundberg J. Pain relief after esophagectomy: thoracic epidural analgesia is better than parenteral opioids. *J Cardiothorac Vasc Anesth*. 2001;15:282–287.
18. Rudin A, Flisberg P, Johansson J, Walther B, Johan C, Lundberg F. Thoracic epidural analgesia or intravenous morphine analgesia after thoracoabdominal esophagectomy: a prospective follow-up of 201 patients. *J Cardiothorac Vasc Anesth*. 2005;19(3):350–357.
19. Senturk M, Ozcan PE, Talu GK, et al. The effects of three different analgesia techniques on long-term posthoracotomy pain. *Anesth Analg*. 2002;94(1):11–15.
20. Gu CY, Zhang J, Qian YN, Tang QF. Effects of epidural anesthesia and postoperative epidural analgesia on immune function in esophageal carcinoma patients undergoing thoracic surgery. *Mol Clin Oncol*. 2015;3(1):190–196.
21. Lazar G, Kaszaki J, Abrahám S, et al. Thoracic epidural anesthesia improves the gastric microcirculation during experimental gastric tube formation. *Surgery*, 2003;134(5):799–805.
22. Baidya D, Khanna P, Maitra S. Analgesic efficacy and safety of thoracic paravertebral and epidural analgesia for thoracic surgery: A systematic review and meta-analysis. Interact Cardiovasc Thorac Surg. 2014;18(5):626–635.
23. Davies RG, Myles PS, Graham JM. A comparison of the analgesic efficacy and side-effects of paravertebral vs epidural blockade for thoracotomy: a systematic review and meta-analysis of randomized trials. *Br J Anaesth*. 2006;96(4):418–426.
24. Levy G, Cordes MA, Farivar AS, Aye RW, Louie BE. Transversus abdominis plane block improves perioperative outcome after esophagectomy versus epidural. *Ann Thorac Surg*. 2018;105(2):406–412.
25. Glatz T, Kulemann B, Marjanovic G, Bregenzer S, Makowiec F, Hoeppner J. Postoperative fluid overload is a risk factor for adverse surgical outcome in patients undergoing esophagectomy for esophageal cancer: a retrospective study in 335 patients. *BMC Surg*. 2017;17(1):6.
26. Holte K, Sharrock NE, Kehlet H. Pathophysiology and clinical implications of perioperative fluid excess. *Br J Anaesth*. 2002;89(4):622–632.
27. Chandrashekar MV, Irving M, Wayman J, Raimes SA, Linsley A. Immediate extubation and epidural analgesia allow safe management in a high-dependency unit after two-stage oesophagectomy. Results of eight years of experience in a specialized upper gastrointestinal unit in a district general hospital. *Br J Anaesth*. 2003;90(4):474–479.
28. Brandstrup B, Tønnesen H, Beier-Holgersen R, et al; Danish Study Group on Perioperative Fluid Therapy. Effects of intravenous fluid restriction on postoperative complications: comparison of two perioperative fluid regimens: a randomized assessor-blinded multicenter trial. *Ann Surg*. 2003;238(5):641–648.
29. Buise MP. Proper volume management during anesthesia for esophageal resection. *J Thorac Dis*. 2019;11(Suppl 5):S702–S706.
30. Joshi GP. Intraoperative fluid restriction improves outcome after major elective gastrointestinal surgery. *Anesth Analg*. 2005;101(2):601–605.
31. Nisanevich V, Felsenstein I, Almogy G, Weissman C, Einav S, Matot I. Effect of intraoperative fluid management on outcome after intraabdominal surgery. *Anesthesiology*. 2005;103(1):25–32.

32. Haas S, Eichhorn V, Hasbach T, et al. Goal-directed fluid therapy using stroke volume variation does not result in pulmonary fluid overload in thoracic surgery requiring one-lung ventilation. *Crit Care Res Pract.* 2012;2012:687018–687018.

33. Jeong D, Ahn HJ, Park HW, Yang M, Kim JA, Park J. Stroke volume variation and pulse pressure variation are not useful for predicting fluid responsiveness in thoracic surgery. *Anesth Analg.* 2017;125(4):1158–1165.

34. Theodorou D, Drimousis PG, Larentzakis A, Papalois A, Toutouzas KG, Katsaragakis S. The effects of vasopressors on perfusion of gastric graft after esophagectomy: an experimental study. *J Gastrointest Surg.* 2008;12(9):1497–1501.

35. Zakrison T, Nascimento BA Jr, Tremblay LN, Kiss A, Rizoli SB. Perioperative vasopressors are associated with an increased risk of gastrointestinal anastomotic leakage. *World J Surg.* 2007;31(8):1627–1634.

36. Fumagalli U, Melis A, Balazova J, Lascari V, Morenghi E, Rosati R. Intra-operative hypotensive episodes may be associated with post-operative esophageal anastomotic leak. *Updates Surg.* 2016;68(2):185–190.

37. Al-Rawi OY, Pennefather SH, Page RD, Dave I, Russell GN. The effect of thoracic epidural bupivacaine and an intravenous adrenaline infusion on gastric tube blood flow during esophagectomy. *Anesth Analg.* 2008;106(3):884–887.

38. Karamanos E, Kane WJ, Mohanty S, Schmoekel N. Is intraoperative use of vasopressors associated with higher leak rate after emergent bowel resection and primary anastomosis? *J Am Coll Surg.* 2016;223:S56–S57.

39. Malhotra SK, Kaur RP, Gupta NM, Grover A, Ramprabu K, Nakra D. Incidence and types of arrhythmias after mediastinal manipulation during transhiatal esophagectomy. *Anna Thorac Surg.* 2006;82(1):298–302.

40. Javed A, Pal S, Chaubal GN, Sahni P, Chattopadhyay TK. Management and outcome of intrathoracic bleeding due to vascular injury during transhiatal esophagectomy. *J Gastroint Surg.* 2011;15(2):262–266.

41. Lanuti M, de Delva PE, Maher A, et al. Feasibility and outcomes of an early extubation policy after esophagectomy. *Ann Thorac Surg.* 2006;82(6):2037–2041.

42. Yap FH, Lau JYW, Joynt GM, Chui PT, Chan ACW, Chung SSC. Early extubation after transthoracic oesophagectomy. *Hong Kong Med J.* 2003;9(2):98–102.

43. Berry MF, Atkins BZ, Tong BC, Harpole DH, D'Amico TA, Onaitis MW. A comprehensive evaluation for aspiration after esophagectomy reduces the incidence of postoperative pneumonia. *J Thorac Cardiovasc Surg.* 2010;140(6):1266–1271.

44. Atkins BZ, Shah AS, Hutcheson KA, et al. Reducing hospital morbidity and mortality following esophagectomy. *Ann Thorac Surg.* 2004;78(4):1170–1176; discussion 1170–1176.

45. Shah RD, Luketich JD, Schuchert MJ, et al. Postesophagectomy chylothorax: incidence, risk factors, and outcomes. *Ann Thorac Surg.* 2012;93(3):897–903; discussion 903–904.

46. Briel JW, Tamhankar AP, Hagen JA, et al. Prevalence and risk factors for ischemia, leak, and stricture of esophageal anastomosis: gastric pull-up versus colon interposition. *J Am Coll Surg.* 2004;198(4):536–541; discussion 541–542.

47. Murthy SC, Law S, Whooley BP, Alexandrou A, Chu K-M, Wong J. Atrial fibrillation after esophagectomy is a marker for postoperative morbidity and mortality. *J Thorac Cardiovasc Surg.* 2003;126(4):1162–1167.

48. Scholtemeijer MG, Seesing MFJ, Brenkman HJF, Janssen LM, van Hillegersberg R, Ruurda JP. Recurrent laryngeal nerve injury after esophagectomy for esophageal cancer: incidence, management, and impact on short- and long-term outcomes. *J Thorac Dis.* 2017;9(Suppl 8):S868–S878.

49. Liu F, Wang W, Wang C, Peng X. Enhanced recovery after surgery (ERAS) programs for esophagectomy protocol for a systematic review and meta-analysis. *Medicine (Baltimore).* 2018;97(8):e0016.

50. Low DE, Allum W, De Manzoni G, et al. Guidelines for perioperative care in esophagectomy: Enhanced Recovery After Surgery (ERAS®) society recommendations. *World J Surg.* 2019;43(2):299–330.

51. Rubinkiewicz M, Witowski J, Su M, Major P, Pędziwiatr M. Enhanced recovery after surgery (ERAS) programs for esophagectomy. *J Thorac Dis.* 2019;11(Suppl 5):S685–S691.

第17章

肺移植

Loren Francis, Jared McKinnon

马晓冉 译 | 闫 琦 丁 超 审校

术前评估

简介

肺移植手术是一种针对终末期肺病患者进行的高风险手术，可极大提高患者术后生活质量。麻醉医生需对患者进行详细评估，明确原发病的发病过程，明确疾病侵及的范围，并决定患者是否可以接受移植。这些评估数据可体现患者免疫系统与供体器官的组织相容性，并有助于确定患者在器官受体候补名单上的位置。除了必要的医学评估，还须考虑患者心理、经济和社会层面的问题。

医学评估

患者在移植评估当天携带最新的全套检查结果。包括：

- 生命体征，包括身高、体重、体重指数
- 血常规，生化检查，凝血功能
- ABO 血型筛查
- 器官相容性的组织分型
- 感染疾病检测
- 胸片
- 胸部 CT
- 经胸超声心动图
- 心电图
- 心导管检查
  - ◎ 评估左心冠脉疾病
  - ◎ 评估右心功能和肺动脉高压
- 肺功能检查
- 6 分钟步行测试，评估肺活量
- 通气 - 血流（V/Q）比值
- 年龄和性别相关的癌症筛查
- 颈动脉超声检查

麻醉医生非常关注此类患者的心肺功能检查。这些结果可为手术入路、是否应用体外循环、麻醉诱导和术中用药选择提供依据。

> **技术建议**
>
> V/Q 扫描可以确定两侧肺的血流比例。通常，每侧肺的血流量大致相等，右肺的血流量占心输出量的 55%，左肺的血流量占 45%[1]。术侧肺灌注量越大，单肺通气时 PaO_2 越低[2]。因此，V/Q 扫描显示肺灌注越不均衡，患者无法耐受单肺通气的可能性越大。

排除标准

国际心肺移植协会详细列出了终末期肺病患者行肺移植的绝对和相对禁忌证[3]，详见表 17.1。移植前准备、移植方案制订以及移植后随访均需大量工作。需要在移植前 24 小时和移植后几个月内随时联系到患者。

移植候补名单

不幸的是，器官供不应求。器官候补名单由器官共享联合网络（UNOS）管理。器官配对基于几个因素，包括血型、身高、医疗紧急程度，候补名单上已经等待的时间等。2005 年，引入肺分配评分（LAS）通过考虑紧急情况和移植后的预期生存率创建候补名单。LAS 可以提高患者的生存率并缩短等待时间，现已被广泛接受。

术中管理

监测

考虑到终末期肺病患者行全身麻醉的风险，有必要对患者使用标准监测及有创监测。需注意，术中

表 17.1　肺移植禁忌证	
绝对禁忌证	**相对禁忌证**
新发肿瘤或肿瘤活跃期	年龄＞65 岁
其他主要器官系统无法治愈的严重功能不全	体重指数 30 ～ 34.9 kg/m²
	重度营养不良
未治疗或无法治疗的动脉粥样硬化性疾病	重度骨质疏松
	既往行大型胸部手术
疾病急性期	需要机械通气或体外循环支持
无法纠正的出血	耐药菌感染
控制不佳的慢性感染	乙肝、丙肝或人类免疫缺陷病毒感染
活动性结核	
明显的胸壁或脊柱畸形	
体重指数大于 35 kg/m²	
既往依从性差	
合并精神 / 心理疾病，无法配合复杂治疗	
缺乏可靠的社会支持	
功能状态严重受限	
滥用或依赖药物、酒精等	

容易出现液体再分布、血流动力学变化、急性心力衰竭、肺动脉高压恶化等情况，特殊的手术体位导致医护无法在术中触及患者四肢。

标准的麻醉监测应包括脉搏血氧饱和度监测、心电图、无创血压、体温、呼气末二氧化碳和吸氧监测。肺移植术中常用的高级监测包括有创动脉血压监测、肺动脉导管（PA）和经食管超声心动图（TEE）。

除了体温监测，所有标准的麻醉监测应该在麻醉诱导前完成。可考虑同时测量多个位置的脉搏血氧饱和度，因为在摆放患者体位时可能监测不良，备用装置有助于持续有效监测血氧饱和度。应当监测两个心电导联。Ⅱ 导联可用于观察清晰的 P-QRS 波群，从而鉴别心律失常。Ⅴ 导联用于观察心肌缺血时 ST 段的变化。

在麻醉诱导前，应在桡动脉、肱动脉或股动脉放置有创动脉导管。动脉置管可以实时测量血压，随时进行血气分析。在麻醉诱导期间和整个手术过程中，血压可能出现大幅波动。桡动脉置管可因患者的手臂位置受压报错，所以要慎重选择穿刺部位。这些患者将处于免疫抑制状态，在进行有创穿刺置管时尤其需要注意无菌操作，否则极易发生感染。

肺动脉导管

肺动脉导管（PAC）为麻醉医师提供了大量的信息。

可持续监测肺动脉压和中心静脉压（CVP）。通过热稀释法可以计算心输出量，与体表面积相结合能够进一步计算心脏指数。可从肺动脉血测量混合静脉血氧饱和度（SvO₂）。简化的 Fick 方程有助于解释 SvO₂。肺动脉嵌压可用于估计左房压和左心室舒张末压。理解和应用这些数据需要反复的实践，并深入了解心脏病的生理学和病理学。

$$SvO_2 = SpO_2 - \frac{VO_2}{CO \times Hgb \times 1.34}$$

- SvO₂ 是混合静脉血氧饱和度
- SpO₂ 是动脉血氧饱和度
- VO₂ 是全身耗氧量
- CO 是心输出量
- Hgb 是血红蛋白
- 1.34 是血红蛋白携氧能力的系数

在无菌操作下，通过中心静脉血管鞘置入肺动脉导管（PAC）。通过导管尖端充气的小气囊，可将 PAC 置入或者说"飘入"肺动脉中，随着心脏跳动置入深度逐步增加，进而随血流到达相应的位置。通过分析压力波形和（或）TEE 直视能够确定导管的位置。对于危重患者，在全身麻醉诱导前放置 PAC 来监测血流动力学可能有益。由于距离心脏较近且可以直达右心房，右颈内静脉（RIJ）是放置 PAC 最常用的血管。如果 RIJ 不适合或者需要用于循环支持静脉插管，也可以考虑使用左颈内静脉（LIJ）。LIJ 通往心脏的路径比较曲折，在 LIJ 置入粗大的血管鞘更有可能造成血管损伤。放置 PAC 最常见的并发症是心律失常，特别是右束支传导阻滞。典型的植入导管相关心律失常是一过性的，但是对于存在左束支传导阻滞的患者要特别注意，因为在置管过程中新发的右束支传导阻滞可能导致完全性心脏停搏。图 17.1 显示了置管时预期的压力波形。

肺动脉导管置入详细步骤

- 准备导管：将管腔连接到对应的压力传感器，并保持导管的远端无菌
- 颈部消毒铺单

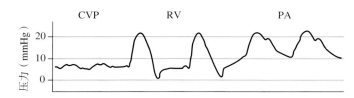

● 图 17.1　肺动脉导管波形。注意中心静脉压（CVP）压力较低，波幅较小；右心室（RV）收缩压升高，舒张压较低。肺动脉（PA）收缩压和右心室一样，舒张压则较之升高（舒张压"上抬"），重搏切迹提示肺动脉瓣关闭（图片由 Jared McKinnon 绘制）

- 超声引导下置入静脉导管鞘
- 放置 PAC 保护套
- 冲洗导管端口并确认气囊不漏气
- 通过静脉鞘将导管置入大约 25 cm
- 气囊充气
- 观察压力波形追踪导管尖端位置
- 每次心跳置入 1～2 cm
- 一旦肺动脉压力波形出现，再置入 1 cm，松气囊，锁紧导管保护套
- 用无菌敷料贴好

　　常用的脑电监测包括脑电双频谱指数（BIS）和脑氧饱和度监测。BIS 利用头皮电极和脑电图监测显示的无量纲数字能够预测麻醉深度。脑血氧饱和度测定用于监测脑灌注。脑血氧饱和度监测在体外循环时尤其有用，此时其他灌注和氧合相关的监测可能不准。脑血氧测定值的降低表明血供减少、氧耗增加、

缺氧或贫血。

> **技术建议**
>
> 　　PAC 在导管内被包装成一个曲线的形状。保持这个曲度稍向中线置入导管，可以增加"漂浮"导管的成功率。

诱导

　　肺移植手术麻醉诱导的主要关注点是气道保护、避免低氧和高碳酸血症、维持右心室（RV）功能。全面的术前评估对于制定安全的诱导策略至关重要。

　　肺移植通常是急诊手术，因此患者禁食水的时间可能不够。必须综合考虑误吸的风险、潜在的困难气道以及诱导期间血流动力学的稳定。如果患者的气道评估结果令人担忧，纤维支气管镜引导下清醒插管可能是规避气道风险的最佳选择。充分局部麻醉和谨慎滴定给予镇静药物有助于将可能加重肺动脉高压的交感刺激降到最低。如果病人的气道条件较好，可施行快速序贯诱导（RSI）。合并严重右心衰竭或肺动脉高压的患者不能耐受快速给药，通过持续按压环状软骨并且滴定给予阿片类药物的慢诱导比 RSI 更为合适。必须考虑到所有这些因素，来平衡诱导方案的风险和收益。关于麻醉诱导和插管方案的决策树，请参阅图 17.2。

　　预氧合对即将接受肺移植的患者至关重要。在闭合回路中通过面罩吸氧完成给氧去氮，在自主呼吸停止前提升氧储备。如果病人基础状态下就需要吸氧，

潜在的困难气道?

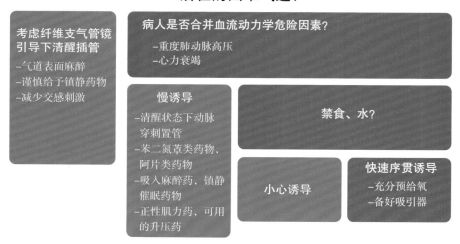

● 图 17.2　制定麻醉诱导方案的决策树

预氧合的时间应延长。

若患者存在明显的肺动脉高压，在诱导期或诱导结束即刻，在回路中吸入一氧化氮或依前列醇等肺动脉扩张剂，可能有助于缓解肺血管阻力增加的程度。诱导期通气不足会导致缺氧和高碳酸血症，二者均会增加肺血管阻力，此时增加的后负荷会使已经功能异常的右室雪上加霜。肺移植麻醉诱导有很多能够同时避免缺氧、高碳酸血症、低血压和心动过速的给药方案。一个常见的策略是联合使用苯二氮䓬类药物（如咪达唑仑）和阿片类药物（如芬太尼），结合吸入麻醉剂（如七氟醚）或滴定给予镇静药物（如依托咪酯或异丙酚）。这些药物与罗库溴铵等肌松剂合用，可提供最佳的插管条件。

从负压吸气转变到正压通气的过程中，胸膜腔内压增高，静脉回心血量随之减少，可能发生心肺衰竭。必须警惕这一点，一旦发生，立即使用强心药和血管收缩药以增加血管张力，改善心功能。

根据术式和肺隔离需求，可以使用单腔支气管导管（SLT）或双腔支气管导管（DLT）。如果计划是在 CPB 支持下进行双侧肺移植，那么不必进行肺隔离，SLT 足矣。在选择 SLT 导管的型号时，需要考虑到支气管镜检查的需要和现有支气管镜的型号。

如果需要肺隔离，可以选择 SLT 置入支气管封堵器，不需要换管，但其肺隔离位置不如 DLT 可靠。支气管封堵器需要在术中使用纤维支气管镜重新定位，以便对侧进行手术。

DLT 也可以用于肺隔离。由于尺寸较大，材质较硬，DLT 置入相对困难，但胜在定位准确。DLT 可以实现任意一侧肺隔离，且能进行气管内吸痰。左侧 DLT 比右侧 DLT 更容易置入，而且由于左侧主支气管吻合口远离 DLT 的尖端，因此可用于几乎全部的肺移植手术。放置右侧 DLT 时必须使支气管腔精确地位于气管隆嵴和右肺上叶开口之间的极短距离内。如果使用 DLT，在将病人转运到重症监护室之前，需要换成 SLT。应该仔细规划换管的方案，避免缺氧或气道阻塞。

关键步骤小结

- 术前评估
- 禁食、水情况
- 气道评估
- 应用监测
- 建立有创监测
- 预氧合
- 诱导
- 面罩通气
- 插管
- 肺隔离

体位

患者的体位取决于术式。体位的选择应该考虑手术入路、抢救插管策略、静脉和动脉导管线建立的位置，并避免患者在全身麻醉下发生神经损伤。

单侧肺移植术多于后外侧进胸，需侧卧位或改良侧卧位，肩部倾斜，髋部平放。在改良侧卧位中，腹股沟暴露在外，方便在需要体外循环（CPB）或体外膜肺氧合（ECMO）支持时建立管路。

双侧肺移植多选择正中开胸或双侧开胸，或者切开双侧胸廓加横断胸骨的方式，即所谓的"翻盖式"切口，如图 17.3 所示。正中开胸需要患者仰卧，手臂紧贴身体两侧。翻盖切口需要患者仰卧的同时，手臂张开或屈肘并置于面部上方。

> **技术建议**
>
> 注意翻盖切口患者的管路位置，屈肘和手臂抬高可能会造成外周静脉回流受限，且导致桡动脉或肱动脉测量的血压不准确。

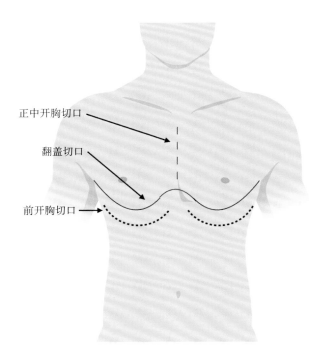

正中开胸切口

翻盖切口

前开胸切口

● **图 17.3**　肺移植手术切口入路

麻醉维持

在手术过程中，麻醉维持可采用吸入麻醉药和静脉麻醉药。如果使用 ECMO，静脉麻醉药更可靠。吸入麻醉药常用七氟醚和异氟醚。若采用全凭静脉麻醉，则需要使用丙泊酚。中等剂量的阿片类药物可用于镇痛。

血压管理有赖于靶控液体输注、升压药和强心药的使用。血管加压素和去甲肾上腺素是肺移植期间首选的血管升压药。血管加压素会增加全身血管阻力，但不会增加肺血管阻力，升高血压的同时不会增加 RV 后负荷。去甲肾上腺素是一种作用于 α 和 β 受体的强效升压药，作用于这两种受体会导致血管紧张性增加，同时对改善心肌收缩力也有一定的益处。

所有肺移植患者在围术期均应使用抗生素。因为囊性纤维化患者通常合并复杂感染且存在应用抗生素的病史，这类病人应特别注意抗生素的选择。咨询移植药师有助于确定最佳的抗生素选择和术中用药策略。

为了减少出血风险，术中常使用抗纤溶药物（如氨甲环酸或氨基己酸）。首先给予负荷剂量，然后在术中持续输注。

应保证患者的体温正常。低体温患者更容易出现血流动力学不稳定以及凝血功能障碍。因为肺移植手术术野面积较大，暴露多，因此术中很难维持体温正常。在不能利用 CPB 回路加热循环血液的情况下，必须注意应用液体加温装置和暖风机，优化手术室室温，尽量减少热损失。

移植前通气策略

通气策略因基础疾病不同而异。阻塞性肺病患者容易出现气体潴留，可能需要更长的呼气时间，以避免过度充气。这类患者肺顺应性较高，可能无法完全呼出潮气量，进而导致"自体 PEEP"的现象，导致胸膜腔内压升高和静脉回流减少。减少通气可以改善这个现象，但代价是高碳酸血症和可能出现的呼吸性酸中毒[4]。如果主要是限制性肺病，可能需要较高的通气压力才能充分氧合和通气。注意肺气肿患者的肺大疱破裂或为了使纤维化的肺得以充分氧合使用过高的气道压所致的气胸。

终末期肺病的患者通常不能耐受单肺通气。开始单肺通气后约 20 分钟，氧合降至最低点。最大限度地提升吸入气氧浓度、压力控制通气模式、接受较高的气道压、间歇性双肺通气以及对非通气侧肺加用呼气末正压（PEEP）可以改善低氧血症。一旦钳夹肺动脉，V/Q 比值就会改善，改善氧合的同时也增加了肺血管阻力和右室后负荷。肺动脉钳夹可引起急性右心衰竭。无法耐受单肺通气的病人可能需要 ECMO 或 CPB 支持。

右心衰竭

右心衰竭在肺移植手术中很常见。患者往往已经合并慢性右心功能不全，并可能已经达到自身调节的极限。术中胸膜腔内压升高加上缺氧和高碳酸血症都会进一步增加肺血管阻力。术中低血压可导致右心室心肌缺血，因为此时虽然右心室需氧量增加但冠脉灌注压却降低。CVP 和肺动脉压的升高、缺氧、低血压和心律失常都是右心衰竭的潜在标志。

右心支持策略包括最大化增加右室心肌收缩力，最小化降低右室后负荷，优化容量，尽可能避免出现缺氧、高碳酸血症和酸中毒。肾上腺素、多巴酚丁胺和米力农等强心药可以改善心肌收缩力，特别是对于本身存在右心室功能不全的患者。吸入一氧化氮或依前列醇等肺血管扩张剂可以降低肺血管阻力，改善 V/Q 比值。输液要慎重。肺动脉压监测、心输出量监测和实时 TEE 可以帮助指导液体管理。右心衰竭的治疗策略见表 17.2。

表 17.2　右心衰竭的治疗策略

减少右室后负荷	增加右室心肌收缩力	优化容量
避免增加肺血管阻力	强心药	实时 TEE 监测
避免低氧血症	米力农	监测压力变化趋势
避免高碳酸血症	多巴酚丁胺	每搏输出量变异度
避免酸中毒	肾上腺素	精准的液体管理
降低肺血管阻力		
吸入肺血管扩张剂		
减小胸膜腔内压		
减小 PEEP		
减小潮气量		
警惕气胸		

经食管超声心动图

TEE 是肺切除和移植手术中特别有用的工具。术前超声心动图应着重评估左心和右心的功能，并注意瓣膜功能。如果存在卵圆孔未闭或房间隔缺损，随着术中右心压力的增高，右向左分流的程度会加重。实时 TEE 在早期诊断急性右心功能不全方面意义重大。右心衰竭的 TEE 征象包括右室扩张、房间隔和室间隔自右向左偏移、三尖瓣反流和肺动脉瓣反流增加、左心室充盈不足（图 17.4）。

再灌注后应着重评估心室功能、是否存在心脏内分流和患者容量状态。如果病人血流动力学平稳，可评估肺动脉吻合口和双侧肺静脉血流。肺动脉直径应大于 1 cm[4]。TEE 至少可观察到右肺动脉的吻合口。肺静脉直径应至少为 0.5 cm，多普勒检查血流速度应小于 100 cm/s，如果血流速度较高，应怀疑是否存在肺静脉狭窄或扭曲[4]。肺静脉充血可导致移植失败，应尽早注意[5]。

免疫治疗

肺移植手术后，患者需要一直接受免疫抑制治疗，度过免疫抑制诱导期，然后接受终身维持治疗。这些药物在患者到达手术室做肺移植手术前即开始服用。在手术当天，必须确保肺移植患者已经开始服用免疫抑制剂。在最初的 6 ~ 12 个月，肺排异的风险最高，应相应调整免疫抑制剂。典型的移植后治疗方案复杂，患者服用免疫抑制剂后感染风险增加，应同时使用抗生素、抗病毒药物、抗真菌药物等。长期使用激素可导致血糖升高，需要加用降糖药。免疫抑制剂还使患者患消化道溃疡病的风险增加。

血糖管理

在手术中应至少每小时测量一次血糖，可持续输注胰岛素避免高血糖。在心外科手术中，小于 180 mg/dl

是普遍接受的目标血糖水平。在肺移植手术中采用相同的管理目标。大手术引起的应激反应、行机械性心肺支持时使用的套管引起的炎症反应以及术中使用大剂量激素来抑制免疫均会导致高血糖，并需要输注胰岛素。

机械支持

简介

肺移植的机械支持可以分为三个阶段：

1．术前作为移植的桥接手段
2．术中协助手术
3．术后辅助康复

机械支持的选择包括体外膜肺氧合（ECMO）和右心室辅助装置（RVAD）。

术前

终末期肺病患者在等待器官移植时，可能需要机械支持。过去，需要机械支持是肺移植的相对禁忌证。随着手术技术的进步和机械支持并发症发生率的降低，早期启动机械支持成为一种趋势，移植前后的生存率都有所提高。术前机械支持的主要方法包括 ECMO 和 RVAD。使用 ECMO 时，可以通过静脉 - 动脉（VA）或静脉 - 静脉通路（VV）对患者进行循环支持[6]。

VA-ECMO 利用机械泵和膜肺进行供氧和通气，同时增加心输出量。移植前 VA-ECMO 插管是通过股动静脉，在股静脉置入一个大口径套管将血液自右心房引流至体外，经氧合器通过股动脉的套管将血液输送回患者体内（图 17.5）。如果需要，套管要足够大到能容纳所有血流，可以满足患者全部心输出量需求。管腔内的阻力与半径的四次方成反比，因此套管直径稍有增加，就可对流量产生极大的影响。

VA-ECMO 具备提供心输出量、氧合血液的功能，因此能够支持患有心源性休克、呼吸衰竭或二者兼有的患者。以往因 ECMO 并发症发生率很高，同时长期镇静和机械通气反会使患者病情极快恶化，导致其使用受限。一些医疗中心正在探索利用上肢静脉进行插管的新型 ECMO 技术，可改善患者的活动能力，使其在等待移植的过程中可以一定程度上"预适应" ECMO。

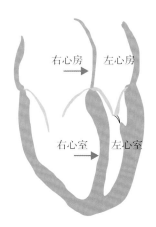

右心房　左心房

右心室　左心室

● 图 17.4　TEE 下右心衰竭的关键征象。注意房间隔和室间隔从右向左偏移。右房和右室增大，左心充盈不足

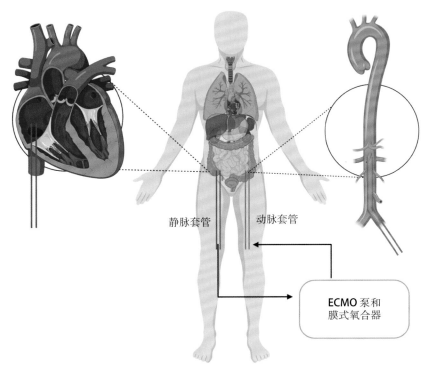

● 图 17.5 静脉 - 动脉体外膜肺氧合

VV-ECMO 也使用机械泵和膜式氧合器，但套管放置的位置与 VA-ECMO 不同。VV-ECMO 可以通过一个大口径双腔静脉导管完成。其中一个腔可以从心右房和腔静脉（上腔静脉或下腔静脉取决于导管的位置，如颈部或腹股沟）抽出血液，然后血液进入机械泵内，经过氧合器，再返回至同一个套管中的另一个腔。这个腔位于右心房，通过三尖瓣将含氧血液直接送入右心室（图 17.6）。这种套管结构的关键是不提供心脏支持而仅提供肺支持。心输出量取决于病人固

有的心功能。这类病人的缺氧和高碳酸血症并没有那么严重，但是仍然存在急性肺动脉高压和右心衰竭的风险。

RVAD 用于治疗右心衰竭患者。对肺移植病人来说，使用 RVAD 最常见的原因是肺动脉高压。术前 RVAD 的套管可以放置于中心或外周静脉，通常是放在右颈内静脉。RVAD 使用双腔导管，其中一个腔从右心房引流血液到机械泵，另一个腔将血液输送到肺动脉（图 17.7）。这将空置右心室。对于右心衰竭患

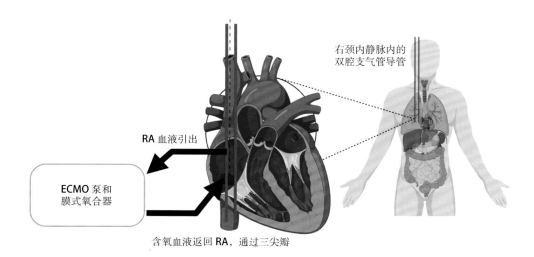

● 图 17.6 静脉 - 静脉体外膜肺氧合。RA，右心房

者，RVAD 可以挽救生命。通过在管路中间放置氧合器，可将 RVAD 和 VV-ECMO 结合使用。RVAD 需要把控微妙的平衡，一方面要提供足够的血流量避免右心室做功，另一方面不能提供过多的血流量导致左室超负荷或肺血管床淤血。

术前机械支持方法复杂，需要多学科团队管理。即使有机械支持，患者出现并发症的风险也很高，而且这种风险随着支持时间的延长而增加。机械支持引起的主要并发症可能导致患者失去移植机会。

技术建议：管理机械支持患者的注意事项

- 选择机械支持的病因（心力衰竭、呼吸衰竭或二者都有）
- 机械支持的类型（VA-ECMO、VV-ECMO、RVAD、RVAD+VV-ECMO）
- 插管部位
- 抗凝状态
- 机械支持引起的轻微或严重并发症

术中

肺移植手术可使用机械支持，也可以不使用机械支持。计划行机械支持的适应证包括肺动脉高压、心功能减退和双侧肺移植。非计划转为机械支持包括以下几种情况：术中血流动力学不稳定、气体交换

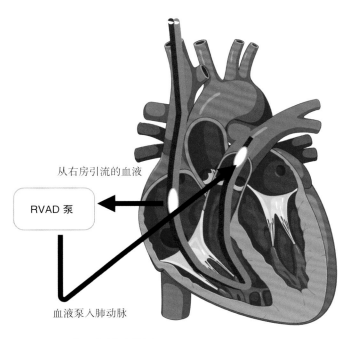

从右房引流的血液

RVAD 泵

血液泵入肺动脉

● 图 17.7　右心室辅助装置

受损、肺动脉压急剧上升、肺心病和（或）手术难度大。CPB 是肺移植术中常见的机械支持方法。VA-ECMO 也逐渐成为替代方案。

VA-ECMO 和 CPB 的相似之处在于二者均有一个静脉管路，可将静脉血引流至泵中，通过氧合器再将血液返回至位于动脉系统的管腔内。管路可置于中心或者外周静脉。但在 CPB 回路中包含一个储血罐，可储存重吸收的术野失血，当回流至泵内的静脉血减少时能够暂时补充血流量。CPB 的缺点是储血罐的气血界面需要比 ECMO 要求更高的抗凝目标。与 CPB 相比，ECMO 的全身炎症反应较少，不需要高度抗凝，出血较少。一项比较 CPB 与 VA-ECMO 的回顾性结果表明，和 CPB 相比，VA-ECMO 生存率较高，术后并发症较少[7]。VA-ECMO 的另一个优势是，如果是在外周静脉插管，亦可以用作术后的机械支持手段。

术后

术后，患者可能需要呼吸系统和（或）心脏系统的机械支持。左心衰竭和原发性移植肺功能不全是需要机械支持的常见原因。若患者为外周静脉插管，外科医生可以在重症监护室床旁拔管。若为中心静脉插管，需要回到手术室内拔管。

移植后管理

再灌注

移植肺再灌注使炎症介质释放到体循环内，可导致低血压、酸中毒和高钾血症。外科医生和麻醉医生需要明确沟通再灌注期的治疗方案，尽可能延缓其发展速度。优化电解质水平、纠正酸中毒、备好升压药和强心药有助于患者尽可能平稳地度过再灌注期。

移植后通气策略

双肺移植再灌注后，通气策略的选择至关重要。尽量降低通气压力，减少气压伤。尽可能降低吸入气氧浓度（FiO_2）有助于减少氧自由基损伤和对脆弱肺的再灌注损伤。通常采用 6 ml/kg 的小潮气量，保持平台压小于 30 cmH_2O [8]。呼吸参数设置应包括一定的 PEEP（5 ~ 10 cmH_2O）和较低的 FiO_2（0.35 ~ 0.4）。可逐渐增加 FiO_2 和 PEEP，还可吸入肺血管扩张剂，以维持 PaO_2 大于 65 mmHg。频繁监测动脉血气有助于同步评估 SpO_2 和 PaO_2。

当患者接受单肺移植时，通气策略会变得更加

复杂，因为不同肺的顺应性不同。保持肺隔离，使用两台呼吸机为两侧肺分别通气，分别设定适合的呼吸参数可能是谨慎的。若患者本身合并有重度阻塞性肺疾病，那么可能需要设置较长的呼气时间和较小的PEEP，以减轻肺的过度充气。若患者合并限制性肺病，需要设置足够高的气道压以获得充足的潮气量，但可导致移植肺严重的气压伤。

液体管理

理想情况下，在肺移植之后，会尽量限制液体入量，以减缓肺水肿的发展。同种异体移植肺对复张后的低压肺水肿高度敏感。缺血再灌注导致的微血管渗漏和淋巴引流障碍会加剧这种情况[1,9]。CPB也会增加炎症反应，加重肺水肿。限制性液体管理有助于降低这些风险，尤其是对于使用CPB的病人来说。

另外，通常需要血制品来纠正贫血或凝血障碍。肝素可用鱼精蛋白逆转。血栓弹力图可即时反馈凝血功能，可据缺乏的血液成分精确指导输血治疗。有创监测如肺动脉导管、中心静脉压、经食管超声心动图、心输出量/心脏指数以及每搏输出量变异度有助于确定患者整体的容量状态。适当的液体复苏和尽量减少肺水肿风险之间的平衡较难把控，因此应实施目标导向液体管理。

镇痛

手术切口大、对肺和胸膜的操作、放置胸引管、长时间被动体位、术前疼痛情况以及患者个体差异都会影响术后疼痛程度。术后疼痛可使患者活动受限，阻碍用力呼吸，从而导致患者预后不良。咳嗽虽然痛苦，但是必要的。肺移植后，隆突以下的咳嗽反射消失。有证据表明，咳嗽反射在术后12个月才会恢复[10]。黏膜纤毛功能抑制可长达一年[4]。有时患者还会出现支气管高反应性[9]。开胸术后疼痛综合征是一种慢性疼痛综合征，除了增加肺部并发症的发生率，还会导致患者的生活质量明显下降。

目前的镇痛方案包括术后放置胸段硬膜外管，并与多模式镇痛方案联合使用。这个方案包括扑热息痛、加巴喷丁、非甾体抗炎药和阿片类药物的使用。胸段硬膜外镇痛可缩短拔管时间，从而改善肺移植的整体预后[11]。

有关术前放置胸段硬膜外导管和椎旁导管的研究较少。术前胸段硬膜外管可在术中使用，减少阿片类药物的用量，但是应用CPB或ECMO时全身肝素化治疗可能会增加硬膜外血肿的风险。椎旁导管较硬膜外导管的位置更靠外，出现血肿造成神经系统后遗症的风险更低，但其疗效尚未见报道。

参考文献

1. Slinger P, ed. *Principles and Practice of Anesthesia for Thoracic Surgery*. Toronto, ON, Canada: Springer; 2011.
2. Hurford WE, Kolker AC, Strauss HW. The use of ventilation/perfusion lung scans to predict oxygenation during one-lung anesthesia. *Anesthesiology*. 1987;67(5):841–844.
3. Weill D, Benden C, Corris PA, et al. A consensus document for the selection of lung transplant candidates: 2014--an update from the Pulmonary Transplantation Council of the International Society for Heart and Lung Transplantation. *J Heart Lung Transplant*. 2015;34(1):1–15.
4. Quinlan JJ, Murray AW, Casta A. In: Kaplan JA, Reich DL, Savino JS, eds. *Kaplan's Cardiac Anesthesia: The Echo Era*. 6th ed. St. Louis, MO: Elsevier Saunders; 2011: 742–750.
5. Huang YC, Cheng YJ, Lin YH, Wang MJ, Tsai SK. Graft failure caused by pulmonary venous obstruction diagnosed by intraoperative transesophageal echocardiography during lung transplantation. *Anesth Analg*. 2000;91(3):558–560.
6. Javidfar J, Brodie D, Iribarne A, et al. Extracorporeal membrane oxygenation as a bridge to lung transplantation and recovery. *J Thorac Cardiovasc Surg*. 2012;144(3):716–721.
7. Ius F, Kuehn C, Tudorache I, et al. Lung transplantation on cardiopulmonary support: venoarterial extracorporeal membrane oxygenation outperformed cardiopulmonary bypass. *J Thorac Cardiovasc Surg*. 2012;144(6):1510–1516.
8. Brower RG, Matthay MA, Morris A, Schoenfeld D, Thompson BT, Wheeler A. Ventilation with lower tidal volumes as compared with traditional tidal volumes for acute lung injury and the acute respiratory distress syndrome. *N Engl J Med*. 2000;342(18):1301–1308.
9. Anesthesia for thoracic surgery. In: Butterworth JF, Mackey DC, Wasnick JD, eds. *Morgan & Mikhail's Clinical Anesthesiology*. 5th ed. New York, NY: McGraw-Hill; 2013:545–573.
10. Duarte AG, Myers AC. Cough reflex in lung transplant recipients. *Lung*. 2012;190(1):23–27.
11. Pottecher J, Falcoz PE, Massard G, Dupeyron JP. Does thoracic epidural analgesia improve outcome after lung transplantation? *Interact Cardiovasc Thorac Surg*. 2011;12(1):51–53.

第18章

胸科手术后并发症及术后管理

Daniel Demos，Edward McGough

马晓冉 译 | 张 冉 丁 超 审校

简介

胸科手术会损害患者术后呼吸功能，发生术后并发症的风险相对较高。其肺部和心脏并发症的发生率（19% ～ 59%）明显高于上腹部手术（16% ～ 17%）和下腹部手术（0 ～ 5%）[1]。这些并发症与特定的危险因素有关，而这些危险因素在病人到达重症监护室（ICU）之前就可以确定。胸科手术并发症的危险因素包括年龄、术前肺功能检查结果不佳、患者合并心血管疾病、吸烟和慢性阻塞性肺疾病。其他危险因素包括 ASA（表 18.1）大于 3 级或术后长时间机械通气[2]。

管理胸科手术后的病人对医生是一项独特的挑

战。术前功能状态与手术造成的肺容积减少、特定的气道管理问题、胸腔引流装置的置入、机械通气、围术期液体管理以及围术期疼痛管理问题往往相互交杂，这导致了胸科手术后管理的复杂性。本章节通过介绍这类病人的管理要点，帮助临床医生降低此类患者术后并发症的发生率。

术后早期关注点

拔管 / 气道评估

病人在手术室拔管后，通常会进入重症监护室。然而，也存在很多延长术后机械通气时间的情况（框18.1）。在术后机械通气时，为病人进行气体交换的原则是一样的。这些原则类似于急性呼吸窘迫综合征的肺保护性通气策略（图 18.1），即采用 6 ～ 8 ml/kg 的潮气量，联合应用呼气末正压促进肺复张，限制气道峰压小于 30 cmH$_2$O[3]。该策略对这类病人尤其重要，因为气压伤不仅影响肺实质，还会影响术后吻合口。

表 18.1　与 ASA 健康状况分级相关的围术期因素

围术期因素	ASA I	ASA II	ASA III	ASA IV
手术时长（h）	1.25	1.3	2.1	1.9
术中出血量（L）	0.08	0.1	0.3	1.5
术后通气时长（h）	1	4	8	47
ICU 停留时间（d）	0.2	1	2	5
术后住院时间（d）	9	16	21	18
肺部感染（%）	0.5	2	5	12
肺部其他并发症（%）	0.6	2	4	10
心脏并发症（%）	0.1	2	5	18
尿路感染	2	5	6	5
伤口感染	2	4	6	11
死亡率	0.1	1	4	18

根据费舍尔精确检验或 t 检验，ASA 各级间的变量比较 $P < 0.05$
文献来源：Data from Sidi A，Lobato EB，Cohen JA. The American Society of Anesthesiologists Physical Status：category V revisited. J Clin Anesth. 2000；12；328-334. Reprinted from Sidi A，Yusim Y. Anesthesia in the ICU. In：Gabrielli A，Laydon AJ，Yu M，eds. *Civetta，Taylor，and Kirby's Critical Care*. 4th ed.Philadelphia，PA：Lippincott Williams & Wilkins；2009：1575，Table 40.1.
ASA，美国麻醉医师协会

框 18.1　术后持续机械通气的指征

肺水肿或出血导致的气道损害

术后肺储备不足

心功能不全，特别是围术期心肌梗死

胸腹部手术所致可预料的大量液体转移

重度神经损伤

持续出血，大概率需要二次手术

食管手术病人（反流误吸风险高 - 按饱胃插管处理，直至气道反射完全恢复再拔管）

引自 Higgins T，Mailloux P. Critical care of the thoracic surgery patient. In：Gabrielli A，Laydon AJ，Yu M，eds. *Civetta，Taylor，and Kirby's Critical Care*. 4th ed. Philadelphia，PA：Lippincott Williams & Wilkins；2009：1193，Table 79.4.

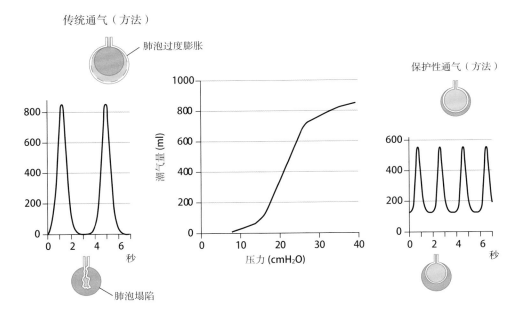

● **图 18.1** 呼吸压力-容量曲线和传统与保护性通气对体重 70 kg 合并 ARDS 的患者的影响。吸气压-容量曲线（中间图）的上下拐点分别在 14 cmH$_2$O 和 26 cmH$_2$O 处。常规通气设定每公斤体重潮气量为 12 ml，呼气末压为零（左侧图），肺泡会在呼气末塌陷。在随后的机械性充气过程中产生的剪切力可能撕裂肺泡内壁，高于上拐点的吸气末容量会导致肺泡过度膨胀。而肺保护性通气采用 6 ml/kg 潮气量（右侧图），吸气末容量可保持在上拐点以下；在下拐点基础上再增加 2 cmH$_2$O 的 PEEP（18 cmH$_2$O），可以防止呼气末肺泡塌陷，并为肺泡提供保护，防止在机械性充气过程中出现剪切力

引自 Tobin MJ. Advances in mechanical ventilation. *N Engl J Med.* 2001；344：1986-1996，Figure 3.

　　随着患者逐渐进入拔管阶段，我们推荐使用基本的脱机参数来评估患者能否耐受撤除机械通气。其中包括吸气负压，该指标有助于确定膈肌的肌力，对重症肌无力行胸腺切除术的患者尤其有用。对于这些患者，大于 20 cmH$_2$O 的吸气负压通常就足够了。浅快呼吸指数指呼吸频率/潮气量，是能够预测拔管失败的有效指标，当该指数大于 100 时禁止拔管[4]。相当数量的胸科病人在手术室需要插双腔支气管导管，这可能导致术后咽部和声门水肿。为了评估患者是否发生气道水肿，通常需要进行漏气试验，其具体做法是松掉气管导管气囊后，评估能否听到漏气的声音以及观察潮气量是否降低。既往肾上腺素和皮质醇会被用于减少气道水肿，但缺乏有力的数据证明其有效性。

术后胸腔内出血

　　大多数胸科病人转入 ICU 时会带着胸腔引流装置。这就为观察胸腔内情况提供了一个窗口，可以帮助指导医生管理患者的术后决策，尤其是出血的病人。应当每小时单独监测和记录所有胸引管的引流量。一旦患者胸引每小时引流量超过 100 ml/h，持续 4 小时，或是在任一小时内引流量超过 200 ml，应

立即通知外科医生。除了引流量的监测，术后还要立即对患者进行胸片和凝血检查，以确认是否存在血胸及纠正凝血功能异常。当出血导致血流动力学不稳定时，应注意血红蛋白和红细胞压积的连续性变化，以便能进行及时进行输血。如果手术涉及心包，临床医生应该高度警惕心包填塞的发生。即时的超声检查可以帮助诊断和指导复苏。持续出血、血胸和心脏压塞是返回手术室进行探查和冲洗的指征。

早期活动/预防深静脉血栓

　　了解术后深静脉血栓栓塞（DVT）的风险，才能理解早期活动、物理治疗、充气加压装置和化学预防对于预防 DVT 的重要性。大多数胸科手术病人都属于 DVT 高危人群，这与年龄和（或）并发症有关。这类病人的小腿血栓形成率为 20% ~ 40%，肺栓塞发生率为 2% ~ 4%，病死率为 0.4% ~ 1%[5]。由于这种风险的存在，病人在术后第一天就应该开始接受预防剂量的肝素抗凝治疗，并在到达 ICU 后立即接受气动加压治疗。如果能够耐受疼痛，应鼓励病人在术后第一天早上下床活动，这是病人康复最重要的因素，但术后镇痛的水平可以明显地帮助或阻碍病人下

床。值得注意的是，DVT 的存在并不是下床活动的禁忌证，只要不存在游离血栓就应该鼓励患者进行物理治疗，因为这种情况下血栓栓塞的风险较高[6]。

疼痛管理

开胸手术是术后疼痛程度最高的手术之一。进行微创手术或机器人手术，可明显减轻术后疼痛。不幸的是，并非所有的胸科手术都可以采用微创入路，有时需要标准的后外侧胸廓切开入路。除了不同的手术方式和入路，还存在其他可能导致术后明显疼痛的因素。胸腔引流管就是一个重要的疼痛来源，应该每天评估其是否可以拔除。镇痛是病人康复过程中的重要环节。

系统性镇痛

术中镇痛是术后疼痛处理的有效辅助手段，通常是静脉注射对乙酰氨基酚。在到达 ICU 后，建议采用逐步给药的镇痛方式，口服对乙酰氨基酚是一线用药。阿片类药仍然是 ICU 中控制急性疼痛的主要手段。然而，多模式镇痛对病人来说更有利，对医生来说也更有效。通过多种途径控制疼痛，可以最大限度地减少与镇痛药物有关的副作用（表 18.2）。曲马多是一种部分 μ 受体激动剂，其作用机制尚不清楚。加巴喷丁是一种确切的非阿片类镇痛药，副作用相对较轻，常与病人自控镇痛泵一起使用。镇痛泵的优势在于可以按需给予病人较小剂量的静脉镇痛药。另外，因为它是由病人触发的，因此可以节省领药耗费的时间，使疼痛控制在一个更稳定的状态[7]。

非甾体抗炎药（NSAIDs）通过抑制环氧化酶减少炎性介质导致的疼痛。NSAIDs 通常和阿片类药物联合应用，是有效的镇痛辅助药物。然而，NSAIDs 可能会使肾功能不全进一步恶化及抑制血小板功能，这也限制了其在特定病人中的应用。不良反应在长期使用（超过 5 天）后最常见，此外，NSAIDs 还会增加消化道出血的发生率[8]。

其他镇痛药物包括氯胺酮（NMDA 受体拮抗剂）和输注利多卡因。这些药物可以应用于采用了全身和局部多模式镇痛后疼痛仍然无法缓解的病人。深入了解药物剂量和副作用之间的关系对于 ICU 内镇痛药的安全使用至关重要，但这不在本章的讨论范围之内。

总之，术后疼痛管理有多种方式。我们建议采用多模式和阶梯镇痛。初始治疗为术前和术中开始口服和静脉注射对乙酰氨基酚，待肠道功能恢复后过渡到口服。可以适当增加 NSAIDs 剂量，加巴喷丁是合理的二线药物，但大多数病人仍需要使用阿片类药物。如果疼痛仍不缓解，静脉注射利多卡因和（或）氯胺酮也是系统镇痛的一个选择。

硬膜外和椎旁镇痛

区域麻醉已经成为术后镇痛的一个重要组成部分，尤其是对胸科手术来说。区域阻滞可大致分为外周型和中央型。目前最值得关注的外周型神经阻滞是椎旁阻滞。这种阻滞不同于硬膜外麻醉，后者是中央型区域阻滞镇痛的主要方式。On-Q 镇痛泵是作用于外周型区域阻滞方式，是一项最近兴起的新技术，可以在手术切口持续给予局麻药。术中由外科医生在患者切口处放置导管并连接到一个局麻药镇痛泵上，最终在 ICU 或门诊内拔管（图 18.2）。

椎旁阻滞可以单次给药或由置管持续镇痛。理想情况下，穿刺点位于切口水平的肋间隙内，在相应棘突外侧 3 cm。进针过于靠近中线会有穿刺到硬膜外的风险。进针过深可能会误穿胸膜和（或）肺（图 18.3）。如果操作正确，因为局麻药会沿着椎旁间隙和肋间隙上下扩散，这种阻滞能够覆盖穿刺侧的多个皮肤平面。

硬膜外注入局麻药是在神经根或脊髓水平达到镇痛作用，如果硬膜外注入阿片类药物则可以作用于脊髓背角水平[7]。理想情况下，硬膜外管是在术前放置的。通过病人的反馈确保导管定位准确，改善术后镇痛效果。持续硬膜外导管输注罗哌卡因或布比卡因与术后低血压有关，这很可能是由交感神经受抑制，导致心率下降（上胸段阻滞）和交感神经张力降低所致。医生应该善于识别硬膜外麻醉相关低血压，因为

表 18.2	镇痛药物的不良反应
药物	**不良事件**
阿片类药物	呼吸抑制、恶心呕吐、尿潴留、皮肤瘙痒
局麻药	癫痫、低血压、心律失常
酮咯酸	肾功能损伤、血小板功能不全、消化道出血
COX-2 抑制剂	极少出现副作用
氯胺酮	幻觉、苏醒期谵妄、儿茶酚胺释放引发高血压和心动过速、颅内压增加、分泌物多

引自 Soto RG，Fu ES. Acute pain management for patients undergoing thoracotomy. *Ann Thorac Surg*. 2003；75：1349-1357，Table 1.

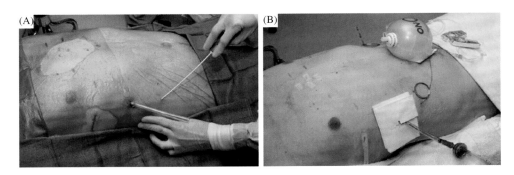

● **图 18.2** 术闭放置 On-Q 导管持续输注局麻药用于术后镇痛。（A）在腋后线经皮下隧道置入 7.5 英寸的 On-Q 导管；（B）局麻药容量为 750 ml

引自 Jaroszewski D，Ewais M，Lackey J. et al. Revision of failed，recurrent or complicated pectus excavatum after Nuss，Ravitch or cardiac surgery. *J Vis Surg*. 2016；2：74，Figure 10.

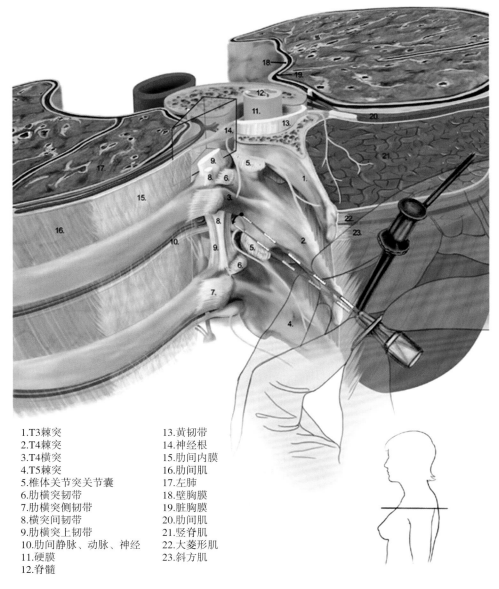

1.T3棘突
2.T4棘突
3.T4横突
4.T5棘突
5.椎体关节突关节囊
6.肋横突韧带
7.肋横突侧韧带
8.横突间韧带
9.肋横突上韧带
10.肋间静脉、动脉、神经
11.硬膜
12.脊髓

13.黄韧带
14.神经根
15.肋间内膜
16.肋间肌
17.左肺
18.壁胸膜
19.脏胸膜
20.肋间肌
21.竖脊肌
22.大菱形肌
23.斜方肌

● **图 18.3** 穿刺针从后部抵住相应椎体横突，调整穿刺方向稍向下穿透肋横突韧带或横突间韧带到达椎旁间隙

插图已获 ©brysonbiomed.com. 许可，允许转载

胸科病人过度补液不利于术后康复。更好的处理方法是容量足够的前提下减少硬膜外药量，并应用小剂量的缩血管药物。

研究表明，周围型和中央型区域阻滞镇痛效果相当，但是，一项随机、双盲对照研究将使用布比卡因行胸段硬膜外镇痛、联合使用 / 不使用阿片类药物和使用布比卡因行连续椎旁镇痛进行比较。最后研究表明，单独使用布比卡因时，两种镇痛方式的疗效是相同的。但是，加用阿片类药物会减少低血压的发生。这很可能是由于镇痛所需的药物背景量降低，进而降了交感神经阻滞效果[9]。此外，应用后者的患者疼痛评分亦有所改善。

术后其他镇痛方式

麻醉医生和外科医生也有其他可以采用的术后镇痛方式，包括肋间神经阻滞和肋间神经冷冻术。前者由麻醉医生操作，后者由外科医生术中操作。

肋间阻滞既能获益于局部麻醉，又不像中央型区域阻滞有系统性副作用的风险。然而，这类阻滞也有风险，由于通常单次给药，因此反复操作增加了气胸的风险。脂质体布比卡因作为缓释剂延长单次给药后镇痛时间，其作用时间长达 72 ～ 96 h。这是由于局部麻醉药被包裹在多囊脂质体中，在注射点缓慢释放[10]。然而，由于其高昂的成本，还需要更多的研究来证实该技术的获益。一小瓶脂质化布比卡因要285 美元，而盐酸布比卡因仅需要每瓶 5 美元[11]。目前脂质体布比卡因所具有的可以消除持续输注导管及其并发症的潜在益处尚不能被证明可以抵消其投入常规应用的高昂成本。

肋间神经冷冻术是一种应用于外周的区域麻醉方法，冷冻探头在切口水平及上下各肋间隙作用于肋间神经纤维。探针被冷却到零下 70℃，冻伤神经及其滋养血管。这种阻滞被证明是有效的，可以减少术后阿片类药物的用量[12]。在某些情况下，它可以替代其他形式的区域麻醉。

胸腔引流管管理

绝大多数胸科病人术后转入 ICU 时会携带胸腔引流系统。一般来说，术中会放置两根胸腔引流管，转入时要注意导管的位置。这有助于确定出血来源和（或）漏气位置。一般来说，一根弯曲的胸腔引流管放置于横膈膜上吸引所有积聚的液体，放置在胸腔顶端的另一根胸腔引流管有助于肺复张。医生在转运过程中不要夹闭胸腔引流管，避免出现张力性气胸。

转入 ICU 后，应将胸腔引流管置于 $-20\ cmH_2O$ 的压力下持续吸引。这将有助于排出在转运途中产生的胸腔内积气，也有利于肺复张。但是对于全肺切除术后的病人，胸腔引流管应置于水平面下，避免纵隔移位和静脉回心血量减少。胸腔吸引系统（pleurevac）是在一个受控的负压系统下排出胸腔内的气体和液体（图 18.4）。应该注意的是，对胸腔引流系统施加持续的负压会产生区别于肺泡与胸膜腔之间压力差的较高的跨肺压，从而增加支气管 - 胸膜的漏气量[13]。在连续漏气的情况下，移除负压吸引装置可能可以减少漏气的发生。通过观察胸腔吸引装置中水封瓶中是否有气泡可以判断是否存在漏气。用水封瓶连接胸腔引流管时，需要检查胸片，以确保气体没有在胸膜腔内迅速积聚。

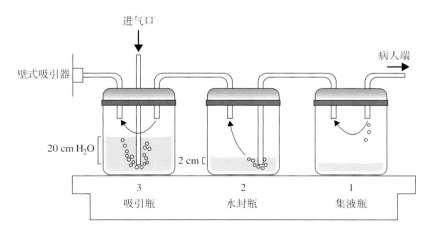

● 图 18.4　一个标准的用于排出胸腔内积气和液体的胸腔吸引装置。胸腔内排出的气体经过第二个水封瓶时会产生气泡，因此，水封瓶内出现气泡，就意味着出现了支气管 - 胸膜漏气

引自 Marino P. *The ICU Book*. 3rd ed. Philadelphia，PA：Lippincott Williams & Wilkins；2007：Figure 26.7.

每个医生拔除胸腔引流管的标准各不相同，但是通常的做法是评估漏气量和胸腔引流管引流量。如果没有漏气，引流量降至每天 100 ～ 200 ml 时，拔除胸引管是安全的。在拔除胸引管时，应在呼气相或病人进行 Valsalva 动作时拔除胸引管，避免胸膜腔内的气体滞留。

术后液体管理

由于术中存在多种因素影响肺实质，因此，胸科手术后病人的早期液体管理极具挑战性。在手术过程中，术侧肺接受大量的手术操作，而健侧肺会进行长时间的单肺通气。上述因素再加上术中输液的影响，即便患者的容量相对不足，也会导致术后出现严重的肺水肿。

我们建议使用液体复苏评估的标准指标，包括尿量、血压、心率、中心静脉压和血乳酸水平。目标导向的液体管理是术后液体复苏的最佳策略。如果患者有肺动脉导管，医生可以获得更多的有创参数，包括中心静脉氧饱和度、左心室舒张末期压和心输出量[14]。

在没有肺动脉导管的情况下，可以使用动脉压力监测装置来获得类似的参数，比如 Flotrac/Vigileo 监测。该装置可以提供实用但可靠性各不相同的测量数据，包括全身血管阻力、心输出量和每搏输出量变异度。后者在液体复苏中特别有用。每搏输出量变异度反映了通气引起的胸膜腔内压变化产生的左心室输出量的改变，已被证明是液体反应性的准确预测指标。计算方法是单位时间内最大每搏输出量与最小每搏输出量的差值和每搏输出量平均值之比值的百分数[15]。

使用即时超声评估患者容量状态得到越来越多的运用，应当持续应用超声监测评估患者容量状态的变化。评估左心室充盈程度、整体心功能情况、是否有心包 / 肺积液以及是否存在右心压力 / 下腔静脉塌陷，有助于指导复苏。

特别要注意的是，术后 24 小时内患者最好处于轻度容量相对不足的状态，避免出现肺切除术后肺水肿。如果需要对患者进行液体复苏，可以选择晶体或胶体；在随机试验中两者效果相当。

并发症

鉴于这类手术的复杂性，应该对术后并发症的发生进行预期，并且大多数情况下，并发症的发生与手术操作直接相关。手术和并发症之间的关系见

表 18.3。在这一部分，我们将讨论胸科 ICU 最常见的问题及其管理。

气道

正如前面所讨论的，与气道操作和双腔支气管导管有关的喉头水肿可在拔管时导致严重的气道肿胀。皮质类固醇和外消旋肾上腺素是气道水肿的一线治疗药物。然而，对于术后难治性上呼吸道水肿或气管狭窄的病例，氦氧混合气更是是一种合适的治疗方法。氦氧混合气的密度明显低于氮气。气体以层流的方式通过狭窄的气道，从而可能将紧急气道转为稳定气道[16]。

喉返神经损伤通常是由于过度牵引或切开周围组织引起的，可导致患者声音嘶哑，无法咳出分泌物并增加患者的误吸风险。如果术中没有损伤神经，这些病人的神经功能可随时间恢复。如果声音嘶哑持续存在，可行声带注射治疗以调整受累声带的位置。

心脏

房性快速性心律失常和心肌缺血在这类患者中很常见且值得关注，但是它们的处理超出了本章的范围。

术后可能会出现右向左分流，但有时患者直到出院后才出现该症状。据估计，超过 20% 的普通人群存在卵圆孔未闭。肺切除手术，特别是全肺切除术后，病人可能因为右心系统压力增加而发生分流[17]。病人表现为呼吸困难和缺氧，平躺时症状可改善。在排除引起这些症状的其他常见病因后，可以通过动脉血气分析和超声心动图作出诊断。治疗方法包括手术缝合和血管内封堵。

一种罕见但可怕的并发症是心脏疝。心脏疝通常发生在术后早期，表现为血流动力学不稳定，上腔静脉综合征，以及右侧胸部闻及异常心音。通常是在心包内全肺切除后，心脏疝出了心包导致的。处理方法是立即手术探查封闭心包缺损。

肺切除术或肺减容手术增加了右心室功能不全 / 衰竭的风险。这被认为与肺毛细血管床横截面积减少引起的肺血管阻力改变有关。当出现中心静脉压升高伴有血流动力学不稳定时，应警惕这种情况。经胸超声心动图和肺动脉导管能够辅助诊断。电解质调节、利尿和应用肺血管扩张剂后以减少负荷是右心室功能不全 / 衰竭主要的治疗方法，但不在本章的讨论范围内。

表 18.3	胸科手术特定并发症
手术类型	**并发症**
前纵隔手术（Chamberlain 手术）	喉返神经（尤其是左侧）损伤
支气管镜 / 纵隔镜	撕裂大血管导致出血，支气管活检导致漏气
支气管胸膜瘘修复	持续漏气，修补处开裂
支气管肺灌洗	呼吸困难 / 灌洗液溢出到对侧肺
肺大疱切除术	张力性气胸、漏气
胸壁重建	出血、胸壁顺应性改变、胸壁不稳定、假体感染
Clagett's 胸壁开窗手术	漏气
Collis-Belsey 联合手术	胃瘘、脾损伤
去皮质术	出血、漏气
食管扩张术	食管穿孔、胸腔渗出、气道梗阻
食管镜检	食管穿孔
食管胃切除术	液体转移至第三间隙、吻合口瘘、胃血管阻断、脾损伤、胃扭转
Heller 肌层切开术	食管裂伤
肺叶切除术	支气管瘘、肺叶塌陷、肺叶扭转
纵隔肿瘤切除	麻醉 / 镇静下气道梗阻、喉返神经损伤
Nissen 胃底折叠术	食管梗阻（结扎过紧）、脾损伤
漏斗胸修复术	肋软骨炎、胸廓不稳定
胸膜腔镜检	咽损伤、漏气
肺切除术	房性心律失常（心房颤动、多源性房性心动过速）、纵隔移位、心脏扭转、空气栓塞、支气管破裂
胸主动脉瘤	截瘫、出血、主动脉支气管瘘、食管损伤
胸腺切除术	肌无力、乏力、呼吸衰竭
肺移植	排异反应（术后 5 天）、再灌注损伤、感染、健侧肺过度扩张、伤口裂伤
气管切除术	术后颈部屈曲固定、伤口裂伤、漏气

引自 Higgins TL. Selected issues in postoperative management. In：American College of Chest Physicians：The ACCP Critical Care Board Review. Northbrook，IL；1998：323-334.

肺

肺不张和肺水肿仍然是胸科病人术后最常见的并发症。然而，在 ICU 中可能出现更复杂的问题。

全肺切除术后综合征是右全肺切除术后发生的典型纵隔逆时针转位。病人表现为活动性呼吸困难、喘鸣和复发性肺部感染，通常由左主支气管受压引起的[18]。治疗方法是行外科手术，需要注意的是，这种情况最常出现在患者出院后。

更为紧迫的情形是肺切除术后支气管残端漏。这类病人存在严重的发热，白细胞增多，同时由于支气管内分泌物漏入胸腔导致一侧胸腔严重感染。需要通过抗生素和外科手术进行治疗，通常需要反复清洗后修复残端。

肺叶切除术后，肺叶扭转可能表现为肺的一个节段围绕肺门扭转。胸片最初可能表现为肺不张，但随着组织坏死，可进展为肺实变。支气管镜可以帮助确诊，一旦确诊，需要手术解除扭转。如果肺组织已经坏死，可能需要进行肺叶切除术。

尽管通气和辅助支持治疗日益完善，但当出现氧合和通气恶化时，有时还是需要有创技术。VV-ECMO 是难治性呼吸衰竭的最终治疗方式，当病人无法通过其他方式改善氧合和通气时应考虑该治疗手段。其他治疗方式还包括反比通气 / 气道压力释放通气、镇静下肌松、肺血管扩张剂以及在严重急性呼吸窘迫综合征时采用俯卧位通气。

胸膜

在术后并发症中，气胸的发生率仅次于肺不张[19]。患者的表现差异很大，可能包括亚临床症状、活动性呼吸困难、缺氧、患侧呼吸音减弱以及机械通气产生的正压迫使气体进入胸腔内导致气道压升高。如果病人发生张力性气胸，会出现血流动力学不稳定。对于生命体征稳定的病人，应该行胸部 X 线检查排除气胸。通过即时超声观察是否有胸膜滑动征以识别气胸比放射学检查更有效。对于生命体征不稳定的病人，最好根据临床表现进行胸腔减压。可以在锁骨中线第二肋间隙的位置穿刺减压或者放置胸引管。如果进行穿刺，操作后医生须放置胸引管进行长期吸引。

如果术侧放置胸引管后依然发现气胸，需要检查引流系统是否梗阻。一般来说，引流管可能会不小心被扭曲或夹紧，导致梗阻位置以上的积气。

应该注意的是，多项 meta 分析表明，实时超声

表18.4 超声用于诊断胸部并发症的准确度：系统性研究的证据

气胸	研究数量	人群、分析单位	US特征、比较器	参考标准	患病率	敏感性	特异性
Wilkerson RG, Stone MB. Sensitivity of bedside ultrasound and supine anteroposterior chest radiographs for the identification of pneumothorax after blunt trauma. *Acad Emerg Med.* 2010; 17: 11-17.	4项，无meta分析	钝挫伤，患者(37页)，患半胸(17页)	未陈述，CXR	胸CT或排气	497例中21.5%~30.1%; 218半肺中11.5%	US: 86%~98%; CXR: 28%~75%	US: 97%~100%; CXR: 100%
Ding W, Shen Y, Yang J, et al. Diagnosis of pneumothorax by radiography and ultrasonography: a meta-analysis. *Chest.* 2011; 140: 859-866.	20项	创伤，肺活检后，病危，半胸[a]	无肺栓塞，无彗星尾征，肺导航; CXR	胸CT或临床表现为排气	7569半肺中13.2%	US: 88%; CXR: 52%	US: 99%; CXR: 100%
Alrajhi K, Woo MY, Vaillancourt C. Test characteristics of ultrasonography for the detection of pneumothorax: a systematic review and meta-analysis. *Chest.* 2012; 141: 703-708.	8项	创伤，医源性，患者[a]	无肺栓塞，无彗星尾征，CXR	胸CT或排气	未陈述(无法计数)，1048人	US: 90.9%; CXR: 50.2%	US: 98.2%; CXR: 99.4%
Alrajab S, Youssef AM, Akkus NI, et al. Pleural ultrasonography versus chest radiography for the diagnosis of pneumothorax: review of the literature and meta-analysis. *Crit Care.* 2013; 17: R208.	13项	创伤，肺活检后，病危，半胸	未定义，CXR	胸CT	3028半肺中22.5%	US: 78.6%; CXR: 39.8%	US: 98.4%; CXR: 99.3%
Ebrahimi A, Yousefifard M, Mohammad Kazemi H, et al. Diagnostic accuracy of chest ultrasonography versus chest radiography for identification of pneumothorax: a systematic review and meta-analysis. *Tanaffos.* 2014; 13: 29-40.	28项	创伤，医源性，病危，患者	未陈述，CXR	胸CT	5314例中20%	US: 87%; CXR: 46%	US: 99%; CXR: 100%
胸腔积液							
Grimberg A, Shigueoka DC, Atallah AN, et al. Diagnostic accuracy of sonography for pleural effusion: systematic review. *Sao Paulo Med J.* 2010; 128: 90-95.	42项	创伤，心力衰竭，ICU，ARDS患者	未陈述，CXR	CT或引流	924例中27.6%	US: 92%~96%; CXR: 24%~100%	US: 88%~100%; CXR: 85%~100%
Yousefifard M, Baikpour M, Ghelichkhani P, et al. Screening performance characteristic of ultrasonography and radiography in detection of pleural effusion; a meta-analysis. Emerg (Tehran). 2016; 4: 1-10.	12项	创伤，心力衰竭，病危，外科患者	未陈述，CXR	CT, US, CXR	1554例中41.5%	US: 94%; CXR: 51%	US: 98%; CXR: 91%

CXR, 胸片；CT, 断层扫描；ICU, 重症监护室；ARDS, 急性呼吸窘迫综合征。

European Respiratory Review 2016; 25 (141): 230-246; DOI: 10.1183/16000617.0047-2016 Published 31 August 2016.

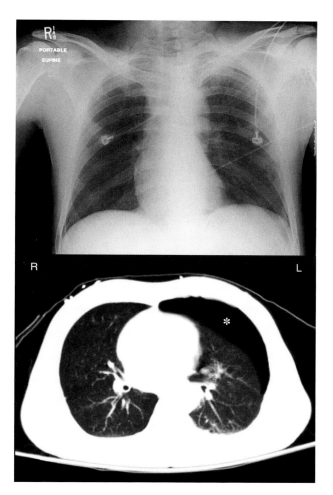

● 图 18.5　一名年轻男性肺部钝挫伤的床旁胸片和 CT 图像。CT 可见前胸部气胸（星号位置），胸片未见异常

引自 Marino P. *The ICU Book*. 3rd ed. Philadelphia，PA：Lippincott Williams & Wilkins；2007：Figure 26.5.

和脂蛋白含量增加时，可以明确诊断。保守治疗包括中链脂肪酸饮食和管饲成分营养液，以降低淋巴系统内脂肪酸含量。如果治疗不成功，过渡到肠外营养可能是必要的，与此同时，外科医生决定是否需要手术干预。谨慎起见，应排除其他脓性引流液的可能，尤其是在食管手术后。淀粉酶水平将有助于诊断食管瘘／吻合口破裂，还应检查蛋白质、乳酸脱氢酶水平和细胞计数，鉴别诊断渗出液还是漏出液。

近年来，食管损伤的主要治疗方法日趋成熟。利用 CT 评估／诊断食管漏后，医生应确保胸引管通畅，并加用广谱抗生素／抗真菌药物。根据污染程度和渗漏部位的不同，可以在床旁、介入中心或手术室内完成治疗。在源头控制之后，应根据损伤情况，请胃肠科医生会诊评估是否进行食管支架置入术或手术修复。

感染

胸科术后感染主要为院内获得性肺炎、脓胸和切口感染。随着围术期抗生素的使用，切口感染已经变得极其罕见。但在急诊开胸和脓胸、肺脓肿、食管穿孔术中，医生必须保持高度警惕，因为上述情形均会增加术后感染的风险。为了预防肺不张与后续可能发生的肺炎，鼓励患者早期下床活动和积极进行物理治疗同样重要。

如果怀疑病人出现肺炎且需要机械通气，我们推荐支气管镜检查，术中行支气管肺泡灌洗，灌洗液送细菌培养。之后进行经验性的广谱抗生素治疗，针对抗甲氧西林的金黄色葡萄球菌和铜绿假单胞菌覆盖。在等待细菌培养和药敏试验结果时，我们医院倾向于使用万古霉素和头孢吡肟。如果病人拔除了气管插管，气管深处吸引物足以指导抗生素治疗。

脓胸的发生率正在下降，但长时间漏气仍是发生脓胸的危险因素，并可能被长时间的机械通气掩盖。通过胸引管获取引流液进行培养，并且应该马上使用广谱抗生素。在某些情况下，也可能需要手术干预。

是一项排除气胸的敏感度和特异度更高的监测（表 18.4）[20]。这很可能是由于胸片无法识别位于前部的气胸（图 18.5），但是在 M 模式超声下缺乏胸膜滑动且合并有特征性的条形码征即可诊断气胸。床边超声检查通过识别 "B 线" 对肺水肿、大量胸腔积液和肺实变／肺不张的鉴别也是非常有效的（图 18.6）。

胸导管损伤是一种术中需要切开后纵隔的胸科手术的并发症，常见于食管切除术。当病人开始增加高脂饮食时，胸引管引流液从浆液／浆液性变成乳白色需要高度怀疑胸导管损伤。当检测引流液内甘油三酯

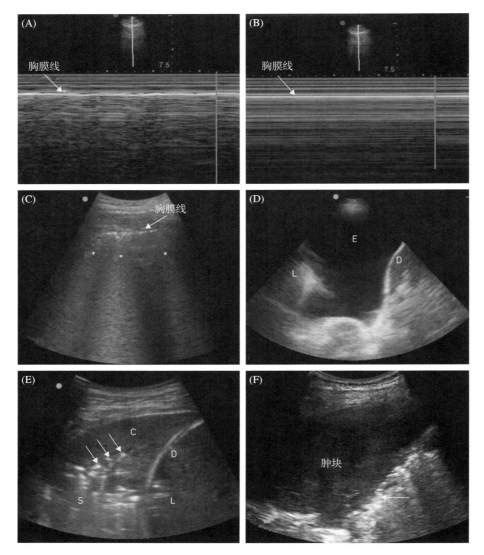

● **图 18.6** 特定的胸部超声图像。（A）沙滩征。正常肺组织的 M 模式超声表现为颗粒状滑动；（B）条形码征。M 模式超声呈水平"条形码"表现，不能观察到肺组织滑动；（C）B 线。星号显示起于胸膜的彗星尾状线（B 线）；（D）单纯胸腔积液。"E"代表无回声的液性暗区。"L"表示肺部受压所致的肺不张。"D"代表横膈膜；（E）实变。"C"表示实变。"D"代表横膈膜。"L"代表肝脏。"S"表明实变的远端边缘呈锯齿状。箭头显示的是空气支气管征；（F）肺部肿瘤。箭头显示了肿物远端平滑

经许可转自 European Respiratory Review 2016；25（141）；230-246；DOI：10.1183/ 16000617.0047-2016 Published 31 August 2016.

参考文献

1. Iyer A, Yadav S. Postoperative care and complications after thoracic surgery. In: Firstenberg S, ed. *Principles and Practice of Cardiothoracic Surgery.* London: IntechOpen; 2013.
2. Stéphan F, Boucheseiche S, Hollande J, et al. Pulmonary complications following lung resection: a comprehensive analysis of incidence and possible risk factors. *Chest.* 2000;118:1263–1270.
3. Brower RG, Matthay M, et al; Acute Respiratory Distress Syndrome Network. Ventilation with lower tidal volumes as compared with traditional tidal volumes for acute lung injury and the acute respiratory distress syndrome. *N Engl J Med.* 2000;342:1301–1308.
4. Vallverdu I, Calaf N, Subirana M, Net A, Benito S, Mancebo J. Clinical characteristics, respiratory functional parameters, and outcome of a two-hour t-piece trial in patients weaning from mechanical ventilation. *Am J Respir Crit Care Med.* 1998;158:1855–1862.
5. Shaw J, LoCicero J. General principles of postoperative care. In: Shields TW, LoCicero J, Reed CE, Feins RH, eds. *General Thoracic Surgery.* 7th ed. Philadelphia: Lippincott Williams & Wilkins; 2009:571–579.
6. Pacouret G, Alison D, Pottier JM, Bertrand P, Charbonnier B. Free-floating thrombus and embolic risk in patients with angiographically confirmed proximal deep venous thrombosis: a prospective study. *Arch Intern Med.* 1997;157:305–308.
7. Stevens D, Edwards T. Management of pain after thoracic surgery. In: Pearson FG, Cooper JD, Deslauriers J, et al., eds. *Thoracic Anesthesia,* 2nd ed. New York, NY: Churchill Livingstone; 1991: 563–591.
8. Strom BL, Berlin JA, Kinman JL, et al. Parenteral ketorolac and risk of gastrointestinal and operative site bleeding. A postmarketing surveillance study. *JAMA.* 1996;275:376–382.
9. Grinder JS, Mullet TW, Saha SP, Harned ME, Sloan PA. A randomized, double-blind trial comparing continuous thoracic epidural bupivacaine with and without opioid in contrast to continuous paravertebral infusion of bupivacaine for post-thoracotomy pain. *J Cardiothorac Vasc Anesth.* 2012;26:83–89.
10. Bulbake U, Doppalapudi S, Kommineni N, Khan W. Liposomal formulations in clinical use: an updated review. *Pharmaceutics.* 2017;9(2):12.
11. Pedoto A, Amar D. Liposomal bupivacaine for intercostal nerve block: pricey or priceless? *Semin Thorac Cardiovasc Surg.* 2017;29:538–539.
12. Ju H, Feng Y, Yang BX, Wang J. Comparison of epidural analgesia and intercostal nerve cryoanalgesia for post thoracotomy pain control. *Eur J Pain.* 2008;12:378–384.
13. Marino P. *The ICU Book.* 3rd ed. Philadelphia, PA: Lippincott Williams & Wilkins; 2007.
14. Kendrick JB, Kaye AD, Tong Y, et al. Goal-directed fluid therapy in the perioperative setting. *J Anaesthesiol Clin Pharmacol.* 2019;35(Suppl 1):S29–S34.
15. Berkenstadt H, Margalit N, Hadani M, et al. Stroke volume variation as a predictor of fluid responsiveness in patients undergoing brain surgery. *Anesth Analg.* 2001;92:984–989.
16. Skrinkas GJ, Hyland RH, Hutcheon MA. Using helium-oxygen mixtures in the management of acute upper airway obstruction. *Can Med Assoc J.* 1983;128:555–558.
17. Bakris NC, Siddiqi AJ, Fraser CD Jr, Mehta AC. Right-to-left interatrial shunt after pneumonectomy. *Ann Thorac Surg.* 1997;63:198–201.
18. Jansen JP, Brutel de la Rivière A, Alting MP, Westermann CJ, Bergstein PG, Duurkens VA. Postpneumonectomy syndrome in adulthood. Surgical correction using an expandable prosthesis. *Chest.* 1992;101:1167–1170.
19. Amini S, Gabrielli A, Caruso L, Layon AJ. The thoracic surgical patients: initial postoperative care. *Semin Cardiothorac Vasc Anesth.* 2002;6:169–188.
20. Ding W, Shen Y, Yang J, He X, Zhang M. Diagnosis of pneumothorax by radiography and ultrasonography: a meta-analysis. *Chest.* 2011;140:859–866.

第 19 章

麻醉过程中的肺病理生理学

Gary R. Haynes, Brian P. McClure
李 月译 | 张 冉 阎 涛 审校

简介

维持和控制呼吸功能是麻醉实践的基础。全身麻醉和机械通气会干扰肺功能,且加剧对并存肺部疾病患者肺生理的影响。术后恢复肺功能至正常或尽可能接近正常,是麻醉医师的主要职责。

维持正常的动脉二氧化碳分压($PaCO_2$)和氧分压(PaO_2)水平可防止重要器官系统的损伤和全身麻醉苏醒延迟。麻醉期间进行自主呼吸的患者有气道梗阻的风险,且易发生换气不足,导致高碳酸血症,因此控制通气是必要的。由镇静、全身麻醉、神经阻滞、椎管内麻醉或体位变化引起的气道梗阻与低通气必须立即进行处理。在麻醉状态下管理呼吸功能需要了解呼吸的神经控制机制、麻醉与手术期间气道和肺容积的变化以及通气 - 血流比值(V/Q)如何改变。本章内容着重于基本肺生理学与临床实践的结合。

肺病理可分为四大类:阻塞性疾病、限制性疾病、传染性疾病和肿瘤性疾病。虽然为了教育和研究目的对肺疾病及其对肺功能的影响进行了分类,但这些类别往往有相当多的重叠。在临床层面上,肺病理生理学的本质是肺通气或灌注不足的问题。但临床中往往同时存在肺通气不足和肺血流灌注不足。虽然某些疾病过程会引起特定的病理生理反应,但患者经常伴有复杂的并存疾病,导致复杂的病理生理过程。

肺部疾病的体征和症状

麻醉医生与病人的初次接触发生在各种不同的情况和条件下。择期手术有机会安排病人面谈和进行各种检查,但急诊病人或 ICU 病人首次评估时可能处于昏迷、插管或使用呼吸机支持的状态下。识别肺部疾病的体征并进行快速评估是必要的,以预测通气和氧合问题。

因为镇静和全身麻醉掩盖了一些肺部症状,识别肺部疾病的体征更为必要。常见的体征包括呼吸困难和气促,或呼吸困难伴气促,即呼吸短促。这些体征通常伴有呼吸力度的增加,是气道狭窄和呼吸运动增强的征象。在狭窄的气道中气流的强力运动会引起直接或听诊可闻及的哮鸣音。在严重的情况下,意识清醒的病人吸气时会出现呼吸辅助肌的收缩。呼吸时鼻翼扇动,常常伴有呼吸困难和憋气。

咳嗽是从呼吸道排出液体或黏液的过程。排痰性咳嗽是指分泌痰液的咳嗽。呼吸道刺激引起咳嗽而不咳痰是干咳。原因包括急性上呼吸道感染、鼻窦分泌物进入气道、哮喘和胃食管疾病。慢性排痰性咳嗽是吸烟或其他刺激物引起的慢性支气管炎的特征。慢性支气管炎的另一个原因是长期暴露于烟雾或其他刺激物。

发绀是指伴随着脱氧血红蛋白增加而出现的淡蓝色花斑外观,是重要的体征。末梢发绀是为了延长供氧时间,调节四肢血管收缩导致血流量减少所致。例如暴露于冷空气引起的发绀。中央型发绀发生在呼吸系统不能充分氧合血液时。血液不能充分氧合有多种原因:呼吸单元的数量低于临界水平,氧气通过肺泡壁进入血液的路径受阻,肺内血流分布与通气不匹配(通气 - 血流比失调),或肺血流中断。杵状指\趾是慢性低氧血症常见的体征。

胸痛是一种常见的症状,但不是肺部疾病的特异性症状。呼吸引起的疼痛源于附着于胸壁内侧和覆盖肺部表面的胸膜、支气管或者来自胸壁的肌肉或骨骼结构。局限的或限制性呼吸运动常与胸壁或胸膜疾病相关。

呼吸衰竭患者常表现为呼吸困难和气促。可能出现嗜睡、视觉和精神状态变化。病人可能会经历脑血管舒张继发的头痛。随着病情进展,发生镇静状态、意识模糊和意识丧失。

清醒患者的呼吸功能

呼吸功能由①神经调控机制;②胸壁和膈肌运动;

③空气在上呼吸道的运动，及之后进入；④肺实质共同组成。麻醉药物在各个层面对肺部系统都有影响。镇静剂、催眠药、阿片类药物和吸入麻醉剂抑制神经调控；镇静药物及肌松药松弛口咽部肌肉，导致气道阻塞；镇静、催眠及吸入麻醉剂可以松弛支气管平滑肌，导致支气管扩张；麻醉药物还可以降低心功能，改变肺灌注。

正常的呼吸调控

在正常情况下，由自主神经系统和意识控制通气。分钟通气量（minute ventilation，VE）的变化主要是通过一个闭环负反馈系统控制血液中二氧化碳和氧气的水平来调控（图19.1）。$PaCO_2$分压及其引起的氢离子（H^+）浓度的变化可由脑干髓质内的化学感受器感知。颈动脉体和主动脉体的外周化学感受器对PaO_2、$PaCO_2$、pH和主动脉血压都很敏感。这些化学感受器对PaO_2的变化最为敏感，当PaO_2降至50～60 mmHg时，它们会刺激通气。颈动脉体化学感受

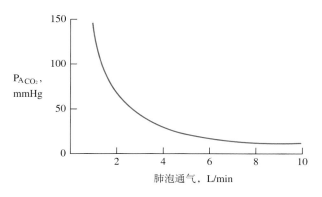

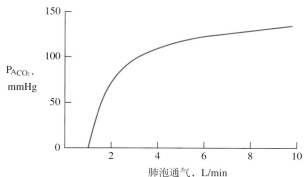

● **图19.1** 肺泡通气受中枢化学感受器调控，感受器对脑脊液$PaCO_2$的变化作出反应。正常情况下$PaCO_2$保持在40 mmHg，PaO_2在104 mmHg左右
引自Levitzky MG. Pulmonary Physiology. 9th ed. New York，NY：McGraw-Hill Education；2012. Copyright McGraw-Hill Education © All rights reserved.

器在调控PaO_2方面比主动脉弓化学感受器发挥更重要的作用。颈动脉体去神经支配的动物模型显示，当呼吸低氧气体混合物时，它们不能相应的增加通气。相反，未经纠正的缺氧只会进一步抑制大脑的呼吸中枢。所以当病人缺氧时，是颈动脉体克服中枢呼吸抑制并刺激呼吸[1]。

$PaCO_2$随运动短暂增加，轻微过度通气可使其恢复到正常静息水平。过度通气很快得到响应，但运动时的响应更快，表明化学感受器对二氧化碳更敏感。在休息时，控制$PaCO_2$的脑干中枢化学感受器占主导地位，但在运动时，颈动脉体化学感受器可能会增强反应[2]。

由于通气主要通过二氧化碳水平驱动，呼吸暂停是$PaCO_2$降低后的一个严重后果。呼吸暂停阈值是指不能刺激产生自主呼吸的$PaCO_2$水平。当$PaCO_2$水平低于这个阈值时，就失去了刺激，呼吸停止。在$PaCO_2$升至呼吸暂停阈值之前，患者不能自主呼吸。通常$PaCO_2$降低5～10 mmHg足以达到呼吸暂停阈值。

脑干的神经中枢通过控制胸壁和膈肌的肌肉运动来调节胸廓扩张的速度和程度。通过感知血液和脑脊液中的氢离子（H^+）浓度和$PaCO_2$水平，外周和脊髓化学感受器介导反馈性调节。胸壁骨骼肌中的牵张感受器和肺中的机械感受器向中枢神经系统反馈胸部扩张的程度。通过这些调控，氧气的供应和二氧化碳的消除在一定范围内得以维持。

肺生理学基本原理

肺容量和肺容积

肺通气通过肺容量和肺容积来衡量。肺容积有4个参数分别是：潮气量、补吸气量、补呼气量及残气量。潮气量，即单次正常呼吸时吸入和呼出的气体量；补吸气量，指还可以吸入超出正常潮气量部分的气体量；补呼气量，指正常呼吸后还能强力呼出的气体量；残气量，指在最大用力呼气后肺内剩余的气体量[3]（图19.2）。

代表肺容量的参数包括：吸气量、功能残气量、肺活量及肺总量。吸气量，即从正常呼气结束时可吸入的最大空气量；功能残气量，即正常呼气后残留在肺中的气体量；肺活量是补吸气量、潮气量和补呼气量的总和。它表示在用最大力呼吸时，能进出肺部的最大气体量。肺总量是所有肺容积的总和，是肺的最

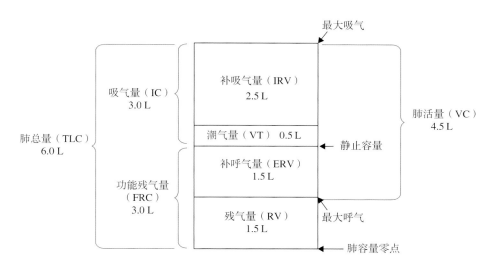

● 图 19.2　70 kg 成人的标准肺容量

大容量。

　　需要关注的是，患者的体位会影响肺功能。变换患者体位后肺容量会发生显著变化。正常人从站立到仰卧时，肺总量、肺活量和残气量均无明显变化。但由于补吸气量增加和补呼气量减少，功能残气量（FRC，functional residual capacity）下降（图 19.3）。这一变化对患者，尤其是病态肥胖患者有不利影响。FRC 中所含的空气持续进行着气体交换。FRC 的降低意味着空气的减少，从而可用的氧气也减少。在全身麻醉诱导过程中，由于体重指数增加，患者的 FRC 显著降低，血氧饱和度也发生快速下降。这是一种由

胸壁增加的重量和腹部对膈肌的压迫引起限制性肺疾病（图 19.4）。这类患者因其胸腔顺应性差和容易发生气道梗阻通常会面临面罩正压通气困难。在预充氧前后，将病态肥胖患者移至 25° 头高位，可改善其 PaO_2[4]。

　　气体交换只发生在呼吸性细支气管末端和肺泡的水平，因此肺泡气的运动对氧合和 CO_2 清除是最重要的。气管支气管树内不参与气体交换的部分称为解剖无效腔（$V_{D\,anat}$）。每分钟进出肺部的气体量称为分钟通气量（$V_{E\,min}$），等于潮气量（V_T）乘以呼吸频率（f）。在正常情况下，解剖无效腔不发生显著变化。

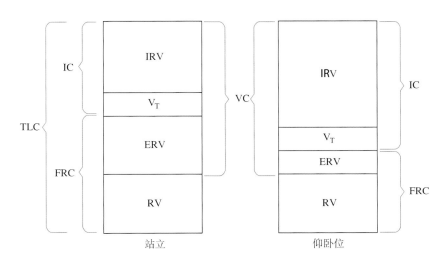

● 图 19.3　从站立到仰卧位肺容量和肺容积的变化

缩略语：ERV，补呼气量；FRC，功能残气量；IC，吸气量；IRV，补吸气量；RV，残气量；TLC，肺总量；VC，肺活量；V_T，潮气量

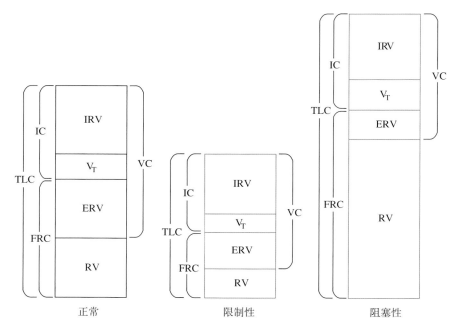

• **图 19.4** 阻塞性和限制性肺疾病患者的肺容量和肺容积改变。肺气肿和哮喘是典型的阻塞性疾病

ERV，补呼气量；FRC，功能残气量；IC，吸气量；IRV，补吸气量；RV，残气量；TLC，肺总量；VC，肺活量；V_T，潮气量

气体交换的评估

在麻醉管理过程中，评估肺气体交换功能的状态很重要。气体交换依赖于肺血流到达肺泡囊。氧气和二氧化碳通过扩散穿过肺泡壁，它们的移动由浓度梯度或肺泡内气体的分压、肺泡壁的厚度，以及这些气体在血液中的溶解度决定[5]。

二氧化碳在生物系统中的扩散简单而迅速。肺对其的清除率基本上与任一时间的无效腔容量呈函数关系。在较小程度上，还取决于二氧化碳产生的速度。潮气量的哪些部分参与了气体交换需要通过测量无效腔容量来确定。然而，直接测量 V_D 在技术上很困难，也几乎不在常规临床中进行。通过确定无效腔容量与潮气量的比例（V_D/V_{TV}）可以作出适当的估计。利用呼吸监测和血气数据，估计比率的公式为：

$$\frac{V_D}{V_{TV}} = \frac{paCO_2 - P_{ET}CO_2}{paCO_2}$$

肺内血流分布并不均匀（图 19.5）。当一个人站立的时候，血液倾向于流向肺的下部，而不是肺的顶端。吸入肺部的空气进入顺应性最好的肺泡。因此，在站立位时，肺顶端的肺泡会过度扩张，而肺下部的肺泡因受压而限制了扩张。氧的交换取决于通气与灌注的合理匹配（图 19.6）。评估肺内氧交换的效率是

通过评估肺泡与动脉血内氧的浓度梯度来实现的。评估的公式为：

$$P_A O_2 = FiO_2 (P_{baro} - P_{H_2O}) - \frac{paCO_2}{RQ}$$

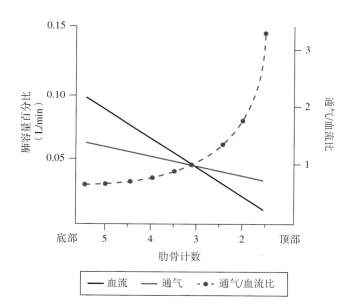

• **图 19.5** 健康青年患者通气灌注分布（左轴）和通气/血流比（右轴）。通气量和血流量以升/分钟/肺泡容积百分比为单位。穿插实心圆的虚线表示在心输出量为 6.0 L/min 和肺泡通气为 5.1 L/min 时不同解剖水平的通气/血流比

重绘并引自 West JB. Ventilation/Blood Flow and Gas Exchange. 4th ed. Oxford，UK：Blackwell Scientific，1970.

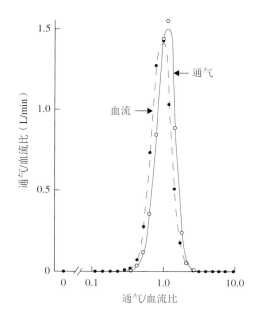

● 图 19.6 年轻受试者通气 / 血流比的实验测量，如图显示，通气过度和灌注不足区域（V/Q > 1）和灌注大于通气的区域（V/Q < 1），但通常大多数区域表现为通气 / 血流比良好（V/Q=1.0）

引自 Wagner PD，Laravuso RB，Uhl RR，West JB. Continuous distributions of ventilation-perfusion ratios in normal subjects breathing air and 100% O2. J Clin Invest. 1974；54：54-68.

各参数分别代表肺泡氧分压（P_AO_2）、吸入气氧浓度（FiO_2）、气压（P_{baro}）、水蒸气压（P_{H2OH}）和呼吸熵（RQ）（正常膳食条件下 RQ 为 0.8）[6]。肺泡和血液中含氧量之间的梯度称为"肺泡 - 动脉氧分压差"：

$$A - a \ gradient = P_AO_2 - PaO_2$$

肺病理生理学与麻醉的影响

呼吸衰竭

当血液氧合不足和二氧化碳排出障碍时会发生呼吸衰竭。它可以是急性或慢性发病，也经常表现为慢性病程的急性加重。急性衰竭可发生于肺实质、气道或胸壁病变。呼吸衰竭也可继发于脑或脊髓损伤时中枢神经调控的丧失。慢性衰竭是由于肺实质、支气管或邻近结构变化导致持续性气流受阻或肺扩张受限。

呼吸衰竭有两种类型：低氧型呼吸衰竭和低氧合并高碳酸血症型呼吸衰竭。当动脉血氧分压（PaO_2）低于 60 mmHg 时发生低氧型呼吸衰竭。低氧型呼吸衰竭的常见原因包括慢性支气管炎、肺炎肺实变和急性呼吸窘迫综合征（acute respiratory distress syndrome，ARDS）。

进行性缺氧最初引起虚弱和疲劳，但如果不及时纠正，最终可能逐渐进展为意识障碍。缺氧会使代谢需求高的大脑、心脏、肾脏和肝脏承受相当大的风险。当脑干缺氧导致其对心血管的调节功能丧失并发生循环休克时，就会出现全系统衰竭和死亡。呼吸衰竭可合并高碳酸血症，即 $PaCO_2$ 超过 45 mmHg。CO_2 潴留又会导致呼吸性酸中毒。

呼吸衰竭的代偿机制包括心动过速和外周血管舒张，以增加心输出量向身体输送更多氧气。这些变化的体征是皮肤温暖潮湿，由于自主神经系统激活，患者还可能出现震颤。随着疾病的进展，会出现嗜睡，终末期发展为昏迷。这可能导致低心输出量状态，并伴有神经功能抑制、水和电解质调节失衡以及代谢废物的清除能力降低。

麻醉患者的呼吸功能

全身麻醉会导致健康人发生肺不张[7,8]。较高的吸入气氧浓度（FiO_2）也促使肺不张发生。然而，在全身麻醉之前，吸入高浓度的氧气来进行去氮给氧更为重要。麻醉引起的肺不张在肥胖患者中更容易发生，这使得病态肥胖患者存在更高的缺氧风险[9]（图 19.7）。

通过低氧性肺血管收缩（hypoxic pulmonary vasoconstriction，HPV）机制，血液会从未通气区域分流而出（图 19.8）。HPV 通过减少不通气区域的血流量，改善肺通气 / 血流比。其发生依赖于肺小动脉收缩并将血液分流到通气区域的肺泡。当存在未通气

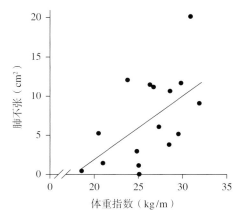

● 图 19.7 计算机断层扫描测量的肺不张面积与体重指数（BMI）；相关性：$r = 0.66$，$P = 0.010$

引自 Rothen HU，Sporre B，Engberg G，Wegenius G，Hedenstierna G. Re-expansion of atelectasis during general anaesthesia：a computed tomography study. Brit J Anaesth. 1993；71（6）：788-795.

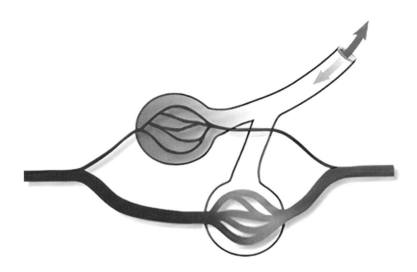

● **图 19.8**　通过从肺不张区分流肺血流维持 PaO$_2$ 的低氧肺血管收缩机制示意图。低氧肺血管收缩机制是肺部特有的
修改并引自 Lumb AB and Slinger P. Hypoxic pulmonary vasoconstriction. Physiology and anesthetic implications. Anesthesiology，2015；122（4）：932- 946.

肺时，这种作用会在几分钟内提高全身的 PaO$_2$[10]。

临床上，肺不张可导致显著的缺氧，因为血液从萎陷的肺实质区直接流出。曾经常用的方法是使用大潮气量（12 ～ 14 ml/kg）给麻醉患者通气，以尽量减少肺不张，以及避免吸入高浓度氧（FiO$_2$）[11,12]。大

潮气量通气增加了 ARDS 患者的肺损伤和死亡率（图 19.9）。小潮气量通气可最小化呼吸机相关肺损伤的发生率。随后的研究发现，对于没有 ARDS 的患者，大潮气量也会造成肺损伤[13,14,15,16]。因此，机械通气的实施由大潮气量逐渐转变为较低的潮气量，一般为

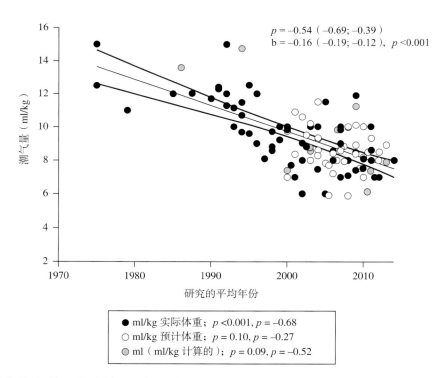

● **图 19.9**　ICU 患者潮气量随时间逐渐降低。黑线是潮气量随时间的线性回归，置信区间为 95%（蓝线）。每个点代表一项临床研究
引自 Schaefer MS，Serpa Neto A，Pelosi P，et al. Temporal changes in ventilator settings in patients with uninjured lungs：a systematic review. Anesth Analg. 2019；129（1）：129-135.

7 ～ 9 ml/kg。然而，这降低了 ICU 患者而非手术患者的 P_{max}，对 ICU 或手术患者的呼气末正压、平台压或 FiO_2 需求也没有改变 [17]。

麻醉对肺功能的影响

控制通气

全身麻醉下患者在自主呼吸时出现低通气，导致高碳酸血症，但仍能维持足够的 PaO_2。许多用于镇静和全身麻醉的药物通过抑制中枢和外周化学感受器对 CO_2 和 O_2 的反应来抑制通气。联合应用这些药物会使他们的作用叠加。

丙泊酚

丙泊酚（2，6-二异丙基酚）广泛用于全身麻醉的镇静、诱导和维持。丙泊酚降低通气 [18,19,20]，并呈剂量依赖性的方式降低颈动脉体的敏感性 [21]（图 19.10）。

全身麻醉诱导后气管插管常引起支气管收缩和气道阻力增加 [22]。这种反应被认为是由于麻醉过浅或未能抑制喉部操作和气道内异物引起的反射。与硫喷妥钠或依托咪酯相比，丙泊酚全身麻醉诱导后的气道阻力更小，并且在听诊时没有明显的哮鸣音。在有吸烟史的患者身上，这些影响更为明显 [23]（图 19.11）。

吸入麻醉剂

吸入麻醉剂会引起浅快呼吸，并减弱患者对低氧血症和高碳酸血症的反应。当病人在没有临床干预

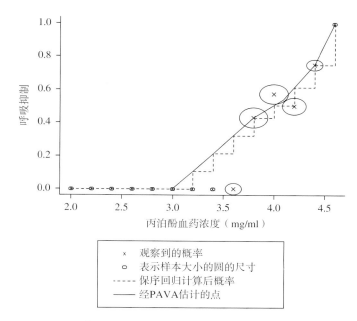

● **图 19.10**　使 5%（EC₅）和 50%（EC₅₀）受试者发生呼吸抑制时的血浆丙泊酚浓度。呼吸抑制首先在血浆浓度超过 3 mg/ml 时出现，并以剂量依赖性的方式增加

引自 Lee MH，Yang K-H，Lee CS，Lee HS，Moon SY，Hwang S-I，Song J-H. The effect-site concentration of propofol producing respiratory depression during spinal anesthesia. Korean J Anesthesiol. 2011；61（2）：122-126.

的情况下自主呼吸时，吸入麻醉剂会使 $PaCO_2$ 增加 5 ～ 15 mmHg。随着潮气量的减少，无效腔通气在每次呼吸中占据相当大的一部分。由于进入肺泡的新鲜气体减少，随之而来的是缺氧和高碳酸血症。

与一些老药相比，我们发现异氟烷比氟烷更容易引起呼吸抑制。健康志愿者使用异氟烷麻醉（1 MAC）时，对缺氧的反应降低了 50%。当病人从清

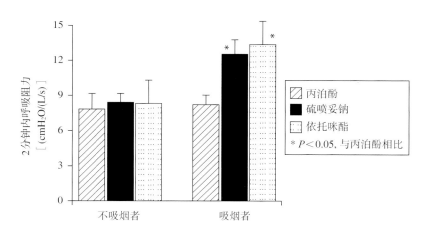

● **图 19.11**　吸烟者和非吸烟者在全身麻醉诱导和气管插管后的气道阻力，使用丙泊酚的吸烟者比使用硫喷妥钠或依托咪酯的吸烟者的气道阻力小

引自 Eames WO，Rooke GA，Wu RS-C，Bishop MJ. Comparison of the effects of etomidate，propofol，and thiopental on respiratory resistance after tracheal intubation. Anesthesiology，1996；84：1307-1311.

醒状态过渡到镇静状态时，低剂量异氟醚可减少约34%的分钟通气量，而氟烷则没有明显变化。在较高的剂量下，异氟醚仍比氟烷在更大程度上降低了分钟通气量。呼吸频率的变化在这两种麻醉剂之间没有什么不同[25]。与这些老的吸入麻醉剂相比，低剂量七氟醚（0.1 MAC）对低氧通气反应的影响很小[26]。在实验环境中，当$PaCO_2$保持恒定时，受试者呼吸轻度缺氧气体不会增加通气。当缺氧驱动被吸入麻醉剂抑制时，即使在高碳酸血症的情况下，通气也不增加[27]。所有的吸入麻醉剂都会产生这种结果，丙泊酚也会如此[28,29]（图19.12）。

以往关于吸入麻醉剂对缺氧引起急性通气反应的研究结果一直存在争议。这是因为不同的结果是在不同条件下对人体受试者进行研究时获得的。研究对象的警觉状态以及引起缺氧的变化无论是逐渐引入的还是突然引入的都会影响结果。同样的情况也可能在日常的临床工作中产生影响。然而，早期的研究表明，低剂量（小于0.2 MAC）氟烷可显著抑制缺氧引起的急性通气反应[30,31]（图19.13）。较新的结果支持这一结论，显示氟烷在大约2/3的MAC时，显著降低24%的颈动脉体反射。氟烷、安氟烷、异氟烷各组间无差异[32]。

阿片类药物

阿片类药物是一类具有强效镇痛和镇静作用的药

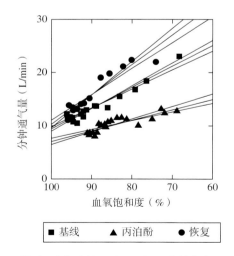

● **图19.12** 输注丙泊酚前、中、后30分钟低氧通气反应曲线。注射丙泊酚用于镇静可降低低氧通气反应曲线的斜率，并导致低氧通气反应曲线向下移动，这与分钟通气时间减少和潮气量减少有关

引自 Blouin RT，Seifert HA，Babenco HD，Conard PF，Gross JB. Propofol depresses the hypoxic ventilatory response during conscious sedation and isohypercapnia. Anesthesiology. 1993；79；1177-1182.

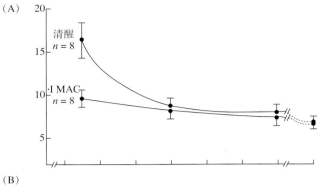

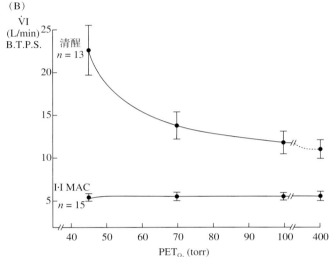

● **图19.13** 吸入麻醉剂（本例中为氟烷）对缺氧通气反应的影响。在恒定二氧化碳状态下，氟烷镇静（A）和麻醉（B）可降低或消除对缺氧的通气反应

引自 Knill RL and Gelb AW. Anesthesiology. 1978；49；244-251.

物。它们在医院被广泛用于治疗急性疼痛和镇静，在门诊用于慢性疼痛的治疗。阿片类药物包括吗啡，一种从罂粟汁中提取的天然化合物，以及被称为苯基哌啶的半合成衍生物。这类药物包括芬太尼、舒芬太尼、阿芬太尼、瑞芬太尼，以及相关的化合物丁丙诺啡、羟考酮和美沙酮[33]。

阿片类药物通过与μ、δ和κ等多种阿片类受体结合来发挥其药理作用[34]。μ阿片受体存在于脑干神经元，有充足的证据表明，正是其介导了阿片诱导的呼吸抑制。

阿片类药物引起缓慢、不规则的呼吸，并会引起高碳酸血症和低氧血症。然而，阿片类药物对通气的影响在很大程度上取决于药物种类、途径和给药速度。缓慢注射阿片类药物会导致高碳酸血症的逐渐发生，而一个剂量快速注射（弹丸注射）会导致呼吸暂停。阿片类药物可通过抑制化学感受器来抑制缺氧和高碳酸血症介导的通气反应[35]。这是所有阿片类药物的特征，没有哪种阿片类药物不会导致呼吸抑制。

过度镇静、呼吸抑制、误吸、胸壁强直、非心源性肺水肿、支气管痉挛和免疫抑制是已报道的使用阿片类药物的部分肺部并发症。据报道，滥用阿片类药物会造成呼吸抑制和肺部并发症，从而引起死亡，其中还包括通过给药途径引发的疾病所引起的死亡 [36]。

非心源性肺水肿（noncardiogenic pulmonary edema，NCPE）是一种与阿片类药物有关的罕见疾病，尽管大多数病例涉及二醋吗啡（即海洛因）。其机制尚不清楚，但已提出与缺氧、神经源性作用、毛细血管通透性增加或海洛因的某些直接作用有关。另一机制可能是因为在气道阻塞的情况下用力吸气，产生了显著的胸内负压 [37]。在大多数情况下，NCPE 通常在支持性治疗后 48 小时内消失 [38]。

阿片类药物给药时可发生胸壁僵硬。胸部顺应性变化迅速，胸部僵硬。这是大剂量舒芬太尼麻醉的一个众所周知的副作用，但在芬太尼和其他阿片类药物中不太常见。胸壁僵硬与给药剂量和给药速度有关。当它发生在全身麻醉诱导时，会使正压面罩通气困难。这可以通过使用神经肌肉阻滞剂或使用阿片类受体拮抗剂（如纳洛酮）来控制。

特殊病理生理情况

肺动脉高压

肺动脉高压（pulmonary arterial hypertension，PAH）是一组肺部疾病的共同结果，使人衰弱且生存率低 [39]。肺动脉高压可由遗传和多种肺部疾病引起，继发于全身和心脏疾病，但在许多情况下，它是特发性的，也被称为原发性肺动脉高压。以往，PAH 在一般人群中并不常见。更强的健康意识和越来越频繁的多普勒超声心动图检测可以解释为什么它现在被更频繁地识别出来。PAH 患者的管理需要定期病情评估和治疗评估。由于在一般人群中相对罕见，PAH 患者最好在有经验的医疗中心进行管理。

正常平均肺动脉（pulmonary arterial，PA）压为 8 ~ 20 mmHg。PAH 是静止时平均肺动脉压持续升高达 25 mmHg，运动时平均肺动脉压持续升高达 30 mmHg，并且肺毛细血管楔压和左室舒张末压 < 15 mmHg [40,41]。在本病的病程中，阻力性肺动脉发生进行性重构，肺动脉血压持续增高。

正常情况下，肺血管系统是一个低压系统。肺动脉壁很薄，扩张性好。这种结构使它们能够在压力或阻力

增加很小的情况下适应右心室（right ventricle，RV）血流的增加。在肺内容量恰好是 FRC 时，肺血管阻力最小。此时，胸壁扩张向外的拉力与肺实质向内的弹性回缩力处于平衡状态。肺血管阻力在肺过度膨胀或膨胀不足的极端情况下增加（图 19.14）。肺血管阻力（pulmonary vascular resistance，PVR）的计算方法是肺动脉压与肺毛细血管楔压的差值除以心输出量。其正常范围为 20 ~ 130 dynes/$(s \cdot cm^5)$，正常情况下约为全身血管阻力的 1/5 [42]。

随着 PAH 的进展，肺血管的扩张性变得越来越差，以至于在肺血流增加时不能保证肺动脉压稳定（图 19.15）。PAH 患者活动耐量有限，当进行需要增加心输出量的运动时会感到疲劳 [43]。PAH 的严重并发症包括缺氧和右心室衰竭。在全身麻醉和手术过程中，这两种情况都会迅速恶化。

PAH 患者常伴有全身性高血压和阻塞性睡眠呼吸暂停，而这两种情况都会加重 PAH 的严重程度。PAH 的初始治疗证明肺血管系统对钙离子通道阻滞剂有反应，且没有明显的副作用。一线治疗包括钙离子通道阻滞剂——硝苯地平、地尔硫卓或氨氯地平。随着病情严重程度的增加，建议在 PAH 治疗中添加安贝生坦（内皮素受体拮抗剂）或他达拉非或西地那非（磷酸二酯酶 -5 抑制剂）。其他内皮素受体拮抗剂——波生坦、马西腾坦和利奥西呱（一种 cGMP 激动剂）被推荐用于减缓 PAH 的进展。严重者建议持

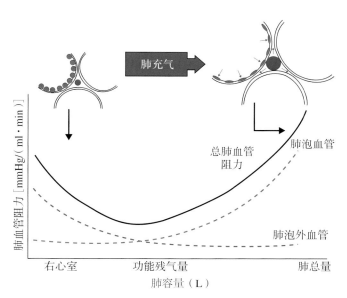

● 图 19.14　肺血管阻力在肺容量处于功能残气量水平时最小，并随着肺泡膨胀过度或不足而增加

引自 Cortes-Puentes GA，Oeckler RA，Marini JJ. Physiology-guided management of hemodynamics in acute respiratory distress syndrome. Ann Transl Med. 2018；6（18）：353. doi：10.21037/atm.2018.04.40.

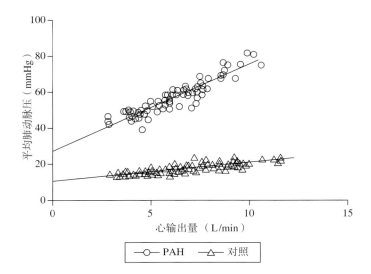

● **图 19.15**　PAH 患者的动脉重构使血管顺应性降低，心输出量增加时肺动脉压力增大

引自 Simonneau G，Montani D，Cetermajer SD，Denton CP，Gatzoulis MA，Krowka M，Williams PG，Souza R. Haemodynamic definitions and updated clinical classification of pulmonary hypertension. European Respiratory Journal Jan 2019，53（1）1801913；DOI：10.1183/13993003.01913-2018.

续静脉滴注前列环素衍生物——伊前列醇或皮下注射曲前列尼尔。这些药物经常联合使用以达到治疗目标[44]。

慢性阻塞性肺疾病（chronic obstructive pulmonary disease，COPD）、肺血栓栓塞、缺氧、高碳酸血症、酸中毒、体外循环、再灌注损伤、微栓塞或全身炎症介质加重 PAH。术前使用支气管扩张剂、抗生素和类固醇缓解 COPD 患者的病情是必要的。对于那些容易发生血栓栓塞的患者，术前抗凝治疗也很重要。

在全身麻醉下，当手术刺激触发 PVR 增加时，肺血压升高。PVR 升高会将压力作用于右心室，对于冠状动脉疾病患者，这可能导致心肌缺血和右心室收缩力下降。必须密切关注任何心电图改变、低氧血症和全身低血压征象，因为它们可能反映右心劳损和缺血。治疗方法包括优化右心室前负荷和减少后负荷[45]。

在麻醉过程中可以采取一些措施来减少加重 PAH 的交感神经刺激（框 19.1）。纠正低氧血症和酸中毒是有用的，优化右心前负荷需要谨慎输液并观察平均动脉压增加的反应情况。血管内液体容量超过右心室的承受能力可能会导致并发症。静脉麻醉药在这些病人的治疗中起着重要的作用。丙泊酚、芬太尼、舒芬太尼和氯胺酮在单肺通气时对缺氧通气、血管反应性和氧合的影响极小，因此被成功使用。在 PVR 增加的情况下，右心室衰竭的药物治疗更需要血管舒

张药物而非血管收缩药物。PAH 的长期治疗有几种选择。然而，在麻醉过程中改善右心室功能的即时选择，包括腺苷和磷酸二酯酶抑制剂[46]。

框 19.1　最小化肺动脉压升高的麻醉干预措施
1. 避免缺氧——使用 > 60% FiO₂ 保证足够的氧合
2. 适度过度通气（PaCO₂ 为 30 ~ 35 mmHg）来避免高碳酸血症和呼吸性酸中毒
3. 避免代谢性酸中毒
4. 避免高气道压——以 6 ~ 8 ml/kg 理想体重的潮气量来通气
5. 利用肺复张策略避免肺不张和 V/Q 比例失调
6. 维持体温正常（36℃ ~ 37℃）

引自 Gille J，Seyfarth H-J，Gerlach S，Malcharek M，Czeslick E，Sablotzki A. Perioperative anesthesiological management of patients with pulmonary hypertension. *Anesthesiology Research and Practice*. 2012，Article ID 356982，16 pages. doi：10.1155/2012/356982.

肺栓塞

肺栓塞（PE，pulmonary embolism）是一个非常严重的问题，具有很高的死亡风险。在一项包含 14 篇已发表文章共包含 11 218 名亚裔患者的综合研究中，PE 的平均发病率为 0.18%，介于 0 ~ 0.58% 之间[47]。英国的一项队列研究分析了 18 151 名有 PE 症状的创伤和择期骨科患者，然后通过 CT 进行确认，发现总体发病率只有 0.47%。然而，这些患者一旦发生 PE，死亡率高达 15.29%[48]。与类似的研究一样，这些报告没有将术中和术后 PE 分开。术中 PE 的发生率估计在 0.6% ~ 10%[49]。

PE 常发生在深静脉血栓形成的病人。应对这些患者进行血管手术以防止血栓栓塞到肺部。根据肺血管阻塞的程度，肺症状可以从轻微的呼吸困难到低血压或休克，通常 PE 表现为急性循环衰竭和死亡。

急性 PE 的主要体征是进行性呼吸困难、胸痛或无其他原因的持续低血压。在病情稳定的患者中，最佳的评估包括通过 CT 扫描发现肺动脉内的栓子。PE 患者的血流动力学可能不稳定，出现严重低血压或无脉电活动的心搏骤停。在紧急情况下，经胸超声心动图或经食管超声心动图（transesophageal echocardiography，TEE）可用于辅助肺血栓栓塞的诊断。提示肺动脉栓塞的体征包括右心劳损伴右心室扩张、右心心尖运动能力减退、右心室或肺动脉内有血

栓[50]。然而，超声心动图并不总是能提供明确的诊断；只有 TEE 才能看到主肺动脉和右肺动脉的血栓，而左肺动脉会被左主支气管遮挡[51]。

PE 增加无效腔通气，因为肺部血流减少但持续通气。这就造成了右到左分流，肺动脉血液的氧合受到损害。当血栓在肺远端动脉中滞留时，肺血流分布将发生改变，更多的血液流向持续灌注的肺区域，这会引起肺水肿和肺泡出血。血栓堵塞在主、右或左肺动脉可导致严重低血压，右心室和右心房压明显升高，心输出量降低。随着右心室后负荷的增加，右心室扩张。这增加了右心室壁的应力，当合并全身性低血压时，可使右心室心肌灌注减少，引起心肌缺血或梗死。

单肺通气情况

腹腔镜手术对麻醉管理是个挑战，因为需要腹部充气和较为斜倾的头低位姿势。腹部充入二氧化碳气体和患者的体位都推动膈肌向头侧。气腹使气道压、动脉 CO_2 和呼吸末 CO_2（$ETCO_2$）升高，肺顺应性和潮气量相应降低[52]。这些改变通常不难管理。

在手术中变换患者体位时，气管插管可能会发生移位。在进行反头低足高位腹腔镜手术时，最初位置良好的气管插管可能发生移位，因为固定在头部的气管导管在肺部向头侧移动中容易滑入主支气管。因此，腹腔镜检查过程中气管导管的移动是常见的，50% 的病例气管导管向隆突移动，超过 15% 的气管插管进入右主支气管。尽管如此，SpO_2、$ETCO_2$ 和吸气峰值压力均无显著变化[53]。腹腔镜手术存在其他引起潜在的肺部并发症的风险，包括低血压、皮下气肿、气胸和二氧化碳栓塞[54]。

维持 HPV 将血液分流出萎陷的肺区域是很重要的，特别是在胸科手术中。使用双腔支气管内导管隔离肺通气可以在术侧肺停止通气时，维持另一侧肺通气。通常，在这些手术过程中，流向萎陷肺的血液不会中断。当单肺通气开始时，如果 HPV 被麻醉药抑制，通气和灌注完全不匹配的萎陷肺将导致严重的低氧血症[55]。

参考文献

1. Levitzky MG, ed. *Pulmonary Physiology*. 9th ed. New York, NY: McGraw-Hill.
2. Jacobi MS, Patil CP, Saunders KB. The transient ventilatory response to carbon dioxide at rest and in exercise in man. *Resp Physiol*. 1989;(77):225–238.
3. West JB Luks AM. *West's Respiratory Physiology* (11th ed). Wolter Kluwer; 2021.
4. Dixon FJ, Dixon JB, Carden JR, Burn AJ, Schachter LM. Pre-oxygenation is more effective in the 25° head-up position than in the supine position in severely obese patients: a randomized con-trolled study. *Anesthesiology*. 2005;102(6):1110–1115.
5. Forster RE. Exchange of gas between alveolar air and pulmonary capillary blood: pulmonary diffusing capacity. *Physiological Reviews*, 1957; 37(4):391–452.
6. Raymond IW. The alveolar air equation abbreviated. *Chest*. 1978;74(6):675–676.
7. Brismar B, Hedenstierna G, Lundquist H, et al. Pulmonary densities during anesthesia with muscular relaxation: a proposal of atelectasis. *Anesthesiology*. 1985;62:422–428.
8. Lundquist H, Hedenstierna G, Strandberg A, et al. CT-assessment of dependent lung densities in man during general anaesthesia. *Acta Radiol*. 1995;36:626–632.
9. Rothen HU, Sporre B, Engberg G, Wegenius G, Hedenstierna G. Re-expansion of atelectasis during general anaesthesia: a computed tomography study. *Brit J Anaesth*. 1993;71(6):788–795.
10. Moudgil R, Michelakis ED, Archer SL. Hypoxic pulmonary vasoconstriction. *J Appl Physiology*. 2005;98:390–403.
11. Bendixen HH, Henley-Whyte J, Laver MB. Impaired oxygenation in surgical patients during general anesthesia with controlled ventilation. a concept of atelectasis. *N Engl J Med*. 1963;269:991–996.
12. Visick WD, Farley HB, Hickey RF. The effects of tidal volume and end-expiratory pressure on pulmonary gas exchange during anesthesia. *Anesthesiology*. 1973;39:285–290.
13. Sherpa Neto A, Cardozo SO, Manetta JA, et al. Association between use of lung-protective ventilation with lower tidal volumes and clinical outcomes among patients without acute respiratory distress syndrome: a meta-analysis. *JAMA*. 2012;308:1651–1659.
14. Sherpa Neto A, Simonis FD, Barbas CS, et al. Association between tidal volume size, duration of ventilation, and sedation needs in patients without acute respiratory distress syndrome: an individual patient data meta-analysis. *Intensive Care Med*. 2014;40:950–957.
15. Putensen CK, Theurkauf N, Zinserling J, Wrigge H, Pelosi P. Meta-analysis: ventilation strategies and outcomes of the acute respiratory distress syndrome and acute lung injury. *Ann Intern Med*. 2009;151:566–576.
16. Brower RG, Matthau MA, Morris A, Schoenfeld D, Thompson BT, Wheeler A; Acute Respiratory Distress Syndrome Network. Ventilation with lower tidal volumes as compared with traditional tidal volumes for acute lung injury and a actuate respiratory distress syndrome. *N Engl J Med*. 2000;342:1301–1308.
17. Schaefer MS, Serpa Neto A, Pelosi P, et al. Temporal changes in ventilator settings in patients with uninjured lungs: a systematic review. *Anesth Analg*. 2019;129(1):129–135.
18. Goodman NW, Black AM, Carter JA: Some ventilatory effects of propofol as sole anaesthetic agent. *Br J Anaesth*. 1987;59:1497–503.
19. Goodman, NW Black, AM Carter, JA, Lee YS: Effects of propofol target-controlled infusion on haemodynamic and respiratory changes with regard to safety. *J Int Med Res*. 2004;32:19–24.
20. Lee M-H, Yang K-H, Lee C-S, et al. The effect-site concentration of propofol producing respiratory depression during spinal anaesthesia. *Korean J Anaesthesiol*. 2011;61(2):122–126.
21. Malin M Jonsson, Sten G. E. Lindahl, Lars I. Eriksson. Effect of propofol on carotid body chemosensitivity and cholinergic chemotransduction. *Anesthesiology*. 2005;102(1):110–116.
22. Dohi S, Gold MI. Pulmonary mechanics during general anaesthesia: the influence of mechanical irritation on the airway. *Br J Anaesth*. 1979;51:205–213; Gal TJ. Pulmonary mechanics in normal subjects following endotracheal intubation. *Anesthesiology*. 1980;52:27–35.
23. Wendell OE, Rooke AG, Sai-Chuen Wu R, Bishop MJ; Comparison of the effects of etomidate, propofol, and thiopental on respiratory resistance after tracheal intubation. *Anesthesiology*. 1996;84(6):1307–1311.
24. D. Sjogren, S.G. Lindahl, A. Sollevi. Ventilatory responses to acute and sustained hypoxia during isoflurane anesthesia. *Anesth Analg*. 1986;86:403–409.
25. Canet J, Sanchis J, Zegri A, Llorente C, Navajas D, Casan P. Effects of halothane and isoflurane on ventilation and occlusion pressure. *Anesthesiology*. 1994;81(3):563–571.
26. Pandit JJ, Manning-Fox J, Dorrington KL, Robbins PA. Effects of subanaesthetic sevoflurane on ventilation. 2: Response to acute and sustained hypoxia in humans. *Br J Anaesth*. 1999;83(2):210–216.
27. Pandit, J.J. Effect of low dose inhaled anaesthetic agents on the ventilatory response to carbon dioxide in humans: a quantitative review. *Anaesthesia*. 2005;60:461–469.
28. Pandit JJ. Volatile anaesthetic depression of the carotid body chemoreflex-mediated ventilatory response to hypoxia: directions for future research. *Scientifica* 2014:394270
29. Blouin RT, Seifert HA, Babenco HD, Conard PF, Gross, JB. Propofol depresses the hypoxic ventilatory response during conscious sedation and isohypercapnia. *Anesthesiology*. 1993;79:1177–1182.
30. Knill RL, Gelb AW. Ventilatory responses to hypoxia and hypercapnia during halothane sedation and anesthesia in man. *Anesthesiology*. 1978;49:244–251.
31. Knill RL, Clement JL. Site of selective action of halothane on the peripheral chemoreflex pathway in humans. *Anesthesiology*. 1984;61:121–126.
32. Pandit JJ, O'Gallagher K. Effects of volatile anesthetics on carotid body response to hypoxia in animals. In: Poulin MJ, Wilson RJA, eds. *Integration in Respiratory Control. Advances in Experimental Medicine and Biology*. Vol 605. New York, NY: Springer; 2008.
33. Dahan A, Niesters M, Olofsen E, Smith T, Overdyk F. Opioids. In Barash PG, Cullen BF, Stoelting RK, Cahalan MK, Stock MC, Ortega R, eds. *Clinical Anesthesia*. 7th ed. Philadelphia: Lippincott, Williams & Wilkins; 2013: 501–522.
34. Martin WR. Opioid antagonists. *Pharmacol Rev*. 1967;19:463–521.
35. Weil JV, McCullough RE, Kline JS, Sodal IE. Diminished ventilatory response to hypoxia and hypercapnia after morphine in normal man. *N Engl J Med*. 1975;292:1103–1106.
36. Radke JB, Owen KP, Sutter ME, Ford JB, Albertson TE. The effect of opioids on the lung. *Clinic Rev Allerg Immunol*. 2014;46:54–64.
37. Sterrett C. Patterns of presentation in heroin overdose resulting in pulmonary edema. *Am J Emerg Med*. 2003;21:32–34.
38. Horng HC, Ho MT, Huang CH, Yeh CC, Cherng CH. Negative pressure pulmonary edema following naloxone administration in a patient with fentanyl-induced respiratory depression. *Acta Anaesthesiol Taiwan*. 2010;48:155–157.
39. Prins KW, Thenappan T. WHO Group 1 pulmonary hypertension: epidemiology and pathophysiology. *Cardiol Clin*. 2016;34(3):363374.
40. Badesch DB, Champion HC, Gomez Sanchez MA, et al. Diagnosis and assessment of pulmonary arterial hypertension. *J Am Coll Cardiol*. 2009;54(1 Suppl):S55–S66.
41. Farber HW, Loscalzo J. Pulmonary arterial hypertension. *N Engl J Med*. 2004;351(16):1655–1665.
42. Kelly CR, Rabbani LE. Pulmonary-artery catheterization. *N Engl J Med*. 2013;369(25):e35.
43. Lau EMT, Vanderpool RR, Choudhary P, et al. Dobutamine stress echocardiography for the assessment of pressure-flow relationships of the pulmonary circulation. *Chest*. 2014;146:959–966.
44. Therapy for pulmonary arterial hypertension in adults: update of the CHEST Guideline and Expert Panel Report. *Chest*. 2019;155(3):565–586.
45. Fisher L, Van Aiken H, Bürkle H. Management of pulmonary hypertension: physiological and pharmacological considerations for anesthesiologists. *Anesth Analgesic*. 2003;96:1603–1616.
46. Fisher L, Van Aiken H, Bürkle H. Management of pulmonary hypertension: physiological and pharmacological considerations for anesthesiologists. *Anesth Analgesic*. 2003;96:1603–1616.
47. Yeo DXW, Junnarkar S, Balasubramaniam S, et al. Incidence of venous thromboembolism and its pharmacological prophylaxis in Asian general surgery patients: a systematic review. *World J Surg*. 2015;39:150–157.

48. Gudipati S, Fragkakis EM, Ciriella V, et al. A cohort study on the incidence and outcome of pulmonary embolism in trauma and orthopedic patients. *BMC Med*. 2014;12:39.

49. Koesssler MJ, Fabianai R, Hamer H, Pitto RP. The clinical relevance of embolic events detected by TEE during cemented total hip arthroplasty: a multicenter clinical trial. *Anesth Analg*. 2001;92:49–55.

50. Rosenberger P, Shernan SK, Body S, Eltzschig HK. Utility of intraoperative transesophageal echocardiography for diagnosis of pulmonary embolism. *Anesth Analg*. 2004; 99(1):12–16.

51. Rosenberger P, Shernan SK, Body SC, Eltzschig HK. Utility of intraoperative transesophageal echocardiography for diagnosis of pulmonary embolism. *Anesth Analg*. 2004; 99:12–16.

52. Iwasaka H, Miyakawa H, Yamamoto H, Kitano T, Taniguchi K, Honda N. Respiratory mechanics and arterial blood gases during and after laparoscopic cholecystectomy. *Can J Anaesth*. 1996;43(2):129–133.

53. Ezri T, Hazin V, Warters D, Szmuk P, Weinbroum AA. The endotracheal tube moves more often in obese patients undergoing laparoscopy compared with open abdominal surgery. *Anesth Analg*. 2003;96:278–282.

54. Wahba Ma RWM, Tessler MJ. Tessler, Kleiman SJ. Acute ventilatory complications during laparoscopic upper abdominal surgery. *Can J Anaesth*. 1996;43(1):77–83.

55. Nagendran J, Stewart K, Hoskinson M, Archer SL. An anesthesiologist's guide to hypoxic pulmonary vasoconstriction: implications for managing single-lung anesthesia and atelectasis. *Curr Opin Anaesthesiol*. 2006;19(1):34–43A.

第20章

麻醉管理技术（区域麻醉）

Tyler Kabes，Rene Przkora，Juan C. Mora

李　月译 | 张　冉　阎　涛审校

胸段硬膜外

简介

胸段硬膜外麻醉是最早发展起来的区域麻醉技术之一。1921 年，Fidel Pagés 首次对其进行描述，在 20 世纪 30 年代，它成为一种更广泛被接受的麻醉形式[1]。今天，硬膜外麻醉是围术期疼痛管理的重要组成部分，临床中广泛应用于腹部、胸部、妇科和泌尿外科手术[2]。越来越多的研究表明，硬膜外腔应用局麻药可以提供许多好处，如优化术后疼痛管理、减少术后肺功能障碍、降低机械通气时间和减少肠梗阻的发生[3]。

胸段硬膜外操作通常被认为是安全的，但由于其自身的解剖环境，在实施时必须谨慎和精确：硬膜外腔深处是脊髓和蛛网膜下腔，外侧是胸神经根，贯穿硬膜外腔有数量众多的动脉和静脉血管。硬膜外血肿虽然罕见，但却是一种严重的并发症，可以通过评估凝血状态和血小板异常来最小化其发生风险（表 20.1）。硬膜外麻醉药继发于交感神经阻滞的血流动力学效应，也可能限制它们在特定病人中的使用。

适应证

适应证包括乳房、心脏、胸壁、食管和胸廓手术，以及多发肋骨骨折（表 20.2）。

解剖学

胸段硬膜外麻醉被认为是通过局麻药分布到椎旁间隙的脊神经，以及通过硬脑膜渗透到脊髓和胸段神经根来实现的[4]。采用中线入路进入硬膜外间隙时，需要穿过几个组织平面：皮肤、皮下脂肪、棘上韧带、棘间韧带和黄韧带。旁正中入路常用于胸段硬膜外，因胸段棘突下斜，旁正中入路可绕过棘上韧带和棘间韧带进入硬膜外间隙（图 20.1B 和 20.1C）。

后硬膜外腔包含几个重要的结构：血管、脂肪组织、脊神经根和硬膜囊。硬膜外腔的动脉供应来自于后动脉弓，它在椎管内纵向走行。静脉引流包括两个后纵静脉，它们是连接到前硬膜外腔宽阔的椎静脉丛的一部分[5]。后硬膜外腔丰富的血管，增加了血管穿刺、血管内置管或注射、硬膜外血肿的风险，也增加了执行神经轴技术时局麻药吸收的风险。后硬膜外腔脂肪组织丰富，这被认为在局麻药持续时间、起效时间、敏感性和扩散的变异性中起重要作用[6]。脊神经根由背根和腹根组成，是脊髓的直接分支。在胸段内，背根承载传入感觉纤维，而腹侧根承载传出运动纤维和交感神经纤维。这些神经根向外侧移行至椎间孔，并融合成一条脊髓神经[7]。硬膜囊是一层包绕脊髓起保护作用的膜，它包括后硬膜外腔的腹侧边界。

局部麻醉剂

常用的局麻药有 2- 氯普鲁卡因、利多卡因、布比卡因和罗哌卡因。手术麻醉可以用 3% 的 2- 氯普鲁卡因和 2% 的利多卡因，以及更高浓度的布比卡因和罗哌卡因（如，0.5%）。低浓度的布比卡因和罗哌卡因（0.1% ~ 0.25%）可用于围术期镇痛以减少运动纤维阻滞。局麻药的剂量需要考虑各种与手术和患者相关的因素，必须在当前或预期的临床环境中确定。

用具

- 17 G 或 18 G 短斜面穿刺针
- 3 ml 1.5% 利多卡因加入肾上腺素（1∶200 000）
- 无阻力注射器
- 无菌铺巾
- 皮肤局部浸润用注射器和针头
- 带延长管的注射器用于注射局部麻醉药物或用于持续输注的硬膜外导管

操作方法

患者坐位，颈部和上背部屈曲。通过触诊和体表

表 20.1　各项技术的临床特点及并发症

阻滞类型	允许留置导管	需要超声	需要抗凝检查结果	并发症
胸段硬膜外	是	否（可以用于定位）	是	• 意外的蛛网膜下腔注射 • 硬膜外脓肿 • 硬膜外血肿 • 血管内注射 • 局部麻醉剂全身毒性反应 • 神经根或脊髓损伤 • 气胸
胸椎旁	是	否（可以用于定位及指导操作）	是	• 硬膜外或蛛网膜下腔注射 • 血肿 • 霍纳综合征（一过性） • 肋间动静脉血管内注射 • 局部麻醉剂毒性反应 • 气胸 • 脊髓或肋间神经损伤
肋间神经阻滞	是	否（可以用于定位及指导操作）	否	• 肋间神经损伤 • 肋间动静脉血管内注射 • 局部麻醉剂毒性反应 • 气胸
胸壁神经阻滞（Ⅰ型和Ⅱ型）	否	需要	否	• 经胸肩峰动脉胸支血管内注射 • 局部麻醉剂毒性反应 • 神经轴扩散 • 气胸
前锯肌平面阻滞	否	需要	否	• 肋间神经损伤 • 肋间动静脉血管内注射 • 局部麻醉剂毒性反应 • 气胸
竖脊肌平面阻滞	是	需要	否	• 局部麻醉剂毒性反应 • 气胸
胸横肌平面阻滞	否	需要	否	• 经胸腔内动静脉血管内注射 • 局部麻醉剂毒性反应 • 心包穿刺 • 气胸

解剖标志或使用超声来确定目标间隙。

> **操作技巧**
>
> 　　第 7 颈椎有明显突出的棘突。肩胛冈和肩胛骨下缘分别对应第 3 胸椎和第 7 胸椎水平。

> **操作技巧**
>
> 　　操作时可以用拇指和食指握住针翼，将中指固定在患者背部。
>
> 　　对目标椎间隙消毒铺巾。局部麻醉剂（最常见

的是 1% 利多卡因）浸润于目标棘突下缘外侧 1 cm处。局部麻醉针应先注射形成一个较大的皮丘，然后推进到椎板或横突以麻醉骨膜。在先前的局麻药轨迹内，针尖斜面朝向头端推进穿刺针，直到接触到椎板或横突（图 20.1A）。

> **操作技巧**
>
> 　　在开始大剂量或输液治疗前 3～5 分钟，使用加入肾上腺素（1∶200 000）的 3 ml 1.5% 利多卡因作为试验量，可以帮助分辨是否鞘内或血管内置管。

表 20.2　各区域阻滞覆盖区域、适应证及操作的技术水平

阻滞类型	覆盖区域	适应证	技术水平
胸段硬膜外	前，侧和后胸壁	乳房、心脏、胸壁、食管和胸廓手术；多发肋骨骨折	高
胸椎旁	前、侧、后胸壁，胸腔内部器官（如食管、心、肺）	乳房、心脏、胸壁、食管和胸廓手术；多发肋骨骨折	高
肋间神经阻滞	前外侧、外侧、后外侧胸壁	乳房、胸壁、胸廓手术；放置胸管；多发肋骨骨折	中
胸壁神经阻滞（Ⅰ型和Ⅱ型）	前外侧和外侧胸壁	乳房手术伴腋窝清扫；胸壁和胸廓手术	中
前锯肌平面阻滞	前外侧和外侧胸壁	乳房手术伴腋窝清扫；胸壁和胸廓手术	低
竖脊肌平面阻滞	前外侧、外侧、后外侧胸壁	乳房、胸壁和胸廓手术	低
胸横肌平面阻滞	前胸壁	前胸壁和乳房手术，ICD 植入	中

ICD，植入型心律转复除颤器

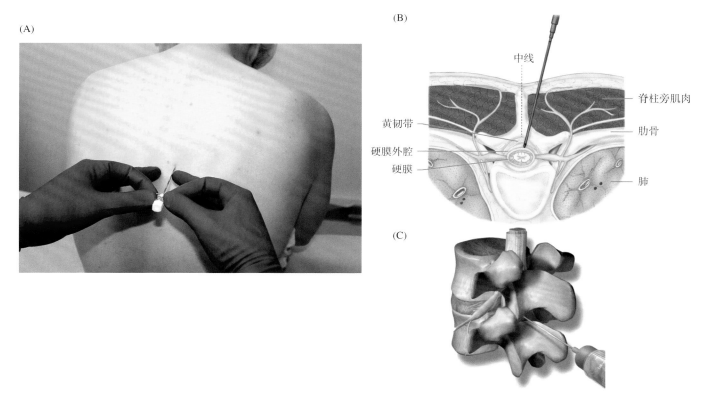

● **图 20.1**　（A）旁正中入路胸椎硬膜外针的定位；（B）旁正中入路胸椎硬膜外膜解剖；（C）旁正中入路硬膜外置入

（B）引自 Butterworth JF，Mackey DC，Wasnick JD. *Morgan and Mikhail's Clinical Anesthesiology. McGraw-Hill Education.* Figure 45-15.

（C）引自 Blausen.com staff（2014）"Medical gallery of Blausen Medical 2014." WikiJournal of Medicine 1（2）/CC BY 3.0.

穿刺针应缩回并向中线推进，直到在更浅处接触到椎板，表明针的轨迹接近中线。再次将穿刺针缩回，以相似的朝向中间的角度向头侧推进。当穿刺针深度超过内侧椎板且未触到骨质时，应取出针芯，并使用无阻力注射器。推进针头直至阻力丧失，移除阻力消失注射器，回抽无血后，注射局麻药或将导管置入硬膜外间隙 3 ~ 6 cm。

并发症

- 蛛网膜下腔注射
- 硬膜外脓肿
- 硬膜外血肿
- 血管内注射
- 局部麻醉剂全身毒性反应

- 神经根或脊髓损伤
- 气胸

胸椎旁阻滞

简介

胸椎旁阻滞（thoracic paravertebral block，TPVB）于 1905 年由莱比锡的 Hugo Sellheim 首次应用，目的是在替代椎管内麻醉的同时仍能提供镇痛和腹部肌肉松弛。它通过在椎体附近的楔形区域（椎旁间隙）内浸润局部麻醉剂，以提供单侧和节段性的镇痛[8]。

影像学和尸体解剖表明，在进行 TPVB 时，注射药物的扩散是多方向的：局限于局部，头尾方向向邻近椎旁间隙扩散，向肋间间隙扩散，向内侧硬膜外间隙扩散。单次注射可覆盖头尾方向 3 ~ 4 个节段，尽管这种扩散情况并不稳定。当 TPVB 是唯一的麻醉选择时，多部位注射技术可能是首选，即连续或交替进行小容量局部麻醉剂注射（如 T3、T5、T7 椎旁间隙）[8,9]。

在开胸手术中，TPVB 与胸椎硬膜外麻醉具有相似的镇痛效果[10]。接受乳房、腹股沟疝和肾切除术的患者围术期疼痛评分也有显著改善[8,11]。与胸段硬膜外麻醉相比，这种区域性技术具有更有针对性的单侧覆盖、减少围术期低血压和尿潴留、减少术后恶心呕吐和更低的阻滞失败率等优点[8,10,11]。

适应证

适应证包括乳腺、心脏、胸壁、食管、胸廓手术及多发肋骨骨折。

解剖学

TPVB 通过椎旁间隙的局麻药浸润提供单侧和节段性镇痛覆盖。在脊柱两侧发现的楔形区域从颈椎延伸到骶骨。在胸椎水平，它的前边界是壁胸膜，后边界是肋横突上韧带，内侧边界是椎体和椎间盘。在外侧，它与肋间隙保持连续性（图 20.2C）。胸椎旁间隙充满脂肪组织，并包含几个重要的血管和神经结构：肋间动静脉、交感神经干、胸段脊神经的背侧和腹侧支[8]。肋间动静脉起始于前内侧，并在肋间隙内向后外侧移行。在向远端进入肋下沟之前，这些血管并未受到保护，可能成为血管内注射或血肿的来源[12]。交感神经干位于椎旁间隙的前内侧边界，这有助于进行节段性交感神经切除术[8]。局麻药分布到颈椎椎旁间隙和星状神经节也可引起短暂的同侧霍纳

综合征[8,11]。胸脊神经从内侧经椎间孔进入椎旁间隙，立即分为背侧和腹侧支。背侧支向后移行，支配后胸部的运动和感觉。腹侧支继续向外侧形成肋间神经，在肋下沟内移动，提供从后外侧到前胸的运动和感觉神经支配。

局部麻醉剂

最常用的是长效局部麻醉剂，如布比卡因或罗哌卡因。0.5% 布比卡因或 0.5% 罗哌卡因可单次注射 20 ml，也可连续或交替多次注射 4 ~ 5 ml（如 T3、T5、T7 椎间隙）。连续注射可使用 0.25% 布比卡因或 0.2% 罗哌卡因 0.1 ml/(kg·h)。

用具

- 17 G 或 18 G 短斜面穿刺针
- 线阵、高频超声探头（超声引导技术）
- 无阻力注射器（基于体表定位的技术）
- 记号笔
- 无菌铺巾
- 皮肤局部浸润用注射器和针头
- 用于阻滞注射的带延长管注射器或用于持续输注的硬膜外导管

操作方法

基于体表定位的技术

患者坐位，头前倾。确定目标胸椎节段及其对应的棘突。在每个目标棘突头部外侧 2.5 cm 处标记皮肤。每一个皮肤标记都代表一个穿刺点，它位于下一胸椎的横突之上。目标间隙消毒铺巾。在标记区域内浸润局部麻醉剂（通常为 1% 利多卡因）形成皮丘，然后推进针头，直到与横突接触，然后麻醉骨膜。如果至 4 cm 仍未接触横突，操作者应收针，在进一步推进前，应先向头或尾端倾斜。置入带针芯穿刺针，针尖斜面朝向头侧，直到触到横突（图 20.3）。将针从横突下缘移开，然后移除针芯，连接无阻力注射器。向前推进至阻力消失，大约超过横突 1 cm。这表明针已穿过肋横突上韧带并进入胸椎旁间隙。去除无阻力注射器，回抽无血后，注射局部麻醉剂或将导管置入椎旁间隙 1 ~ 3 cm。

超声引导技术

患者坐位，头前倾。确定目标胸椎节段及其对应

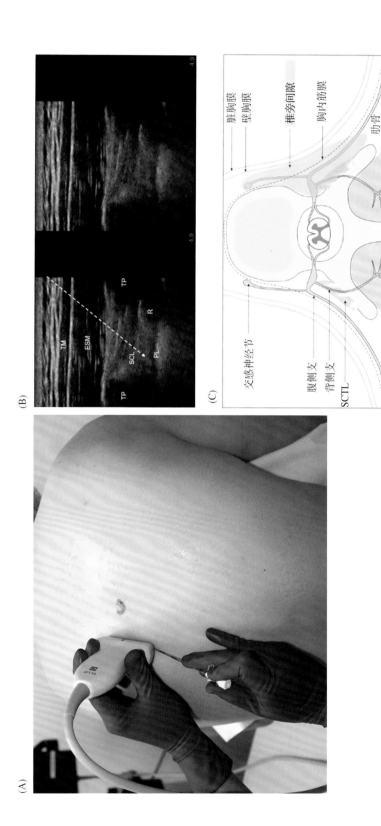

● **图 20.2**　(A) 胸椎旁阻滞的超声探头和针头定位；(B) 胸椎旁阻滞的超声解剖和针头轨迹；(C) 胸椎旁间隙解剖

引自 Pawa A, Wojcikiewicz T, Barron A, El-Boghdadly K. Paravertebral blocks: anatomical, practical, and future concepts. *Curr Anesthesiol Rep.* 2019；9：263-270/ CC BY 4.0. ESM，竖脊肌；PL，胸膜；R，肋骨；SCL，胸膜；SCTL，上一级肋横突韧带；TM，斜方肌；TP，横突

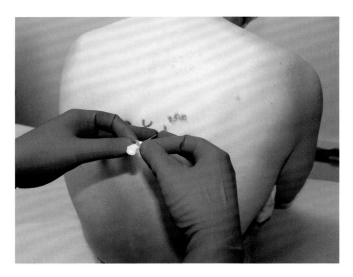

• **图 20.3**　胸椎旁阻滞基于体表标志技术的穿刺定位

的棘突。对目标间隙消毒铺巾。在棘突旁开 2.5 cm 处放置线阵高频超声探头。内外移动超声探头，以识别横突、肋横突韧带和胸膜（图 20.2B）。胸膜是在横突下可见的明亮、闪烁的结构。肋横突韧带呈一条白色的线状，延伸在相邻的横突之间，位于胸膜正上方。

沿着矢状面滑动探头，直到中点位于两个相邻横突之间。在超声探头尾端浸润局部麻醉剂（最常用 1% 利多卡因），形成皮丘。采用平面内入路，向头侧方向将带针芯的短斜面穿刺针推进至椎旁间隙，并刚好超过肋横突韧带（图 20.2A）。避免在相邻横突之间的进针轨迹有骨性接触。可少量注射生理盐水（如 3 ml）以确认针尖位置。取出针芯，注射局部麻醉剂或将导管置入椎旁间隙 1 ~ 3 cm。

并发症

- 硬膜外或蛛网膜下腔注射
- 血肿
- 霍纳综合征（一过性）
- 肋间动静脉注射
- 局部麻醉剂全身毒性反应
- 气胸
- 脊髓或肋间神经损伤

肋间神经阻滞

简介

肋间神经阻滞（intercostal nerve block，ICNB）

最早出现于 1907 年，是最早进行的周围神经阻滞之一[13]。它通过对位于肋骨下的神经血管束的局部浸润麻醉，以束带状的形式对上腹部和胸壁进行镇痛。ICNB 的独特之处在于，通过每根肋间神经都被单独阻滞来实现广泛的镇痛覆盖。重要的是要注意到肋间隙有大量血管，从而使局部麻醉剂可以大量的被全身吸收，这可能会增加发生局部麻醉剂毒性的风险[14]。

ICNB 是一种成熟的区域阻滞技术，能明显降低围术期疼痛评分、减少阿片类药物使用和术后呼吸系统并发症的发生[15,16]。在存在凝血功能障碍或血流动力学不稳定的情况下，它可能更优于椎管内镇痛技术。

适应证

适应证包括乳房、胸壁和胸廓手术，放置胸管和肋骨骨折。

解剖学

ICNB 通过局部麻醉剂沿肋间神经从肋骨角到腋窝中线的路线浸润，在胸部和上腹部形成一种束带状镇痛形式。肋间神经是起源于胸段脊神经腹侧支的运动和感觉混合神经（图 20.4B）。它们发出运动神经支配肋间肌、上下后锯肌和胸横肌，以及感觉神经接受壁胸膜，胸前侧、外侧皮肤，胸腔后外侧的感觉[14,17]。

从胸廓后部开始，肋间神经在壁胸膜和肋间后膜之间向外侧移行。随着它们的移行，肋间神经在肋间最内肌和肋间内肌之间肋骨上方的肋沟内走行。肋沟内还有肋间动静脉走行；它们统称为神经血管束[14,17]。

当肋间神经接近腋中线时，分出外侧皮支。这些感觉神经分支穿过肋间肌和前锯肌并分成前、后分支提供从胸部前外侧到后外侧的皮肤神经支配。胸 2 外侧皮支的独特之处在于它不分为前支和后支，而是作为肋间臂神经为手臂提供感觉神经支配[14,17]。

在腋中线前方，肋间神经终止为前皮支。它们穿透覆盖的肋间外肌和胸大肌，提供前胸壁的皮肤神经支配[14,17]。

局部麻醉剂

最常用的是长效局部麻醉剂如布比卡因或罗哌卡因。0.25% ~ 0.5% 布比卡因或 0.25% ~ 0.5% 罗哌卡因，单次注射量为 3 ~ 5 ml。在多个水平上进行阻滞

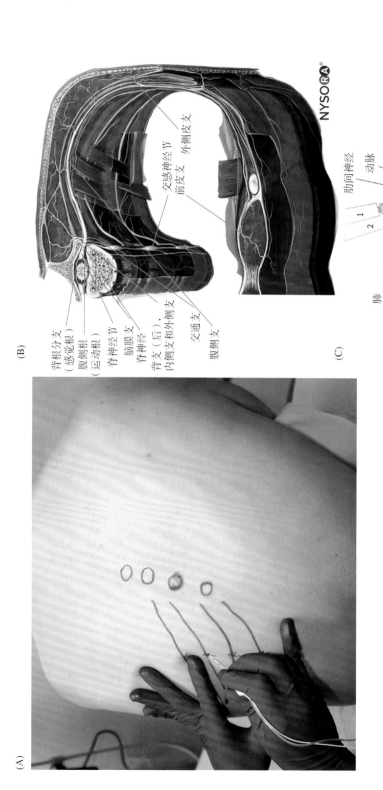

（B）

背根分支
（感觉根）
腹侧根
（运动根）

脊神经节

胸膜支

脊神经

背支（后）
内侧支和外侧支

交通支

腹侧支

交感神经节
前皮支　外侧皮支

（C）

肋间神经
动脉
静脉

肋间神经
胸膜
肺

（A）

● **图 20.4**　（A）肋间神经阻滞针的定位。用非惯用手的食指向上牵拉。棘突和肋骨被标记，肋骨角用"X"表示；（B）肋间神经解剖；（C）解除皮肤牵拉，将针走行于肋骨下缘。针缓缓推进到神经血管束附近

（B）引自 NYSORA.
（C）引自 Morgan GE, Mikhail MS, Murray MJ. Clinical Anesthesiology. 4th ed. New York, NY: McGraw-Hill Medical, 2012: Figure 17-33.

往往选择较低浓度。

用具

- 22 G 神经阻滞针
- 记号笔
- 无菌铺巾
- 皮肤局部浸润用注射器和针
- 用于阻滞注射的带延长管注射器

操作方法

患者坐位，双臂向前抱枕。允许病人在有支撑的情况下微微前倾。识别每个目标阻滞水平的棘突，然后定位肋骨角，并在其下缘皮肤做标记。肋骨角可以通过距中线约 7 cm 的一个浅表的骨性突出物确定。

操作技巧

肋间神经阻滞可以阻滞在肋骨角至腋中线之间的任何部位。

对目标肋骨消毒铺巾。局部麻醉剂（最常用 1% 利多卡因）浸润标记区域，形成皮丘。将非优势手置于患者背部，用食指向上牵拉皮肤，将皮肤标记从肋中移动到肋下。用惯用手将 22 G 针向头侧倾斜 10° 进针，直到触至肋骨（图 20.4A）。慢慢解除牵拉，用非惯用手持针和注射器。随着针头离开肋骨下缘，仍然保持头侧角度（图 20.4C）。将针推进肋骨下 4 mm，回抽无血，注药 3 ～ 5 ml。

并发症

- 肋间神经损伤
- 肋间动静脉内注射
- 局部麻醉剂毒性反应
- 气胸

前锯肌平面阻滞

简介

2013 年，Blanco 等引入了前锯肌平面（serratus anterior plane，SAP）阻滞，作为对胸壁神经阻滞（Ⅰ型和Ⅱ型）的优化，以更有针对性的方式实现对侧胸壁的镇痛。已证实，通过局麻药在前锯肌表面扩散，肋间神经外侧皮支被广泛阻滞，经单次注射范围可达 T2 ～ T9[18]。

SAP 阻滞在降低乳房或胸部手术患者的围术期疼痛评分和阿片类药物消耗方面有显著的益处，在凝血功能障碍、血小板功能障碍和（或）血小板减少的情况下，可能更优于椎管内镇痛技术[19-21]。

适应证

适应证包括伴有腋窝清扫的乳腺手术，胸壁及胸廓手术。

解剖学

肋间神经出前锯肌分出肋间神经外侧皮支，SAP 阻滞通过局部麻醉剂在此平面扩散，为腋窝和前外侧胸壁提供多节段镇痛[22]。前锯肌是由锯齿状突起组成的扇形肌肉，其作用是将肩胛骨向前拉。它起源于第 1 肋至第 8 或 9 肋的外侧表面，插入肩胛骨的内侧边缘。前锯肌是一块相对较宽的肌肉，作为局部麻醉剂分布的平面可使局部麻醉剂扩散至胸椎多个节段[23]。

SAP 阻滞的主要靶神经是肋间神经的外侧皮支[18]。作为肋间神经的分支，外侧皮支起始于胸部后外侧，至前外侧穿过肋间肌和前锯肌到达腋窝，并在那里终止为前、后分支（图 20.5C）。在这里，它们为腋窝和前外侧胸的皮肤提供感觉神经支配[22,23]。T2 外侧皮支的独特之处在于它不分为前支和后支，而是作为肋间臂神经为手臂提供感觉神经支配[17]。支配前锯肌的胸长神经也在 SAP 阻滞中被麻醉。它的走行从臂丛的后方开始，沿腋中线的下侧面走行并在前锯肌的外表面终止[22]。

局部麻醉剂

最常用的是长效局部麻醉剂，如布比卡因或罗哌卡因。0.25% 布比卡因或 0.375% 罗哌卡因可单次注射 30 ml。

用具

- 22 G 神经阻滞针
- 线阵高频超声探头
- 无菌铺巾
- 皮肤局部浸润用注射器和针
- 用于阻滞注药的带延长管注射器

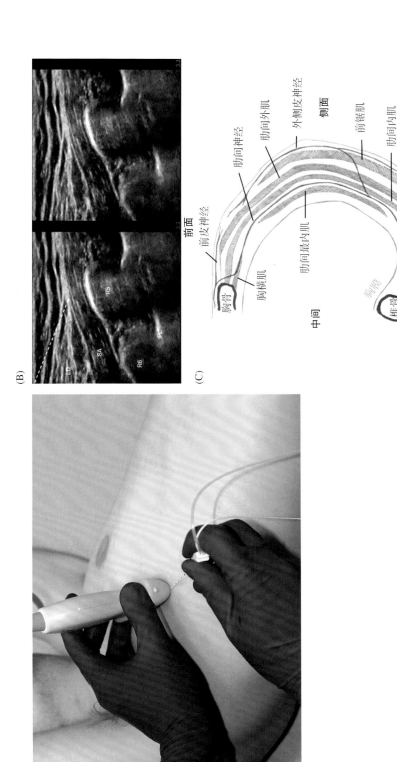

● **图 20.5**　(A) 前锯肌肌滞的超声探头和阻滞滞针定位；(B) 前锯肌平面阻滞的超声解剖和针道轨迹；(C) 肋间神经及分支解剖。外侧皮支覆盖在前锯肌上

(C) 引自 Mayes J，Davison E，Panahi P，et al. An anatomical evaluation of the serratus anterior plane block. Anaesthesia. 2016；71：1064-1069，Figure 4.

LD，背阔肌；R5，第 5 肋；R6，第 6 肋；SA，前锯肌

操作方法

操作技巧

　　在超声图像靠后侧的位置可能看到位于前锯肌浅层的背阔肌，这是一个实用的解剖标志。

　　患者侧卧位，手臂外展，置于头部上方。在腋中线第5肋水平位置消毒铺巾，大约平乳头。在腋中线第5肋处横向放置线性高频超声探头。识别肋骨、胸膜和肋间肌。前锯肌位于肋骨和肋间肌的表面（图20.5B）。

　　局麻药浸润（最常用1%利多卡因）超声探头后方形成皮丘。采用平面内入路，将22号阻滞针推进至前锯肌浅表筋膜层（图20.5A）。回抽无血后，注射1～2 ml局麻药，确认前锯肌有轻微向下位移，筋膜平面有水分离。避免肌内注射，否则会无法扩开筋膜平面。在针尖直视下继续注射总容量为30 ml的局部麻醉剂。

并发症

- 肋间神经损伤
- 肋间动静脉内注射
- 局麻药毒性反应
- 气胸

胸壁神经阻滞

简介

　　胸壁神经阻滞是在超声引导下前外侧胸部的区域阻滞技术，它依赖于两个筋膜平面：胸大肌和胸小肌之间的平面以及胸小肌和前锯肌之间的平面。在2011年胸壁神经Ⅰ型阻滞首次被描述，指在胸大肌和胸小肌之间进行单次注射。该技术可覆盖胸内侧和外侧神经，最常用于乳腺手术，如隆胸或假体放置[24]。虽然Ⅰ型阻滞对涉及胸肌的手术镇痛有效，但还没有证明对其覆盖的皮肤或腋窝有镇痛作用[25]。胸壁神经Ⅱ型阻滞在2012年首次被描述，包括胸壁神经Ⅰ型阻滞以及在胸小肌和前锯肌之间筋膜平面的额外注射。局麻药沿前锯肌分布，可以覆盖胸背神经、胸长神经以及T2～T6肋间神经的外侧皮支。因此，胸壁神经Ⅱ型阻滞能够为腋窝、背阔肌、胸肌、前锯肌及其上覆皮肤提供镇痛[26,27]。

适应证

　　适应证包括合并腋窝清扫的乳腺手术，胸壁、胸廓手术。

解剖学

　　胸大肌和胸小肌之间（胸壁神经Ⅰ型阻滞），胸小肌和前锯肌之间：胸壁神经Ⅱ型阻滞通过在两个筋膜平面间注射局部麻醉剂的方式为前外侧胸壁和腋窝提供镇痛作用。第一个筋膜平面位于胸肌之间，提供两个主要目标神经的阻滞：胸内侧神经和胸外侧神经（图20.6C）[24]。这两种神经在功能上都被描述为纯粹的运动神经，但也可能介导伴随胸壁或乳房手术的胸肌痉挛或伸展导致的痛觉输入[25,28]。胸外侧神经在胸大肌和胸小肌之间与胸肩峰动脉的胸支伴行并终止于胸大肌内。胸内侧神经在胸小肌下方向前走行，穿过胸小肌并在胸大肌内终止[24,26]。

　　第二筋膜平面位于胸小肌和前锯肌之间，麻醉覆盖胸长神经、胸背神经和T2～T6肋间神经的外侧皮支[26,28]。胸长神经通过腋窝内相对较长的路径支配前锯肌。它从臂丛的后方开始向外侧延伸，延伸到锁骨深处并沿着腋窝中线延伸至前锯肌的表面。胸背神经同样在腋窝内前锯肌的表面移行，但延伸至更后面的位置并支配背阔肌。T3～T6侧皮支为腋窝及胸前外侧皮肤提供感觉神经支配。它们一开始是肋间神经的分支，在前外侧穿过肋间肌和腋窝前锯肌，在那里它们分为前支和后支。T2的外侧皮支的独特之处在于它不分为前支和后支，而是作为肋间臂神经为手臂提供感觉神经支配[17,26]。

局部麻醉剂

　　最常用长效局部麻醉剂，如0.25%的布比卡因。Ⅰ型胸壁神经阻滞需注射（胸大肌和胸小肌之间）10 ml局部麻醉剂，随后在较深平面（胸小肌和前锯肌之间）注射20 ml局部麻醉剂，以完成Ⅱ型胸壁神经阻滞。

用具

- 22 G 神经阻滞针
- 线阵高频超声探头
- 无菌铺巾
- 皮肤局部浸润用注射器和针
- 用于阻滞注射的带延长管注射器

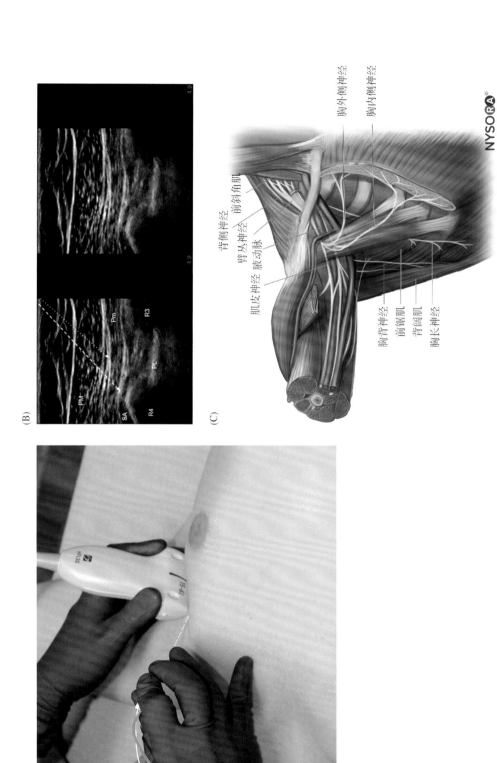

● **图 20.6** （A）胸壁神经阻滞的超声探头和针尖定位；（B）胸壁神经阻滞的超声解剖及进针轨迹。虚线 = 胸壁神经 I 型阻滞的轨迹；分段线 = 完成胸壁神经 II 型阻滞针的轨迹；
（C）胸肌解剖

（C）引自 NYSORA.

PL，胸膜；PM，胸大肌；Pm，胸小肌；R3，第 3 肋；R4，第 4 肋；SA，前锯肌

操作方法

患者取仰卧位，手臂外展90°。消毒铺巾上外侧胸部和腋窝。将线阵高频超声探头矢状位放置在锁骨正中旁，并向尾部移动，直到识别第3根肋骨。

> **操作技巧**
>
> 向尾部滑动超声探头，第2肋骨是可以探及的第一根肋骨。

> **操作技巧**
>
> 胸肩峰动脉的胸支位于胸大肌和胸小肌之间。
>
> 探头的尾端向外侧旋转并在胸小肌外侧向腋窝移动。确定肋骨、前锯肌、胸小肌和胸大肌（图20.6B）。
>
> 紧贴超声探头的内侧局部麻醉剂浸润（最常用1%利多卡因），形成皮丘。采用平面内入路，将22 G针推进至胸大肌和小肌之间的筋膜平面（图20.6A）。回抽无血，注射10 ml局部麻醉剂，确认筋膜平面有水分离。
>
> 接下来，将针推进到胸小肌和前锯肌之间的筋膜平面。回抽无血，注射20 ml局部麻醉剂，确认筋膜平面有水分离。

并发症

- 药液误入胸肩峰动脉胸支
- 局部麻醉剂毒性反应
- 椎管内扩散
- 气胸

竖脊肌平面阻滞

简介

竖脊肌平面（erector spinae plane，ESP）阻滞最早由Forero等在2016年提出，是一种用于治疗胸部神经性疼痛的新型区域性阻滞技术[29]。目前的证据表明，ESP阻滞可以通过局部麻醉剂扩散到硬膜外间隙、神经孔、胸段脊神经背侧和腹侧支来提供镇痛作用。尸体解剖结合计算机断层扫描和磁共振成像显示，注射药物渗透至硬膜外间隙和肋间神经，在头尾多节段扩散[29,30]。

ESP阻滞最显著的用途是为胸后、外侧和前外侧的胸神经分布区域镇痛，但它在腹部和上、下肢手术中的应用已被充分证明[31]。这种筋膜平面阻滞具有与椎管内镇痛相似的广泛镇痛覆盖的优点，在合并凝血功能障碍、血小板功能障碍和（或）血小板减少症的患者中可能是更优选择。

适应证

适应证包括乳房、胸壁、胸廓手术。

解剖学

ESP阻滞通过局部麻醉剂沿着竖脊肌和脊椎横突之间的筋膜平面扩散，提供广泛的镇痛。竖脊肌由一组从颅底延伸至骶骨的三块椎旁肌组成。它们包括棘肌、胸最长肌和髂肋肌（图20.7C）。总而言之，竖脊肌为局部麻醉剂的头尾扩散创造了一个深层组织平面[29]。

胸段脊神经背支是ESP阻滞的主要目标之一。它们向后通过肋横突孔进入竖脊肌，为竖脊肌和上覆皮肤提供运动和感觉神经支配。肋横突孔（外侧与肋横突上韧带相连，内侧与椎板相连，上部与横突相连，下部与肋骨下缘相连）在局部麻醉剂从ESP向前方扩散中起着关键作用，达到从肋间神经和腹侧支到神经孔和硬膜外间隙内侧广泛的中外侧局部麻醉剂阻滞范围[29,31]。

局部麻醉剂

最常用长效局部麻醉剂，如布比卡因或罗哌卡因。0.25%布比卡因或0.375%罗哌卡因单次注射20～30 ml。

用具

- 22 G神经阻滞针
- 线阵高频超声探头
- 无菌铺巾
- 皮肤局部浸润用注射器和针
- 用于阻滞注射的带延长管注射器

操作方法

患者坐位，头前倾。通过触诊和表面解剖标志或超声确定注射的目标椎体水平。确定最接近目标镇痛区的头尾中点的水平。

消毒铺巾胸椎旁区域。高频线阵超声探头在旁正中矢状面定位，在选定的椎体水平识别横突。在棘突外侧约 2 ~ 3 cm 处可以看到横突（图 20.7B）。将超声探头向内外侧滑动，以识别肋骨和横突。

在超声探头的下端局部麻醉剂浸润（最常用 1% 利多卡因），形成皮丘。采用平面内入路，在探头尾侧向头侧方向刺入 22 G 阻滞针，至接触横突（图 20.7A）。针尖应该位于横突和上面的竖脊肌之间。回抽无血，注射 20 ~ 30 ml 局部麻醉剂，确认筋膜平面有水分离。

并发症

- 局部麻醉剂毒性反应
- 气胸

胸横肌平面阻滞

简介

胸横肌平面（transversus thoracis muscle plane，TTP）阻滞是一种相对新颖的区域麻醉技术，由 Ueshima 和 Kitamura 在 2015 年首次提出。它通过靶向阻滞肋间神经的前皮支对前胸壁起到镇痛作用[32,33]。尸体解剖表明，在肋间内肌和胸横肌之间筋膜面单次注射局部麻醉剂可覆盖 T2 ~ T6 肋间神经[34]。

TTP 阻滞最初作为胸壁神经 II 型阻滞的辅助应用于乳房手术。最近的数据表明，包括胸骨正中切开术、植入型心律转复除颤器放置和心包引流在内的心脏手术都有获益[35]。

适应证

适应证包括前胸壁和乳房手术以及植入型心律转复除颤器的放置。

解剖学

TTP 阻滞通过靶向阻滞肋间神经的前皮支为内乳区提供镇痛作用[32,33]。肋间神经起源于胸段脊神经的腹侧支，随后分为外侧皮支和前皮支。T2 ~ T6 的前支是肋间神经末梢，它穿过上覆的肋间外肌和胸大肌，为前胸壁皮肤提供神经支配[17]。

胸横肌位于前胸壁，位于胸骨体和肋骨的内表面（图 20.8C）。它附着在第 2 到第 6 肋软骨上，横卧于肋间内肌和壁胸膜之间。胸骨边缘外侧约 2 cm 处也可发现胸廓内动脉在肋间内肌和胸横肌之间走行[36]。

局部麻醉剂

对于 < 75 kg 的病人，可使用 10 ~ 20 ml 的 0.3% 罗哌卡因。对于 ≥ 75 kg 的患者，可使用 10 ~ 20 ml 0.5% 罗哌卡因。由于数据有限，局部麻醉剂的种类和剂量尚未标准化。

用具

- 22 G 神经阻滞针
- 线阵高频超声探头
- 无菌铺巾
- 皮肤局部浸润用注射器和针
- 用于阻滞注射的带延长管注射器

操作方法

患者取仰卧位，双臂置于两侧。在胸骨旁消毒铺巾。在胸骨缘外侧 1 cm 处放置高频线阵超声探头。识别 T4 ~ T5 肋间隙、肋间肌、胸横肌和胸膜（图 20.8B）。

在超声探头尾端行局部麻醉剂浸润（最常用 1% 利多卡因），形成皮丘。采用平面内入路，将 22 G 阻滞针推进到肋间内肌和胸横肌之间的筋膜平面（图 20.8A）。

回抽无血，注射 10 ~ 20 ml 局部麻醉剂，确认筋膜平面有水分离。

并发症

- 药物误入胸廓内动静脉
- 局部麻醉剂毒性反应
- 心包穿刺
- 气胸

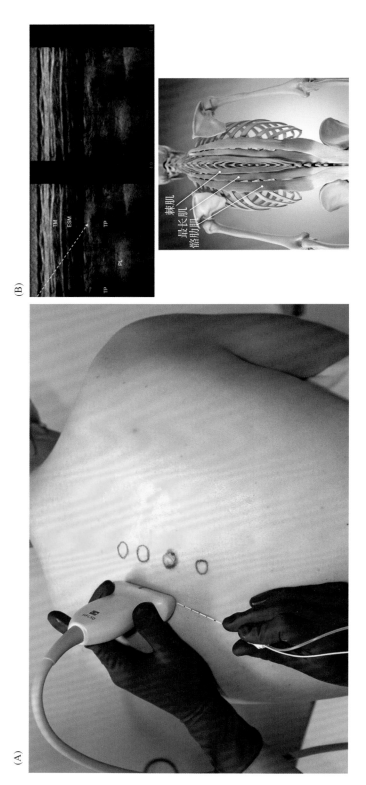

● **图 20.7**　（A）竖脊肌平面阻滞的超声探头阻滞针定位。紫色的标记表示棘突；（B）竖脊肌平面阻滞的超声解剖和进针轨迹；（C）竖脊肌解剖
ESM，竖脊肌；PL，胸膜；TM，斜方肌；TP，横突

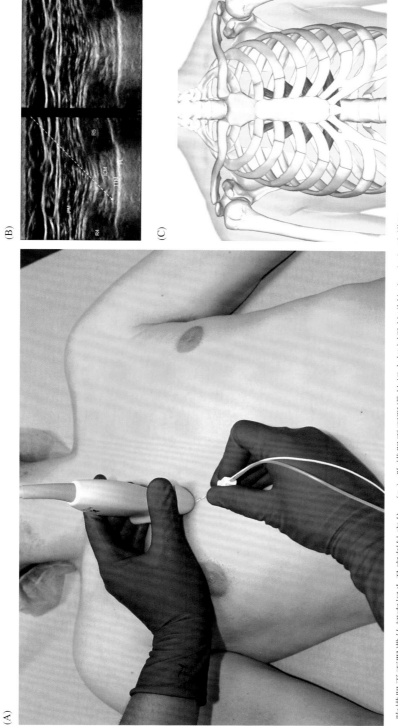

● 图 20.8　（A）胸横肌平面阻滞的超声探头及穿刺针定位；（B）胸横肌平面阻滞的超声解剖及针道轨迹；（C）胸横肌
（C）引自 Andrewmeyerson，CC BY-SA 3.0 https：//creativecommons.org/licenses/by-sa/3.0 via Wikimedia Commons
ICM，肋间肌；PL，胸膜；PM，胸大肌；R4，第 4 肋；R5，第 5 肋；TTM，胸横肌

扩展阅读

New York School of Regional Anesthesia. [Home page]. http://www.nysora.com.
Rosenblatt MA, Lai Y. Thoracic nerve block techniques. *UpToDate*. https://www.uptodate.com/contents/thoracic-nerve-block-techniques. Published 2019. Accessed November 25, 2019.

参考文献

1. Franco A, Diz JC. The history of the epidural block. *Curr Anaesth Crit Care*. 2000;11:274–276.
2. Block BM, Liu SS, Rowlingson AJ, Cowan AR, Cowan JA Jr, Wu CL. Efficacy of postoperative epidural analgesia: a meta-analysis. *JAMA*. 2003;290:2455–2463.
3. GA McLeod, C Cumming. Thoracic epidural anaesthesia and analgesia. *Cont Ed Anaesth Crit Care Pain*. 2004;4:16–19.
4. Bromage PR. Mechanism of action of extradural analgesia. *Br J Anaesth*. 1975;47(Suppl):199–211.
5. Richardson J, Groen GJ. Applied epidural anatomy. *Cont Education in Anaesthesia Critical Care & Pain*. 2005;5:98–100.
6. Reina MA, Franco CD, López A, Dé Andrés JA, van Zundert A. Clinical implications of epidural fat in the spinal canal: a scanning electron microscopic study. *Acta Anaesthesiol Belg*. 2009;60:7–17.
7. Wiltse LL. Anatomy of the extradural compartments of the lumbar spinal canal. Peridural membrane and circumneural sheath. *Radiol Clin North Am*. 2000;38:1177–1206.
8. Karmakar MK. Thoracic paravertebral block. *Anesthesiology*. 2001;95:771–780.
9. Naja ZM, El-Rajab M, Al-Tannir MA, et al. Thoracic paravertebral block: influence of the number of injections. *Reg Anesth Pain Med*. 2006;31:196–201.
10. Davies RG, Myles PS, Graham JM. A comparison of the analgesic efficacy and side-effects of paravertebral vs epidural blockade for thoracotomy: a systematic review and meta-analysis of randomized trials. *Br J Anaesth*. 2006;96:418–426; erratum in *Br J Anaesth*. 2007;99:768.
11. Richardson J, Lönnqvist PA. Thoracic paravertebral block. *Br J Anaesth*. 1998;81:230–238.
12. Helm EJ, Rahman NM, Talakoub O, Fox DL, Gleeson FV. Course and variation of the intercostal artery by CT scan. *Chest*. 2013;143:634–639.
13. Bennett HA, Dodson HC, Bamforth BJ. Intercostal nerve block in upper abdominal and chest surgery. *Curr Res Anesth Analg*. 1956;35:123–130.
14. Baxter CS, Fitzgerald BM. Intercostal nerve block. *StatPearls*. https://www.ncbi.nlm.nih.gov/books/NBK482273/. Published 2019. Accessed November 25, 2019.
15. Sabanathan S, Mearns AJ, Bickford Smith PJ, et al. Efficacy of continuous extrapleural intercostal nerve block on post-thoracotomy pain and pulmonary mechanics. *Br J Surg*. 1990;77:221–225.
16. Wurnig PN, Lackner H, Teiner C, et al. Is intercostal block for pain management in thoracic surgery more successful than epidural anaesthesia? *Eur J Cardiothorac Surg*. 2002;21:1115–1119.
17. Glenesk NL, Lopez PP. Anatomy, thorax, intercostal nerves. *StatPearls*. https://www.ncbi.nlm.nih.gov/books/NBK538238/. Published 2019. Accessed November 25, 2019.
18. Blanco R, Parras T, McDonnell JG, Prats-Galino A. Serratus plane block: a novel ultrasound-guided thoracic wall nerve block. *Anaesthesia*. 2013;681107–681113.
19. Khalil AE, Abdallah NM, Bashandy GM, Kaddah TA. Ultrasound-guided serratus anterior plane block versus thoracic epidural analgesia for thoracotomy pain. *J Cardiothorac Vasc Anesth*. 2017;31:152–158.
20. Park MH, Kim JA, Ahn HJ, Yang MK, Son HJ, Seong BG. A randomised trial of serratus anterior plane block for analgesia after thoracoscopic surgery. *Anaesthesia*. 2018;73:1260–1264.
21. Rahimzadeh P, Imani F, Faiz SHR, Boroujeni BV. Impact of the ultrasound-guided serratus anterior plane block on post-mastectomy pain: a randomised clinical study. *Turk J Anaesthesiol Reanim*. 2018;46:388–392.
22. Mayes J, Davison E, Panahi P, et al. An anatomical evaluation of the serratus anterior plane block. *Anaesthesia*. 2016;71:1064–1069.
23. Southgate SJ, Herbst MK. Ultrasound guided serratus anterior blocks. *StatPearls*. https://www.ncbi.nlm.nih.gov/books/NBK538476/. Published 2019. Accessed November 25, 2019.
24. Blanco R. The "pecs block": a novel technique for providing analgesia after breast surgery. *Anaesthesia*. 2011;66:847–848.
25. Desroches J, Belliveau M, Bilodeau C, Landry M, Roy M, Beaulieu P. Pectoral nerves I block is associated with a significant motor blockade with no dermatomal sensory changes: a prospective volunteer randomized-controlled double-blind study. *Can J Anaesth*. 2018;65:806–812.
26. Blanco R, Fajardo M, Parras Maldonado T. Ultrasound description of Pecs II (modified Pecs I): a novel approach to breast surgery. *Rev Esp Anestesiol Reanim*. 2012;59:470–475.
27. Goswami S, Kundra P, Bhattacharyya J. Pectoral nerve block1 versus modified pectoral nerve block2 for postoperative pain relief in patients undergoing modified radical mastectomy: a randomized clinical trial. *Br J Anaesth*. 2017;119:830–835.
28. Versyck B, Groen G, van Geffen GJ, Van Houwe P, Bleys RL. The pecs anesthetic blockade: A correlation between magnetic resonance imaging, ultrasound imaging, reconstructed cross-sectional anatomy and cross-sectional histology. *Clin Anat*. 2019;32:421–429.
29. Forero M, Adhikary SD, Lopez H, Tsui C, Chin KJ. The erector spinae plane block: a novel analgesic technique in thoracic neuropathic pain. *Reg Anesth Pain Med*. 2016;41:621–627.
30. Adhikary SD, Bernard S, Lopez H, Chin KJ. Erector spinae plane block versus retrolaminar block: a magnetic resonance imaging and anatomical study. *Reg Anesth Pain Med*. 2018;43:756–762.
31. Kot P, Rodriguez P, Granell M, et al. The erector spinae plane block: a narrative review. *Korean J Anesthesiol*. 2019;72:209–220.
32. Ueshima H, Kitamura A. Blocking of multiple anterior branches of intercostal nerves (Th2-6) using a transversus thoracic muscle plane block. *Reg Anesth Pain Med*. 2015;40:388.
33. Ueshima H, Kitamura A. Clinical experiences of ultrasound-guided transversus thoracic muscle plane block: a clinical experience. *J Clin Anesth*. 2015;27:428–429.
34. Ueshima H, Takeda Y, Ishikawa S, Otake H. Ultrasound-guided transversus thoracic muscle plane block: a cadaveric study of the spread of injectate. *J Clin Anesth*. 2015;27:696.
35. Fujii S, Bairagi R, Roche M, Zhou JR. Transversus thoracis muscle plane block. *Biomed Res Int*. 2019;2019:1716365.
36. Tang A, Bordoni B. Anatomy, thorax, muscles. *StatPearls*. http://www.ncbi.nlm.nih.gov/books/NBK538321/. Published 2019. Accessed December 13, 2019.

第21章

微创胸科手术

Joseph Capone, Antony Tharian

韩侨宇 译 | 张 冉 郑 晖 审校

简介

传统上，胸科手术的切口较大以到达充分显露肺脏和其他胸腔内结构的目的。随着其他外科专业的技术开始越来越趋向于微创，胸科也纷纷效仿。1910年进行了第一台胸腔镜手术；然而，直到1991年才进行了第一次视频辅助胸腔镜手术（video-assisted thoracoscopic surgery，VATS），彻底改变了诊断和治疗胸部疾病的方法。微创胸科手术的目标与其他微创手术方法并无不同，可以在框21.1中找到。

本章的重点主要是探讨微创胸科手术（minimally invasive thoracic surgeries，MITS）或通过除胸骨切开或开胸以外的切口进行的胸科手术对麻醉管理的影响，特别关注包括单孔和机器人辅助胸科手术（robotic-assisted thoracic surgery，RATS）在内的新方法。这些方法常用的切口如图21.1所示，包括原始的三切口VATS以及改良后的三切口、两切口和单切口VATS。本章主要关注肺、食管、胸腺和其他非心脏纵隔结构手术的新型微创方法。

框21.1 微创胸科手术的目标
• 改善术后疼痛
• 缩短住院时间
• 加速恢复
• 降低并发症发生率
• 改善切口外观
• 优化术后生活质量
• 与传统方法相比，实现相似或更好的结果

胸科手术的微创入路

概述

为了在胸腔内进行手术，外科医生需要能够用左手和右手进行操作，并且手术区域需要充分可视化。早期的胸科手术通过较大的肋间切口和肋骨撑开或正中开胸来实现。从开胸手术到VATS的发展，是胸科这一代人最伟大的成就之一。最初的VATS需要2个或3个10 mm的孔以及一个3～6 cm的操作孔用于标本取出[1,2]。随着时间的推移，人们意识到第3个孔提供的额外牵引作用和辅助操作作用在一些手术场景中几乎没有益处，这促进了VATS从三切口到两切口的发展。

单孔视频辅助胸腔镜手术

从两切口VATS开始，下一个合乎逻辑的进展是去除第二个切口，并将视频辅助胸腔镜与其他手术器械通过同一个操作孔进行手术[3]。这种单孔方法可以实现与标准VATS技术相同的目标，包括减少术后疼痛、更快恢复和更加美观的效果，同时维持足够的术野暴露[4-7]并保持甚至更加微创[8]。当采用单孔技术时，术前影像学评估对于进行手术计划和设计切口位置是必不可少的。对于单孔VATS，2～3 cm的切口通常就足够了，甚至更小的切口（1～1.5 cm）也足以用于相对较小的诊断性手术，例如胸膜固定术或交感神经切除术[9]。

为实现单孔VATS充分的胸腔镜可视化，手术器械通常以头尾向的方式到达目标病变。这与传统VATS的横向"棒球内场"方式形成了鲜明对比。通过将补充器械旋转90°，可以保持最佳可视化。为避免相互干扰，同时仍保持360°可操作性，需要具备特殊关节式手术器械[9]。

在采用单孔技术时，选择合适的切口部位至关重要。切口部位和目标病变之间的距离不足会导致器械之间的干扰，从而需要额外的切口或转为开胸手术，导致无法行单孔VATS而得到更多获益[9,10]。

自从单孔VATS问世以来，微创胸科加速发展。在短短几年内，外科医生已经从进行简单的手术，如楔形切除术和交感神经切除术，发展为进行越来越

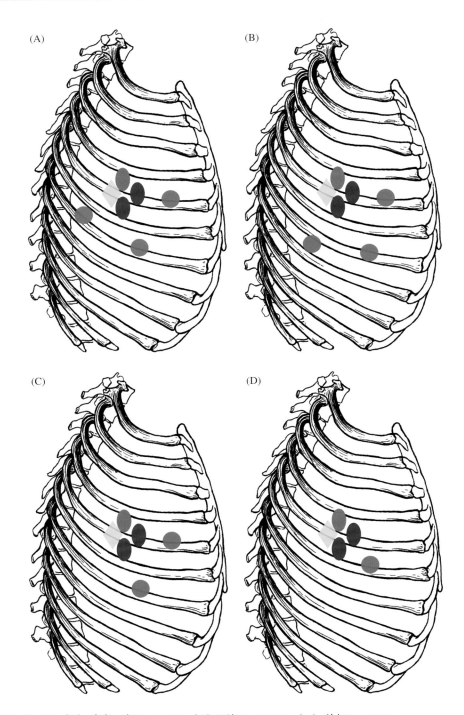

● **图 21.1** （A）三切口 VATS；（B）改良三切口 VATS；（C）两切口 VATS；（D）单切口 VATS
黄色标记 = 支气管；红色标记 = 肺动脉；蓝色标记 = 肺静脉；绿色标记 = 切口位置

复杂的手术，包括气管切除和重建术、食管切除、支气管成形术和晚期肺癌切除术 [3,11-14]。尽管大多数 VATS 仍然在全身麻醉下进行，但使用单孔技术已允许在特定患者中使用非插管麻醉技术。

机器人辅助胸科手术

在世纪之交时，胸科的下一轮发展开始了。机器人手术平台的应用（图 21.2）不再局限于简单的腹腔或盆腔手术。提高手术精度和降低并发症发生率的希望也引起了胸科医生的兴趣。尽管数据显示，与开胸手术相比，机器人手术结局有所改善 [15-17]，但没有试

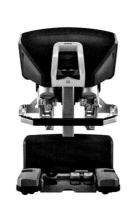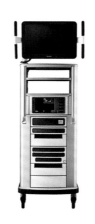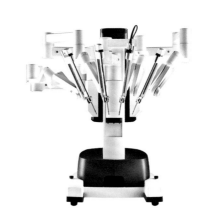

● 图 21.2　达·芬奇机器人手术系统（Intuitive Surgical，Mountain View，CA，US）
从左到右：外科医生控制台、成像系统、机械臂

验证明其肺切除术优于 VATS [18-28]。在机器人辅助食管手术中也看到了类似的结果。尽管普遍认为这是一种技术上优越的手术，但没有高质量的数据证明机器人辅助食管切除术在以患者为中心的结果方面优于传统方法[29-34]。图 21.3 概述了肺切除术和食管切除术常见的微创方法。

几年来，机器人辅助胸科手术（robotic-assisted thoracic surgery，RATS）的进展停滞不前。鉴于机器人手术系统的前期成本相当高，以及其耗材的持续成本，许多中心都抵触这一趋势。用于肺部手术的 RATS 需要的切口数量与传统 VATS 相同，通常甚至需要第四个切口。机器人手术系统的 3D 视觉和灵活性有望改善。然而，这些益处未能弥补外科医生触觉反馈的缺失[35]。延长的设备设置时间占用了宝贵的手术室时间，进一步限制了它的应用。胸腺和后纵隔肿物的机器人方法示例如图 21.4 所示。

机器人手术系统确实在胸科领域显示出一些前景。与 VATS 相比，使用 RATS 进行前纵隔手术（即胸腺切除术）已被证明可以提高重症肌无力的缓解率、降低并发症发生率和缩短住院时间[31-41]。虽然尚未进行前瞻性随机对照试验，比较 RATS 与开胸手术或 RATS 与 VATS 在后纵隔手术中的优劣，但现有数据表明，使用机器人手术系统似乎可以带来一些获益，包括缩短住院时间、减少组织创伤和减少并发症[42-45]。

单孔机器人辅助胸科手术

在第一台 RATS 出现近十年后，进一步的改进伴随着图 21.5 所示的第一个单孔机器人手术平台的发布而出现。该系统采用单个 25 mm 套管针、一个铰接式内镜摄像头和三个铰接式 5 mm 器械。尽管最初用于胆囊切除术[46]，但其应用迅速扩大到包括妇科[47]和复杂的泌尿外科手术[48,49]。尽管美国食品和药物监督管理局尚未批准，但一些术者已经开始探索其在胸科手术中的应用[50]。与单孔 VATS 类似，使用单孔 RATS 提供了在特定患者中使用非插管麻醉技术的机会。

尚无令人信服的将单孔机器人手术与单孔或传统 VATS 进行比较的结局数据。然而，这个系统的使用确实提供了一些获益。进行传统的单孔 VATS，外科医生站在患者旁边；然而，手术轴通常是头尾向的，这会给外科医生造成不便且使其体位不舒服，特别是在手术时间较长时[9]。单孔机器人手术系统显著改善了人体工程学，外科医生坐在机器人控制台旁，这为外科医生带来了更加舒适和友好的用户体验。此外，生理性震颤过滤器的使用提高了手术灵活性。这些因素可能有助于缩短手术时间和拥有进行更复杂手术的能力[50]。使用该系统还消除了器械之间的干扰，但是其陡峭的学习曲线以及单孔 VATS 手术的应用尚未普及使得单孔 RATS 不受许多用户的欢迎。

尽管单孔手术平台取得了明显的进步，但它仍然存在局限性。器械穿过的套管针是非关节式的，降低了其整体的自由度，从而限制了其可操作性。在某些情况下，还限制了其执行复杂任务的能力。由于半刚性器械的固有形状和长度，手术目标必须距离手术切口 8 ~ 24 cm。细致的术前影像学检查评估对于优化切口位置是必不可少的。此外，并非所有传统上用于胸科手术的器械都可用于这种相对较新的手术系统。在某些情况下，可能需要增加第二个切口或延长初始

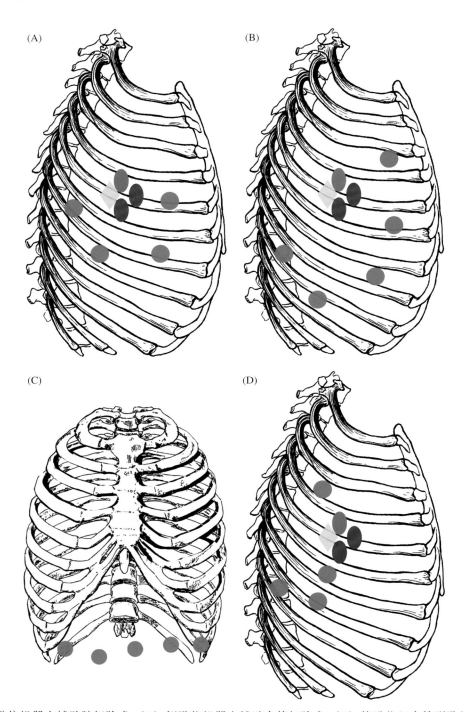

● **图 21.3** （A）侧卧位机器人辅助肺切除术；（B）侧卧位机器人辅助食管切除术；（C）仰卧位经食管裂孔机器人辅助食管切除术；（D）俯卧位机器人辅助食管切除术
黄色 = 支气管；红色 = 肺动脉；蓝色 = 肺静脉；绿色 = 切口位置

切口，以便其他无法使用但必要的器械的进入[50]。

胸科医生通过尝试新的方法和技术来不断突破极限，努力改善患者的治疗效果。一个案例已经证明了单孔机器人平台通过剑突下或肋下入路对尸体进行肺部手术的可行性，如图 21.6[51] 所示。这种方法解除了肋间神经血管束的机械性压迫，这是术后疼痛的主要来源。

对于身材较小的患者，它还解决了其肋间隙可能无法容纳 2.5 cm 套管时的手术切口选择问题。

麻醉关注点

患者体位

患者体位取决于手术，由麻醉医生和外科团队以

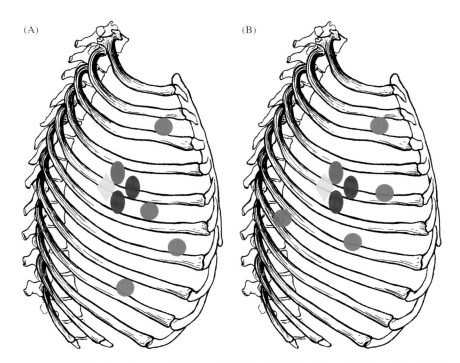

● **图 21.4**　（A）侧卧位机器人辅助胸腺切除术；（B）侧卧位机器人辅助后纵隔手术
黄色＝支气管；红色＝肺动脉；蓝色＝肺静脉；绿色＝切口位置

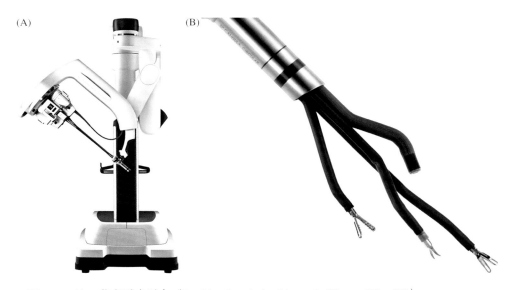

● **图 21.5**　达·芬奇手术平台（Intuitive Surgical，Mountain View，CA，US）

及手术室工作人员负责。对于大多数涉及肺部的微创胸科手术，患者采用侧卧位，术侧朝上。涉及胸腺的手术可以从左侧或右侧在侧卧位进行。如图 21.2 所示，食管手术可以在侧卧位、仰卧位甚至俯卧位下进行 [52]。对于采取侧卧位的患者，应注意确保适当垫起受压部位。手术侧上臂应放置在托手板、单独的独立式桌子或由于支撑术侧手臂堆叠的枕头上。患者的腰部应与手术床的折叠处对齐，如果需要改善术野暴露，则可以使用肾脏手术采用的折刀位以向术侧侧屈。沙袋、钉板或其他类似装置经常用于保持患者不能在手术床上横向移动。一旦患者摆好体位，气管导管和放置的肺隔离装置应再次通过可视纤维支气管镜检查确认。

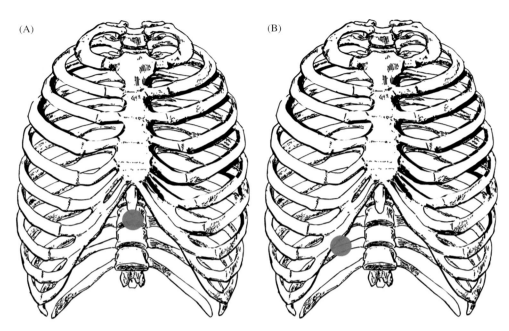

(A)　(B)

● **图 21.6** （A）剑突下单孔机器人辅助入路；（B）右肋下单孔机器人辅助入路
绿色 = 切口位置

体温管理

与大多数手术一样，对于微创胸科手术，应维持患者的正常体温，并在整个过程中密切监测患者的体温。应特别注意避免患者的体温过低，因为这会导致患者失血和输血需求增加、心律失常、高血压，以及感染风险增加[53-55]。减缓患者的体温下降的方法包括使用水或空气暖风机、使用加热的静脉液体以及提高术间的环境温度。在进行全身麻醉前对患者进行加温也被证明可以减轻术中体温的下降[56]。

监测

用于 MITS 的监测应至少包括心电图、无创袖带血压、脉搏血氧饱和度（SpO$_2$）、呼吸末二氧化碳（ETCO$_2$）监测和某种形式的体温监测。当存在血流动力学不稳定的风险时，应使用动脉导管进行有创血压监测。其原因可能是患者因素（例如严重的心血管合并症）或手术因素（例如肺门受累或粘连导致大出血）。

在患者无特定适应证（例如需要使用血管活性药物的休克状态或严重肺动脉高压）的情况下，很少使用额外的有创监测设备，如中心静脉导管和肺动脉导管。如果意外发生血流动力学不稳定，经食管超声心动图可用作诊断潜在原因的救援设备；但通常不作为常规监测使用。

麻醉管理

气管插管全身麻醉

MITS 最常用的技术是气管插管全身麻醉。诱导药物和方法差异很大，应根据患者的合并症进行调整。在胸腔内进行的手术通常使用肺隔离技术，最常见的是放置左侧双腔支气管导管。也可使用其他方法，包括使用支气管封堵器。本书在其他章节介绍了肺隔离技术。为了提供良好的手术条件，患者应维持在麻醉和肌肉松弛状态。应使用适当形式的肺保护性通气策略对患者进行机械通气，以减轻急性肺损伤，尤其是在单肺通气期间[57]。机械通气和单肺通气的管理在本书的其他章节进行了深入介绍。在没有明显失血的情况下，晶体液输注量应限制在不超过 6 ~ 8 ml/(kg·h)，因为超过此量会增加肺部并发症[58-62]。

非插管胸科手术

自 20 世纪 50 年代双腔支气管导管问世以来，应用气管插管进行肺隔离的全身麻醉一直被认为是胸科麻醉的标准方案。尽管这仍然是 MITS 最常用的方法，但自从单孔 VATS 和 RATS 问世以来，在非插管、保留自主呼吸的患者中，在不进行肺隔离的情况下进行择期手术变得越来越可行[63]。从这种方法中获益最多的患者包括那些存在合并症的患者，这些患者接受全身麻醉或单肺通气会带来较大的风险，或者在手术结束时机械通气脱机拔管困难风险可能较高。使用非插管技术已被证明对于胸腔积液和心包积液、肺和胸膜活检、气胸、脓胸、胸腺切除术，甚至肺癌切除术的管理都是安全和可行的 [64-75]。

使用区域阻滞和局部麻醉是非插管胸科麻醉管理的基础。常用的区域麻醉技术包括放置胸段硬膜外导管或进行椎旁神经阻滞。除了提供适当的术中麻醉外，这两种技术还可提供出色的术后镇痛 [67,76,77]。对于此目的，胸段硬膜外阻滞和椎旁神经阻滞之间的镇痛效果无明显的差异。因此，镇痛技术的选择主要基于麻醉医生的偏好和当地的临床实践模式。一些其他的区域麻醉技术在框 21.2 中列出 [63,73,78,79]。

通常麻醉时会使用辅助镇静药，但非插管胸科手术并不需要辅助镇静药。短效、易于滴定的药物，如丙泊酚和瑞芬太尼是理想的药物 [68,69,79-84]。这些药物应谨慎使用并谨慎滴定，以避免过度镇静和抑制呼吸，尤其是侧卧位的患者。右美托咪定是另一种合适的药物，具有抗焦虑和镇静作用，同时可保持自主呼吸 [85,86]。中途转全身麻醉可能具有挑战性，尤其是对于侧卧位的患者。如果需要，无论是由于气道难以控制、出血还是血流动力学不稳定，都应制定好完善的替代方案以备不时之需，以便于进行心肺复苏和转为全身麻醉 [63]。

框 21.2　非插管胸科手术和术后疼痛管理的区域麻醉技术

- 胸段硬膜外置管
- 置管或不置管的椎旁神经阻滞
- 置管或不置管的肋间神经阻滞
- 前锯肌平面阻滞
- 胸腔内局麻药注射
- 胸腔内迷走神经阻滞

术后疼痛管理

与开放手术相比，进行 MITS 的主要好处之一是显著减少术后疼痛 [4,5,87,88]。尽管有这一优势，但仍可能存在轻至中度疼痛。术后疼痛的常见原因包括切口痛、器械穿过操作孔操作引起的神经压迫、肋骨外伤、胸膜疼痛或肺实质或纵隔结构损伤引起的内脏痛。很大一部分患者在 MITS 后会出现同侧肩痛（ipsilateral shoulder pain，ISP）。根据一些数据来源估计的 ISP 的发生率高达 53% [6,7]。在高质量区域麻醉的情况下，尤其是在使用单孔技术时，ISP 可能是患者唯一与疼痛相关的主诉。

ISP 的确切病因尚不清楚，考虑是多因素的。主要支气管牵拉和截断相关的肌筋膜痛被认为是 ISP 的诱发因素 [89]。一种较为普遍的理论认为，它是由接受来自膈神经的感觉神经支配的胸膜表面的刺激引起的，导致肩部相似神经支配的皮肤出现牵涉痛。膈神经的浸润已被证明可以延缓发病并显著减少胸科手术后 ISP 的发生 [90-92]。

目前对于 MITS 后疼痛管理的最佳实践方案尚无共识。大多数医生提倡使用局部麻醉结合静脉注射药物（包括阿片类药物、非甾体抗炎药、加巴喷丁类药物和 N- 甲基 -D- 天冬氨酸拮抗剂）的多模式方法。胸段硬膜外或椎旁神经阻滞历来被视为胸科术后疼痛控制的金标准。静脉内阿片类药物与肋间神经阻滞、前锯肌平面阻滞和竖脊肌平面阻滞联合使用也可以实现良好的疼痛控制 [93-98]。然而，随着外科技术的创伤减小，对有创镇痛措施的需求也有所下降。对于 VATS，甚至可以通过切口部位的局部浸润来实现良好的疼痛控制 [96,97]。如果转为开胸手术的风险很高，或者如果患者的合并症禁忌使用静脉内镇痛药（如慢性肾病禁忌使用非甾体抗炎药、阿片类药物过敏等），可以使用胸段硬膜外或椎旁神经阻滞。如果患者接受了非插管胸科手术，则作为主要麻醉技术的区域麻醉将显著有助于术后疼痛控制 [59,63,73]。

参考文献

1. Ghee CD, Fortes DL, Liu C, Khandar SJ. A randomized controlled trial of continuous subpleural bupivacaine after thoracoscopic surgery. *Sem Thorac Cardiovasc Surg.* 2017;30(2): 240–249.
2. Sihoe AD, Yim AP. Video-assisted pulmonary resections. In: Patterson FG, Cooper JD, Deslauriers J., eds. *Thoracic Surgery.* 3rd ed. Philadelphia, pA: Elsevier; 2008: 970–988.
3. Sihoe AD, Yim AP. VATS as a diagnostic tool. In: Shields TW, LoCicero J, Reed CE, et al. eds. *General Thoracic Surgery.* 7th ed. Philadelphia, PA: Lippincott Williams & Wilkins; 2009: 313–332.
4. Kneuertz PJ, Kamel MK, Stiles BM, et al. Robotic thymectomy is feasible for large thymomas: a propensity-matched comparison. *Anna Thorac Surg.* 2017;104:1673–1678.
5. Cerfolio RJ, Bryant AS, Minnich DJ. Operative techniques in robotic thoracic surgery for inferior or posterior mediastinal pathology. *J Thorac Cardiovasc Surg.* 2012;143:1138–1143.
6. Zirafa CC, Melfi F. Robot-assisted surgery for posterior mediastinal mass. *J Thorac Dis.* 2017;9:4929–4931.
7. Ruurda JP, Hanlo PW, Hennipman A, Broeders IA. Robot assisted thoracoscopic resection of a benign mediastinal neurogenic tumor: technical note. *Neurosurgery.* 2003;52:462–464.
8. Gonzalez D, Paradela M, Garcia J, Dela Torre M. Single-port video-assisted thoracoscopic lobectomy. *Interact Cardiovasc Thorac Surg.* 2011;12(3):514–515.
9. Rocco G, Martin-Ucar A, Passera E. Uniportal VATS wedge pulmonary resections. *Anna Thorac Surg.* 2004;77(2):726–728.
10. Rocco G. Single-port video-assisted thoracic surgery (uniportal) in the routine general thoracic surgical practice. *Op Tech Thorac Cardiovasc Surg.* 2009;14(4):326–335.
11. Bertolaccini L, Terzi A, Viti A. Why should we prefer the single port access thoracic surgery?. *J Visual Surg.* 2016;2:43.
12. Liu Z, Yang R, Shao F. Uniportal video-assisted thoracoscopic tracheal resection. *Anna Thorac Oncol Res.* 2017;1(1):1004–1006.
13. Gonzalez-Rivas D, Fieira E, Delgado M, de la Torre M, Mendez L, Fernandez R. Uniportal video-assisted thoracoscopic sleeve lobectomy and other complex resections. *J Thorac Dis.* 2014;6(Suppl 6):S674–S681.
14. Dmitrii S, Pavel K. Uniportal video-assisted thoracic surgery esophagectomy. *Thorac Surg Clin.* 2017;27(4):407–515.
15. Gonzalez-Rivas D, Fernandez R, Fieira E, Mendez L. Single-incision thoracoscopic right upper lobectomy with chest wall resection by posterior approach. *Innovations.* 2013;8(1):70–72.
16. Cerfolio RJ, Bryant AS, Skylizard L, Minnich DJ. Initial consecutive experience of completely portal robotic pulmonary resection with 4 arms. J Thorac Cardiovasc Surg. 2011;142:740–746.
17. Farivar AS, Cerfolio RJ, Vallieres E, et al. Comparing robotic lung resection with thoracotomy and video-assisted thoracoscopic surgery cases entered into the Society of Thoracic Surgeons database. *Innovations.* 2014;9(1):10–15.

18. Paul S, Jalbert J, Isaacs AJ, Altorki NK, Isom OW, Sedrakyan A. Comparative effectiveness of robotic-assisted vs. thoracoscopic lobectomy. *Chest*. 2014;146(6):1505–1512.
19. Jang HJ, Lee HS, Park SY, Zo JI. Comparison of the early robot-assisted lobectomy experience to video assisted thoracic surgery lobectomy for lung cancer: a single-institution case series matching study. *Innovations*. 2011;6:305–310.
20. Louie BE, Farivar AS, Aye RW, Vallières E. Early experience with robotic lung resection results in similar operative outcomes and morbidity when compared with matched video-assisted thoracoscopic surgery cases. Anna Thorac Surg. 2012;93:1598–1604.
21. Augustin F, Bodner J, Maier H, et al. Robotic-assisted minimally invasive vs. thoracoscopic lung lobectomy: Comparison of perioperative results in a learning curve setting. *Langenbecks Arch Surg*. 2013;398:895–901.
22. Kent M, Wang T, Whyte R, Curran T, Flores R, Gangadharan S. Open, video-assisted thoracic surgery, and robotic lobectomy: review of a national database. *Anna Thorac Surg*. 2014;97(1):236–242.
23. Swanson SJ, Miller DL, McKenna RJ Jr, et al. Comparing robot-assisted thoracic surgical lobectomy with conventional video-assisted thoracic surgical lobectomy and wedge resection: Results from a multihospital database. *J Thorac Cardiovasc Surg*. 2014;147(3):929–937.
24. Nakamura H. Systematic review of published studies on safety and efficacy of thoracoscopic and robot-assisted lobectomy for lung cancer. *Anna Thorac Cardiovasc Surg*. 2014;20(2):93–98.
25. Cao C, Manganas C, Ang SC, Yan TD. A systematic review and meta-analysis on pulmonary resections by robotic video-assisted thoracic surgery. *Anna Cardiothorac Surg*. 2012;1(1):3–10.
26. Adams RD, Bolton WD, Stephenson JE, Henry G, Robbins ET, Sommers E. Initial multicenter community robotic lobectomy experience: comparisons to a national database. *Anna Thorac Surg*. 2014;97(6):1893–1898.
27. Paul S, Jalbert J, Isaacs AJ, Altorki NK, Isom OW, Sedrakyan A. Comparative effectiveness of robotic-assisted vs thoracoscopic lobectomy. *Chest*. 2014;146(6):1505–1512.
28. Park BJ, Melfi F, Mussi A, et al. Robotic lobectomy for non-small cell lung cancer (NSCLC): long-term oncologic results. *J Thorac Cardiovasc Surg*. 2012;143(2):383–389.
29. Demir A, Ayalp K, Ozkan B, Kabe E, Toker A. Robotic and video-assisted thoracic surgery lung segmentectomy for malignant and benign lesions. *Interact Cardiovasc Thorac Surg*. 2015;20(3):304–309.
30. Seto Y, Mori K, Aikou S. Robotic surgery for esophageal cancer: merits and demerits. *Anna Gastroenterol Surg*. 2017;1(3):193–198.
31. Suda K, Nakauchi M, Inaba K, Ishida Y, Uyama I. Robotic surgery for upper gastrointestinal cancer: current status and future perspectives. *Digest Endosc*. 2016;28(7):701–713.
32. Weksler B, Sharma P, Moudgill N, Chojnacki KA, Rosato EL. Robot-assisted minimally invasive esophagectomy is equivalent to thoracoscopic minimally invasive esophagectomy. *Dis Esophagus*. 2012;25(5):403–409.
33. Clark J, Sodergren MH, Purkayastha S, et al. The role of robotic assisted laparoscopy for oesophagogastric oncological resection: an appraisal of the literature. *Dis Esophagus*. 2011;24(4):240–250.
34. Ruurda JP, van der Sluis PC, van der Horst S, van Hilllegersberg R. Robot-assisted minimally invasive esophagectomy for esophageal cancer: a systematic review. *J Surg Oncol*. 2015;112:257–265.
35. Qureshi YA, Dawas KI, Mughal M, Mohammadi B. Minimally invasive and robotic esophagectomy: evolution and evidence. *J Surg Oncol*. 2016;114:731–735.
36. D'Amico TA. Robotics in thoracic surgery: applications and outcomes. *J Thorac Cardiovasc Surg*. 2006;131:19–20.
37. Ruckert JC, Swierzy M, Ismail M. Comparison of robotic and nonrobotic thoracoscopic thymectomy: a cohort study. J Thorac Cardiovasc Surg. 2011;141:673–277.
38. Rueckert J, Swierzy M, Badakhshi H, Meisel A, Ismail M. Robotic-assisted thymectomy: surgical procedure and results. *Thorac Cardiovasc Surg*. 2015;63:194–200.
39. Ricciardi R, Melfi F, Maestri M, et al. Endoscopic thymectomy: a neurologist's perspective. *Anna Cardiothorac Surg*. 2016;5(1):38–44.
40. Keijzers M, Dingemans AM, Blaauwgeers H, et al. 8 years' experience with robotic thymectomy for thymomas. *Surg Endoscop*. 2014;28:1202–1208.
41. Marulli G, Maessen J, Melfi F, et al. Multi-institutional European experience of robotic thymectomy for thymoma. *Anna Cardiothorac Surg*. 2016;5:18–25.
42. Kajiwara N, Kakihana M, Usuda J, Ohira T, Kawate N, Ikeda N. Extended indications for robotic surgery for posterior mediastinal tumors. *Asian Cardiovasc Thorac Anna*. 2012;20:308–313.
43. Kroh M, El-Hayek K, Rosenblatt S, et al. First human surgery with a novel single-port robotic system: cholecystectomy using the da Vinci single-site platform. *Surg Endosc*. 2011;25(11):3566–3573.
44. Scheib SA, Fader AN. Gynecologic robotic laparoendoscopic single-site surgery: prospective analysis of feasibility, safety, and technique. *Am J Obstet Gynecol*. 2015;212(2):179e1–8.
45. Ramirez D, Maurice MJ, Kaouk JH. Robotic perineal radical prostatectomy and pelvic lymph node dissection using a purpose-built single-port robotic platform. *BJU Int*. 2016;118:829–833.
46. Maurice MJ, Ramirez D, Kaouk JH. Robotic laparoendoscopic single-site retroperitioneal renal surgery: Initial investigation of a purpose-built single-port surgical system. *Eur Urol*. 2017;71:643–647.
47. Park SY, Kim HK, Jang DS, Han KN, Kim DJ. Initial experiences with robotic single-site thoracic surgery for mediastinal masses. *Anna Thorac Surg*. 2019;107(1):242–247.
48. Gonzalez-Rivas D, Ismail M. Subxiphoid or subcostal uniportal robotic-assisted surgery: early experimental experience. *J Thorac Dis*. 2019;11(1):231–239.
49. Kim DJ, Hyung WJ, Lee CY, et al. Thoracoscopic esophagectomy for esophageal cancer: feasibility and safety of robotic assistance in the prone position. *J Thorac Cardiovasc Surg*. 2010;139:53–59.
50. Schmied H, Kurz A, Sessler DI, Kozek S, Reiter A. Mild hypothermia increases blood loss and transfusion requirements during total hip arthroplasty. *Lancet*. 1996;347:289–292.
51. Frank SM, Fleisher LA, Breslow MJ, at al. Perioperative maintenance of normothermia reduces the incidence of morbid cardiac events: a randomized clinical trial. *JAMA*. 1997;277(14): 1127–1134.
52. Kurz A, Sessler DI, Lenhardt R. Perioperative normothermia to reduce the incidence of surgical-wound infection and shorten hospitalization: study of wound infection and temperature group. *N Engl J Med*. 1996;334:1209–1215.
53. Hynson JM, Sessler DI, Moayeri A, McGuire J, Schroeder M. The effects of preinduction warming on temperature and blood pressure during propofol/nitrous oxide anesthesia. Anesthesiology. 1993;79(2):219–228.
54. Lohser J, Slinger P. Lung injury after one-lung ventilation: a review of the pathophysiologic mechanisms affecting the ventilated and the collapsed lung. *Anesth Analg*. 2015;121(2):302–318.
55. Arslantas MK, Kara HV, Tuncer BB, et al. Effect of the amount of intraoperative fluid administration on postoperative pulmonary complications following anatomic lung resections. *J Thorac Cardiovasc Surg*. 2015;149(1):314–321.
56. Zeldin RA, Normandin D, Landtwing D, Peters RM. Postpneumonectomy pulmonary edema. *J Thorac Cardiovasc Surg*. 1984;87:359–365.
57. Alam N, Park BJ, Wilton A, et al. Incidence and risk factors for lung injury after lung cancer resection. *Anna Thorac Surg*. 2007;84:1085–1091.
58. Brandstrup B, Tønnesen H, Beier-Holgersen R, et al. Effects of intravenous fluid restriction on postoperative complications: comparison of two perioperative fluid regimens: a randomized assessor-blinded multicenter trial. *Anna Surg*. 2003;238:641–648.
59. Licker M, de Perrot M, Spiliopoulos A, et al. Risk factors for acute lung injury after thoracic surgery for lung cancer. *Anesth Analg*. 2003;97:1558–1565.
60. Sunaga H, Blasberg JD, Heerdt PM. Anesthesia for nonintubated video-assisted thoracic surgery. *Curr Opin Anaesthesiol*. 2017;30(1):1–6.
61. Katlic MR. Five hundred seventy-six cases of video-assisted thoracic surgery using local anesthesia and sedation: lessons learned. *J Am Coll Surg*. 2018;226(1):58–63.
62. Pompeo E, Tacconi F, Mineo D, Mineo T. The role of awake video-assisted thoracoscopic surgery in spontaneous pneumothorax. *J Thorac Cardiovasc Surg*. 2007;133:786–790.
63. Noda M, Okada Y, Maeda S, et al. Is there a benefit of awake thoracoscopic surgery in patients with secondary spontaneous pneumothorax? *J Thorac Cardiovasc Surg*. 2012;143:613–616.
64. Pompeo E, Dauri M. Is there any benefit in using awake anesthesia with thoracic epidural in thoracoscopic talc pleurodesis? *J Thorac Cardiovasc Surg*. 2013;146:495–497.
65. Hung MH, Chan KC, Liu YJ, et al. Nonintubated thoracoscopic lobectomy for lung cancer using epidural anesthesia and intercostal blockade. *Anna Surg*. 2011;254:1038–1043.
66. Wu CY, Chen JS, Lin YS, et al. Feasibility and safety of nonintubated thoracoscopic lobectomy for geriatric lung cancer patients. *Anna Thorac Surg*. 2013;95:405–411.
67. Mineo TC, Sellitri F, Tacconi F, Ambrogi V. Quality of life and outcomes after nonintubated versus intubated video-thoracoscopic pleurodesis for malignant pleural effusion: comparison by a case-matched study. *J Pall Med*. 2014;17:761–768.
68. Liu J, Cui F, Li S, et al. Nonintubated video-assisted thoracoscopic surgery under epidural anesthesia compared with conventional anesthetic option: a randomized control study. *Surg Innov*. 2015;22:123–130.
69. Vanni G, Tacconi F, Sellitri F, Ambrogi V, Mineo TC, Pompeo E. Impact of awake videothoracoscopic surgery on postoperative lymphocyte responses. *Anna Thorac Surg*. 2010;90:973–978.
70. Katlic MR, Facktor MA. Video-assisted thoracic surgery utilizing local anesthesia and sedation: 384 consecutive cases. *Anna Thorac Surg*. 2010;90:240–245.
71. Pompeo E, Rogliani P, Cristino B, Schillaci O, Novelli G, Saltini C. Awake thoracoscopic biopsy of interstitial lung disease. *Anna Thorac Surg*. 2013;95:445–452.
72. Ambrogi V, Mineo TC. VATS biopsy for undetermined interstitial lung disease under non-general anesthesia: comparison between uniportal approach under intercostal block vs. three-ports in epidural anesthesia. *J Thoracd Dis*. 2014;6:888–895.
73. Kiss G, Claret A, Desbordes J, Porte H. Thoracic epidural anaesthesia for awake thoracic surgery in severely dyspnoeic patients excluded from general anaesthesia. *Interact Cardiovasc Thorac Surg*. 2014;19(5):816–823.
74. Piccioni F, Langer M, Fumagalli L, Haeusler E, Conti B, Previtali P. Thoracic paravertebral anaesthesia for awake video-assisted thoracoscopic surgery daily. *Anaesthesia*. 2010;65(12):1221–1224.
75. Kiss G, Castillo M. Non-intubated anesthesia in thoracic surgery-technical issues. *Anna Transl Med*. 2015;3(8):109.
76. Chen KC, Cheng YJ, Hung MH, Tseng YD, Chen JS. Nonintubated thoracoscopic surgery using regional anesthesia and vagal block and targeted sedation. *J Thorac Dis*. 2014;6(1):31–36.
77. Tseng YD, Cheng YJ, Hung MH, Chen KC, Chen JS. Nonintubated needlescopic video-assisted thoracic surgery for management of peripheral lung nodules. *Anna Thorac Surg*. 2012;93:1049–1054.
78. Guo Z, Shao W, Yin W, et al. Analysis of feasibility and safety of complete video-assisted thoracoscopic resection of anatomic pulmonary segments under non-intubated anesthesia. *J Thorac Dis*. 2014;6(1):37–44.
79. Chen KC, Cheng YJ, Hung MH, Tseng YD, Chen JS. Nonintubated thoracoscopic lung resection: a 3-year experience with 285 cases in a single institution. *J Thorac Dis*. 2012;4:347–351.
80. Gonzalez-Rivas D, Fernandez R, de la Torre M, Benome C. Uniportal video-assisted thoracoscopic left upper lobectomy under spontaneous ventilation. *J Thorac Dis*. 2015;7:494–495.
81. Dong Q, Liang L, Li Y, et al. Anesthesia with nontracheal intubation in thoracic surgery. *J Thorac Dis*. 2012;4:126–130.
82. Iwata Y, Hamai Y, Koyama T. Anesthetic management of nonintubated video-assisted thoracoscopic surgery using epidural anesthesia and dexmedetomidine in three patients with severe respiratory dysfunction. *J Anesth*. 2016;30(2):324–327.
83. Gallego-Ligorit L, Vives M, Vallés-Torres J, Sanjuán-Villarreal TA, Pajares A, Iglesias M. Use of dexmedetomidine in cardiothoracic and vascular anesthesia. *J Cardiothorac Vasc Anesth*. 2018(3);32:1426–1438.
84. Salati M, Brunelli A. Uniportal VATS for pneumothorax and interstitial lung disease. *J Thorac Dis*. 2013;5(Suppl 3):S217–S220.
85. Gonzalez-Rivas D. Uniportal thoracoscopic surgery: from medical thoracoscopy to non-intubated uniportal video-assisted major pulmonary resections. *Anna Cardiothorac Surg*. 2016;5:85–91.
86. Halezeroğlu S. Advantages and disadvantages of single incision VATS in major anatomical resection for lung cancer. *J Visual Surg*. 2017;3:115.
87. Harris CG, James RS, Tian DH, et al. Systematic review and meta-analysis of uniportal versus multiportal video-assisted thoracoscopic lobectomy for lung cancer. *Anna Cardiothorac Surg*. 2016;5:76–84.
88. Bunchungmongkol N, Pipanmekaporn T, Paiboonworachat S, Saeteng S, Tantraworasin A. Incidence and risk factors associated with ipsilateral shoulder pain after thoracic surgery. *J Cardiothorac Vasc Anesth*. 2014;28(4):979–982.
89. Ohmori A, Iranami H, Fujii K, Yamazaki A, Doko Y. Myofascial involvement of supra- and infraspinatus muscles contributes to ipsilateral shoulder pain after muscle-sparing thoracotomy and video-assisted thoracic surgery. *J Cardiothorac Vasc Anesth*. 2013;27:1310–1314.
90. Yousefshahi F, Predescu O, Colizza M, Asenjo JF. Postthoracotomy ipsilateral shoulder pain: a literature review on characteristics and treatment. *Pain Res Manage*. 2016;2016:3652726.
91. Scawn ND, Pennefather SH, Soorae A, Wang JY, Russell GN. Ipsilateral shoulder pain after thoracotomy with epidural analgesia: the influence of phrenic nerve infiltration with lidocaine. *Anesth Analg*. 2001;93(2):260–264.
92. Danelli G, Berti M, Casati A, et al. Ipsilateral shoulder pain after thoracotomy surgery: a prospective, randomized, double-blind, placebo-controlled evaluation of the efficacy of infiltrating the phrenic nerve with 0.2%wt/vol ropivacaine. *Eur J Anaesthesiol*. 2007;24(7):596–601.
93. Martinez-Barenys C, Busquets J, de Castro PE, et al. Randomized double-blind comparison of phrenic nerve infiltration and suprascapular nerve block for ipsilateral shoulder pain after thoracic surgery. *Eur J Cardiothorac Surg*. 2011;40(1):106–112.
94. Umari M, Falini S, Segat M, et al. Anesthesia and fast-track in video-assisted thoracic surgery (VATS): from evidence to practice. *J Thorac Dis*. 2018;10(Suppl 4):S542–S544.
95. Park MH, Kim JA, Ahn HJ, Yang MK, Son HJ, Seong BG. A randomised trial of serratus anterior plane block for analgesia after thoracoscopic surgery. *Anaesthesia*. 2018;73(10):1260–1264.
96. Hu B, Zhou H, Zou X. The erector spinae plane block (ESPB) for non-intubated video-assisted thoracoscopic surgery. *J Clin Anesth*. 2019;54:50–51.
97. Parascandola SA, Ibañez J, Keir G, Anderson J, Plankey M, Flynn D, et al. Liposomal bupivacaine versus bupivacaine/epinephrine after video-assisted thoracoscopic wedge resection. *Interact Cardiovasc Thorac Surg*. 2017;24(6):925–930.

第22章

胸科加速康复外科

Manxu Zhao，Zhongyuan Xia，Henry Liu

韩侨宇 译 | 张 冉 郑 晖 审校

简介

加速康复外科（enhanced recovery after surgery，ERAS）方案的实施是通过多项基于证据的围术期措施来实现的[1,2]。ERAS 已被证明可以改善患者的围术期结局、促进康复、降低术后并发症的发生率、缩短住院时间（length of stay，LOS）并节省总体支出[2,3]。从转诊到出院的患者护理在许多小方面已得到改善，涵盖了入院前、入院、术中护理和术后护理相关的各个方面[3,4]。胸科手术的 ERAS 方案包括区域麻醉、等容液体管理、早期胸腔引流管拔除、预防深静脉血栓形成（deep vein thrombosis，DVT）和心房颤动等要素，以减少肺部和心脏并发症的发生[2,5,6]。

入院前咨询和宣教

全面的入院前咨询有助于设定切合实际的期望，更好地了解手术和麻醉过程，并可能减少焦虑、疼痛和疲劳，促进康复和早日出院。患者应接受书面和口头指导，以及包括手术和麻醉说明的多媒体信息（表 22.1）。

术前护理

关于术前病房的患者宣教和咨询内容，麻醉护理人员可以注重于预防脱水、DVT、术后恶心和呕吐（postoperative nausea and vomiting，PONV）和减少术后疼痛（表 22.2）。

手术期间

预防性应用抗生素

胸科术后肺部感染率高达 7% ~ 14%[15]，因此在手术切皮时确保血清和组织中有足够的抗生素浓度非常重要。

表 22.1 胸科 ERAS：入院前准备

基于循证医学的建议	
营养状态评估和营养支持	患者术前 5 ~ 7 天口服营养品 ● 体重减轻 > 10% ● BMI < 18.5 kg/m² ● 白蛋白 < 30 g/L[7] 改善生活质量和肌肉功能，降低并发症发生率并缩短胸腔引流管拔除时间[4,8]
戒烟	术前 4 周戒烟 ● 行为疗法 ● 药物治疗 ● 尼古丁替代品 ● 浸入式电子烟[9]
酗酒的管理	术前 4 ~ 8 周戒酒[10]
贫血的管理	● 按照说明使用铁剂治疗 ● 避免在癌症患者中使用促红细胞生成素和输血（结局较差）[11] ● 降低输血的血红蛋白阈值
肺康复	适应证： ● 运动耐量差 ● 肺功能检查临界水平 目标： ● 通过上肢/下肢有氧训练提高峰值氧耗量和肺功能（通过 6 分钟步行测试测量） ● 力量训练 ● 呼吸练习 ● 放松技巧 ● 运动强度、频率（1 ~ 10 次）、持续时间（2 ~ 14 周）[12]

BMI，体重指数；ERAS，加速康复外科

抗生素应覆盖气道和皮肤定植的细菌。通常首选的抗生素是头孢菌素，阿莫西林 - 克拉维酸可作为替代药物，尤其是在靶向预防性抗生素联合用于预防术后肺炎时[16]。万古霉素或替考拉宁可用于青霉素过敏

者。抗生素应在切皮前 60 min 内给予，长时间手术或失血超过 1500 ml 时应重复给药。

备皮

患者应在手术前一日晚上或手术当日早晨使用普通肥皂淋浴或洗澡[17]。洗必泰（氯己定）- 酒精优于聚维酮碘溶液，可以使手术部位感染率减少 40%。用碘伏（聚维酮碘）水溶液冲洗深层或皮下组织也有帮助。不建议脱毛、使用塑料胶布、在植入前将假体装置浸泡在防腐剂溶液中或用碘伏水溶液冲洗胸膜腔[17]。

表 22.2	胸科 ERAS：术前护理
基于循证医学的建议	
术前禁食	• 允许在手术前 2 h 饮清液 • 允许在手术前 6 h 进食固体 • 胃排空延迟的患者除外[13]
术前碳水化合物	术前 2 h 给予
麻醉前用药	• 避免使用镇静剂 • 减少阿片类药物使用 • 患者宣教 • 放松技巧 • 音乐干预[14]
预防静脉血栓栓塞	药物： • 低分子量肝素 • 普通肝素 机械性： • 弹力袜 • 间歇式气动压缩装置 • 足部脉冲装置 • 癌症患者应接受 4 周的预防性治疗
预防 PONV	适用于所有患者的非药物方法 • 避免长时间禁食和脱水 • 术前予碳水化合物 • 周围神经阻滞或椎管内麻醉 • 刺激内关穴 对于高危患者应联合应用多种药物 • 一线：对所有患者使用昂丹司琼、皮质类固醇 • 二线：对中高危患者使用东莨菪碱、丙氯拉嗪、甲氧氯普胺、阿瑞匹坦 • 三线：异丙嗪作为救援用药

PONV，术后恶心呕吐

避免术中低体温

当患者体温低于 36℃ 时，就存在围手术期低体温。这会增加出血、伤口感染和心血管并发症，包括心肌

和肠道缺血，并延长住院时间。低体温的预防应从术前开始，并持续到手术室直至术后，使用强制空气和液体加温系统可维持体温正常[3,18]。

单肺通气的管理

单肺通气（one-lung ventilation，OLV）的两个主要问题是低氧血症和术后急性肺损伤（acute lung injury，ALI）。通气 / 灌注不匹配和双腔支气管导管对位不良可导致低氧血症。肺切除术期间 ALI 的发生率为 4% ~ 15%，影响双肺。肺保护性通气策略可降低炎症反应[19,20]，并减少术后肺部并发症[21,22]。

- FiO_2：维持 SpO_2 > 90%
- TV：4 ~ 6 ml/kg，基于理想体重
- PEEP：通气侧肺 5 ~ 10 cmH_2O
- CPAP：非通气侧肺 2 ~ 5 cmH_2O（视野欠佳时停止）
- $PaCO_2$：< 60 ~ 70 mmHg

肺复张可改善 OLV 期间的气体交换和通气效率，可改善氧合、提高顺应性和减少无效腔，并可能可以减少炎性细胞因子的释放[23]。健侧肺复张时在保证气道峰值压力小于 40 cmH_2O 的条件下，将 PEEP 缓慢增加到 20 cmH_2O。对于患侧肺，PEEP 增量应小一些。双肺通气（two-lung ventilation，TLV）的最终肺复张应在较低的压力水平下进行，以防破坏外科缝合钉。

非插管麻醉

对于包括肺叶切除术、全肺切除术、肺大疱切除术和肺减容术在内的手术，非插管视频辅助胸腔镜外科手术（video-assisted thoracoscopic surgical procedures，VATS）术后并发症发生的风险较低，平均住院时间较短[24]。在维持自主呼吸的同时，麻醉管理包括区域麻醉、静脉镇静和计划完善的气道管理，以便在需要时转换为全身麻醉和进行肺隔离。尽管该技术显示出潜力，但不推荐常规使用非插管麻醉[24]。

术后

多模式镇痛

有效的镇痛是必不可少的，这样患者才能最大限度减轻疼痛并进行咳嗽、深呼吸并尽早活动。采用区

域镇痛或局部麻醉技术的多模式镇痛可以避免或减少阿片类药物应用及其副作用。不同类型镇痛药的叠加或协同作用可最大限度地降低单个药物的副作用，同时增强镇痛效果。

区域麻醉

胸段硬膜外镇痛（thoracic epidural analgesia，TEA）常用于胸科手术。TEA 有几种副作用，包括尿潴留、低血压、肌力下降和硬膜外血肿或脓肿的可能。硬膜外导管放置在 T3 ~ T4 或 T4 ~ T5 水平，持续输注局部麻醉剂（含或不含阿片类药物），镇痛范围可达到 T1 ~ T10 的皮区。

在术后镇痛方面，肋间置管与 TEA 一样有效。它可能更具成本效益，需要更少的时间，可以由外科医生在手术结束时放置，并且可能减少并发症的发生。

椎旁阻滞（paravertebral block，PVB）可提供单侧的躯体和交感神经阻滞。将局部麻醉剂注射到椎旁间隙，该间隙位于硬膜外间隙的外侧，此处脊神经穿行（图 22.1）。注射两点或多点 PVB 以确保覆盖数个皮节的分布。

PVB 可以通过阻力消失技术、在胸腔镜或超声引导下或在开胸手术期间直视下实现。与 TEA 相比，PVB 具有相似的镇痛效果，但术后恶心呕吐、瘙痒、低血压和尿潴留、呼吸系统并发症以及血流动力学不稳定的副作用较少[5]。

前锯肌平面阻滞可在开胸术后的最初 24 h 内提供足够的镇痛作用[25]。在超声引导下，患者侧卧位，探头位于第 5 肋间腋中线区域。明确三块肌肉：背阔肌（浅表和后部）、大圆肌（上部）和前锯肌（深部和下部）。由后向前方进针，到达前锯肌表面的平面（图 22.2）。

竖脊肌平面阻滞（erector spinae plane block，ESPB）是一种在 VATS 后提供镇痛的新技术。ESPB 术后 24 h 的镇痛效果并不逊于 PVB[26]。ESPB 是一种筋膜平面阻滞，在竖脊肌下方注射局部麻醉剂（图 22.3）。

在超声引导下，将针置于横突和竖脊肌之间。ESPB 的临床效果取决于局部麻醉剂容积的扩散。ESPB 可能可以通过肋间和椎旁间隙阻滞脊神经的背侧支和腹侧支[27,28]。

阿片类药物

阿片类药物应作为胸科大型手术多模式治疗方

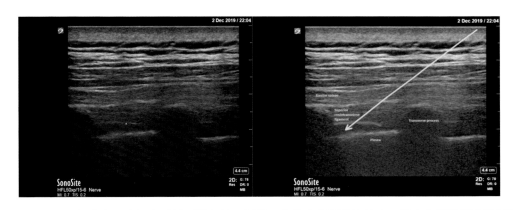

● 图 22.1　矢状旁入路超声引导下椎旁神经阻滞。黄线表示阻滞针轨迹，箭头表示局部麻醉剂聚积

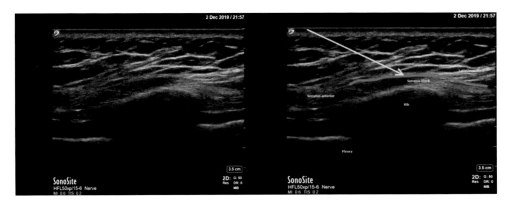

● 图 22.2　前锯肌平面阻滞。黄线表示阻滞针轨迹，箭头显示进针终点局部麻醉剂聚积

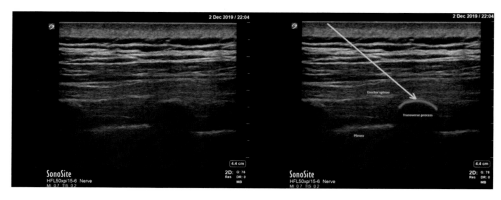

● 图 22.3　竖脊肌平面阻滞。黄线表示阻滞针轨迹，箭头显示横突上方和竖脊肌下方的针尖

案的一部分。然而，阿片类药物相关的不良事件很常见，并且与住院死亡率增加、LOS 延长、住院费用高和 30 天再入院率升高有关；应尽可能减少使用阿片类药物[33]（表 22.3）。

液体管理

胸科手术期间的液体管理具有挑战性，因为患者容易出现肺和间质水肿。既往存在肺部疾病、放化疗史、肺部的直接手术操作、单肺通气和再灌注损伤使患者易发生肺损伤[34]。围术期液体管理限制在 1 ~ 3 ml/(kg·h)，液体正平衡 < 1500 ml [或 20 ml/(kg·24 h)]，以尽量减少肺毛细血管静水压[35]。给予额外的液体以补充血液或渗出性丢失。一旦患者清醒并能够吞咽，应立即恢复口服液和饮食（表 22.4）。

表 22.3　胸科手术中的 ERAS：可以减少阿片类药物用量的药物

类别	药物	优点
对乙酰氨基酚	对乙酰氨基酚	减少开胸术后同侧肩痛
非甾体抗炎药	酮咯酸	减少开胸术后同侧肩尖疼痛[29] 延长癌症患者生存期[30]
NMDA 拮抗剂	氯胺酮、镁	改善术后早期肺功能[31]
加巴喷丁类	加巴喷丁、普瑞巴林	治疗神经病理性疼痛
糖皮质激素	地塞米松、甲泼尼龙	预防 PONV，延长周围神经阻滞的持续时间[32]

NMDA，N- 甲基 -D- 天冬氨酸；PONV，术后恶心呕吐

预防心律失常

术后心房颤动和心房扑动（postoperative atrial fibrillation and flutter，POAF）是胸科术后最常见的心脏并发症之一。它与 LOS 增加、再入院和卒中率增加以及发病率和死亡率增加有关[36]。2014 年美国胸科协会指南中关于预防和管理 POAF 的建议包括：围术期继续使用 β 受体阻滞剂，在缺镁患者中补充镁，以及在高危患者中术前使用地尔硫卓或术后使用胺碘酮[37]。

胸腔引流管的管理

胸腔引流管是胸科手术后重要的监测和恢复手段。保留胸腔引流管是痛苦的，会降低呼吸功能，并延迟活动。常规应用外部吸引没有任何好处，应该避免。不抽吸会缩短漏气的持续时间，但会增加因空气积聚而导致肺炎和心律失常的风险[38]。每天观察到的胸腔积液量会影响拔除胸腔引流管的时间。450 ml/d 的胸腔积液是肺切除术后拔除胸腔引流管的最高容量阈值[39]。数字胸腔引流设备可提供更可靠和客观的气流测量以指导胸腔引流管管理。常规解剖性肺切除术后放置一根胸腔引流管而非两根对于充分处理漏气和胸腔积液是安全有效的，并且疼痛较轻（表 22.4）。

尿管导尿

尿管导尿用于预防尿潴留（发生率为 11.6%）并监测胸科手术期间和术后的尿量。尿潴留的原因可能包括年龄增长、男性、糖尿病、疼痛和 TEA[40]。它与 LOS 延长和尿路感染风险增加有关，并妨碍术后活动。仅出于监测尿量的目的无需使用 Foley 导管。尿量是容量状态的无效指标，并且不影响围术期液体管

表 22.4	胸科 ERAS：术后管理
基于循证医学的建议	
液体管理	限制在 1 ~ 3 ml/(kg·h)，容量正平衡 < 1500 ml
预防和管理心律失常	• 继续使用 β 受体阻滞剂 • 补充镁 • 高危患者术前使用地尔硫䓬或术后使用胺碘酮
胸腔引流管管理	• 如果液体引流 ≤ 450 ml/d，拔除胸腔引流管 • 放置单个胸腔引流管 • 数字引流系统
尿管管理	除了进行 TEA 或尿潴留的患者，尿管不是必要的
早期活动	术后 24 h 内

理中肾功能不全的发生[41]。

早期活动

由于肌肉量减少、肺部并发症和静脉血栓栓塞风险增加，术后卧床与并发症发病率和 LOS 延长相关。术后 24 小时内尽早下地活动有利于患者早日出院并可以降低并发症发病率[2]。

结局：胸科 ERAS

多项研究表明，胸科实施 ERAS 方案后会有不同的临床结局[2,3,18,42]。Brunelli 等比较了接受胸腔镜肺叶切除术患者的 ERAS 路径与标准护理，发现 ERAS 计划对心肺并发症、30 天和 90 天死亡率、LOS 和再入院率等结局并无益处[18]。但 Rogers 等对 422 名因原发性肺癌接受肺切除术的患者进行了一项前瞻性队列研究，并对所有患者遵循标准化的 15 要素 ERAS 方案。他们得出的结论是：提高对 ERAS 路径的依从性与原发性肺癌切除术后临床结局的改善有关。他们强调，包括早期活动在内的几个因素似乎比其他措施更有影响力[2]。Scarci 等来自英国的报告发现：实施 ERAS 方案的患者在胸科手术后 LOS 显著缩短，患者满意度也更高，ERAS 的实施带来了显著的经济利益。因此，他们认为，ERAS 路径是一种安全的围术期管理策略，可提高患者满意度并缩短胸科大型手术后的 LOS 和成本，而不会增加发病率或死亡率[43]。

小结

越来越多的证据表明，ERAS 方案在胸科手术患者中显示出疗效和获益。ERAS 的实施需要一些时间和医院的初始投资。ERAS 的实施需采取多学科方法，并涉及对相关人员的持续教育和培训。ERAS 计划要求简化手术患者的术前、术中和术后护理。持续监督患者个人和外科医生的依从性对于获得 ERAS 计划的全部益处也很重要[2]。

参考文献

1. Kehlet H, Wilmore DW. Evidence-based surgical care and the evolution of fast-track surgery. *Ann Surg.* 2008;248:189–198.
2. Rogers LJ, Bleetman D, Messenger DE, et al. The impact of enhanced recovery after surgery (ERAS) protocol compliance on morbidity from resection for primary lung cancer. *J Thorac Cardiovasc Surg.* 2018;155:1843–1852.
3. Coleman SR, Chen M, Patel S, Yan H, Kaye AD, Zebrower M, et al. Enhance Recovery Pathways for Cardiac Surgery. *Curr Pain Headache Rep.* 2019;23(4):28. doi:10.1007/s11916-019-0764-2. PMID: 30868281
4. Collins PF, Elia M, Stratton RJ. Nutritional support and functional capacity in chronic obstructive pulmonary disease: a systematic review and meta-analysis. *Respirology.* 2013;18:616–629.
5. Liu H, Emelife PI, Moll V, et al. Regional anesthesia for cardiac surgery. *Best Pract Res Clin Anaesthesiol.* 2019;33(4):387–406. doi:10.1016/j.bpa.2019.07.008
6. Van Haren RM, Mehran RJ, Correa AM, et al. Enhanced recovery decreases pulmonary and cardiac complications following thoracotomy for lung cancer. *Ann Thorac Surg.* 2018;106:272–279.
7. Weimann A, Braga M, Carli F, et al. ESPEN guideline: clinical nutrition in surgery. *Clin Nutr.* 2017;36:623–650.
8. Matzi V, Lindenmann J, Muench A, et al. The impact of preoperative micronutrient supplementation in lung surgery: a prospective randomized trial of oral supplementation of combined alpha-ketoglutaric acid and 5-hydroxymethylfurfural. *Eur J Cardiothorac Surg.* 2007;32:776–782.
9. Lee SM, Tenney R, Wallace AW, Arjomandi M. E-cigarettes versus nicotine patches for perioperative smoking cessation: a pilot randomized trial. *Peer J.* 2018;28:6.
10. Egholm JW, Pedersen B, Møller AM, Adami J, Juhl CB, Tønnesen H. Perioperative alcohol cessation intervention for postoperative complications. *Cochrane Database Syst Rev.* 2018;11:CD008343.
11. Tonia T, Mettler A, Robert N, et al. Erythropoietin or darbepoetin for patients with cancer. *Cochrane Database Syst Rev* 2012;12:CD003407.
12. Kadiri SB, Kerr AP, Oswald NK, et al. Fit 4 surgery, a bespoke app with biofeedback delivers rehabilitation at home before and after elective lung resection. *J Cardiothorac Surg.* 2019;14(1):132. doi:10.1186/s13019-019-0951-6.
13. Fawcett WJ, Thomas M. Pre-operative fasting in adults and children: clinical practice and guidelines. *Anesthesia.* 2019;74:83–88.
14. Stamenkovic DM, Rancic NK, Latas MB, et al. Preoperative anxiety and implications on postoperative recovery: what can we do to change our history? *Minerva Anesth.* 2018;84:1307–1317.
15. Oxman DA, Issa NC, Marty FM, et al. Postoperative antibacterial prophylaxis for the prevention of infectious complications associated with tube thoracostomy in patients undergoing elective general thoracic surgery: a double-blind, placebo-controlled, randomized trial. *JAMA Surg.* 2013;148:440–446.
16. Villeneuve PJ. Interventions to avoid pulmonary complications after lung cancer resection. *J Thorac Dis* 2018;10(Suppl. 32): S3781–S3788.
17. Berrios-Torres SI, Umscheid CA, Bratzler DW, et al. Centers for Disease Control and Prevention guideline for the prevention of surgical site infection, 2017. *JAMA Surg.* 2017;152:784–791.
18. Brunelli A, Thomas C, Dinesh P, Lumb A. Enhanced recovery pathway versus standard care in patients undergoing video-assisted thoracoscopic lobectomy. *J Thorac Cardiovasc Surg.* 2017;154:2084–2090.
19. Schilling T, Kozian A, Huth C, Kretzschmar M, Welte T, Hachenberg T. The pulmonary immune effects of mechanical ventilation in patients undergoing thoracic surgery. *Anesth Analg.* 2005;101:957–965.
20. Michelet P, D'Journo X-B, Roch A, et al. Protective ventilation influences systemic inflammation after esophagectomy: a randomized controlled study. *Anesthesiology.* 2006;105:911–919.
21. Licker M, Diaper J, Villiger Y, et al. Impact of intraoperative lung-protective interventions in patients undergoing lung cancer surgery. *Crit Care.* 2009;13:R41.
22. Fernández-Pérez ER, Keegan MT, Brown DR, et al. Intraoperative tidal volume as a risk factor for respiratory failure after pneumonectomy. *Anesthesiology.* 2006;105:14–18.
23. Blank RS, Colquhoun DA, Durieux ME, et al. Management of one-lung ventilation: impact of tidal volume on complications after thoracic surgery. *Anesthesiology.* 2016;124:1286–1295.
24. Deng HY, Zhu ZJ, Wang YC, Wang WP, Ni PZ, Chen LQ. Non-intubated video-assisted thoracoscopic surgery under loco-regional anaesthesia for thoracic surgery: a meta-analysis. *Interact Cardiovasc Thorac Surg.* 2016;23:31–40.
25. Saad FS, El Baradie SY, Abdel Aliem MAW, Ali MM, Kotb TAM. Ultrasound-guided serratus anterior plane block versus thoracic paravertebral block for perioperative analgesia in thoracotomy. *Saudi J Anaesth.* 2018;12:565–570.
26. Taketa Y, Irisawa Y, Fujitani T. Comparison of ultrasound-guided erector spinae plane block and thoracic paravertebral block for postoperative analgesia after video-assisted thoracic surgery: a randomized controlled non-inferiority clinical trial. *Reg Anesth Pain Med.* 2019; Nov 8:rapm-2019-100827. doi:10.1136/rapm-2019-100827 [Online ahead of print]
27. Bang S, Chung K, Chung J, Yoo S, Baek S, Lee SM. The erector spinae plane block for effective analgesia after lung lobectomy: Three cases report. *Medicine (Baltimore).* 2019;98(29):e16262.
28. Forero M, Adhikary SD, Lopez H, Tsui C, Chin KJ. The erector spinae plane block: a novel analgesic technique in thoracic neuropathic pain. *Reg Anesth Pain Med.* 2016;41:621–627.

29. Pipanmekaporn T, Punjasawadwong Y, Charuluxananan S, et al. The effectiveness of intravenous parecoxib on the incidence of ipsilateral shoulder pain after thoracotomy: a randomized, double-blind, placebo-controlled trial. *J Cardiothorac Vasc Anesth*. 2018;32:302–308.

30. Jiang WS, Wang LG, Zhang JG, et al. Effects of postoperative non-steroidal anti-inflammatory drugs on long-term survival and recurrence of patients with non-small cell lung cancer. *Medicine (Baltimore)*. 2018;97(39):e12442. doi: 10.1097/MD.0000000000012442.

31. De Oliveira GS Jr, Castro-Alves LJ, Khan JH, McCarthy RJ. Perioperative systemic magnesium to minimize postoperative pain: a meta-analysis of randomized controlled trials. *Anesthesiology*. 2013;119:178–190.

32. Pehora C, Pearson AM, Kaushal A, Crawford MW, Johnston B. Dexamethasone as an adjuvant to peripheral nerve block. Cochrane Database Syst Rev 2017;11:CD011770.

33. Shafi S, Collinsworth AW, Copeland LA, et al. Association of opioid-related adverse drug events with clinical and cost outcomes among surgical patients in a large integrated health care delivery system. *JAMA Surg*. 2018;153:757–763.

34. Ware LB, Fremont RD, Bastarache JA, Calfee CS, Matthay MA. Determining the etiology of pulmonary edema by the edema fluid-to-plasma protein ratio. *Eur Respir J*. 2010;35:331–337.

35. Evans RG, Naidu B. Does a conservative fluid management strategy in the perioperative management of lung resection patients reduce the risk of acute lung injury. *Interact Cardiovasc Thorac Surg*. 2012;15:498–504

36. Onaitis M, D'Amico T, Zhao Y, O'Brien S, Harpole D. Risk factors for atrial fibrillation after lung cancer surgery: analysis of the Society of Thoracic Surgeons general thoracic surgery database. *Ann Thorac Surg*. 2010;90:368–374.

37. Frendl G, Sodickson AC, Chung MK, et al. 2014 AATS guidelines for the prevention and management of perioperative atrial fibrillation and flutter for thoracic surgical procedures. *J Thorac Cardiovasc Surg*. 2014;148:e153–193.

38. Gocyk W, Kuzdzał J, Włodarczyk J, et al. Comparison of suction versus nonsuction drainage after lung resections: a prospective randomized trial. *Ann Thorac Surg*. 2016;102:1119–1124.

39. Motono N, Iwai S, Funasaki A, Sekimura A, Usuda K, Uramoto H. What is the allowed volume threshold for chest tube removal after lobectomy: a randomized controlled trial. *Ann Med Surg (Lond)*. 2019;43:29–32.

40. Kim KW, Lee JI, Kim JS, et al. Risk factors for urinary retention following minor thoracic surgery. *Interact Cardiovasc Thorac Surg*. 2015;20:486–492.

41. Egal M, de Geus HR, van Bommel J, Groeneveld AB. Targeting oliguria reversal in perioperative restrictive fluid management does not influence the occurrence of renal dysfunction: a systematic review and meta-analysis. *Eur J Anesthesiol*. 2016;33:425–435.

42. Li M, Zhang J, Gan TJ, et al. Enhanced recovery after surgery pathway for patients undergoing cardiac surgery: a randomized clinical trial. *Eur J Cardiothorac Surg*. 2018;54(3):491–497. doi:10.1093/ejcts/ezy100.

43. Scarci M, Solli P, Bedetti B. Enhanced recovery pathway for thoracic surgery in the UK. *J Thorac Dis*. 2016 Feb;8(Suppl 1):S78–S83. doi:10.3978/j.issn.2072-1439.2015.11.07